版权声明

Healing Relational Trauma with Attachment-Focused Interventions: Dyadic Developmental Psychotherapy with Children and Families

Copyright © 2019 by Daniel Hughes, Kim Golding, and Julie Hudson

Published by arrangement with W. W. Norton & Company through Bardon-Chinese Media Agency

Simplified Chinese translation copyright © 2022 by China Light Industry Press Ltd. / Beijing Multi-Million New Era Culture & Media Co. Ltd.

Healing Relational Trauma with
Attachment-Focused Interventions
Dyadic Developmental Psychotherapy with Children and Families

治愈关系创伤

聚焦依恋的双向发展心理治疗

〔美〕Daniel Hughes
〔英〕Kim Golding　著
〔英〕Julie Hudson

刘剑箫　陈昉　译

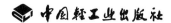

中国轻工业出版社

图书在版编目（CIP）数据

治愈关系创伤：聚焦依恋的双向发展心理治疗/
（美）丹尼尔·休斯（Daniel Hughes），（英）金·戈
尔丁（Kim Golding），（英）朱莉·赫德森（Julie
Hudson）著；刘剑箫，陈昉译. —北京：中国轻工业出
版社，2022.3

ISBN 978-7-5184-3692-7

Ⅰ.①治…　Ⅱ.①丹…②金…③朱…④刘…
⑤陈…　Ⅲ.①精神疗法　Ⅳ.①R749.055

中国版本图书馆CIP数据核字（2021）第204713号

总　策　划：石　铁
策划编辑：戴　婕　　　　　　责任终审：张乃柬　　　　责任校对：万　众
责任编辑：戴　婕　李若寒　　责任监印：刘志颖

出版发行：中国轻工业出版社（北京东长安街6号，邮编：100740）
印　　刷：三河市鑫金马印装有限公司
经　　销：各地新华书店
版　　次：2022年3月第1版第1次印刷
开　　本：710×1000　1/16　印张：22.75
字　　数：218千字
书　　号：ISBN 978-7-5184-3692-7　定价：92.00元
读者热线：010-65181109，65262933
发行电话：010-85119832　传真：010-85113293
网　　址：http://www.chlip.com.cn　http://www.wqedu.com
电子信箱：1012305542@qq.com
如发现图书残缺请拨打读者热线联系调换
201351Y2X101ZYW

播种疗愈的种子

关系是儿童的生存之本。仰赖于父母和照料者积极的、支持性的关系，儿童才能够茁壮成长，发展为一个健康、自信、充满爱心和亲社会的成年人。那些幼年没有经历过健康关系的儿童，具有很高的风险，容易发展出一套能让自己在痛苦和受伤的环境中生存下来的策略。然而，在他们随后的成长岁月和生活里，这些策略却最终对他们的发展功能产生了非常负面的影响。究竟什么是健康的关系，什么是不健康的关系？它们又会对儿童的发展和社交功能产生何种影响？在心理学、心理治疗和神经生物学领域有很多针对这些主题的研究和阐述。

依恋关系是了解亲子关系及其影响的关键。近年来，越来越多的研究表明，早期依恋关系对孩子和父母的影响不仅包括外在的行为，还包括神经生物学水平上的影响。对依恋关系、神经生物学和主体间理论的研究，也有助于我们了解可以做些什么来帮助那些经历过早期关系创伤的孩子和家庭。关系创伤需要通过关系来疗愈。

在这本书中，该领域的三位顶级专家，从理论和实践两个方面详细解释和介绍了为什么以及如何去做。丹尼尔·休斯（Daniel A. Hughes），是"双向发展心理治疗（dyadic developmental psychotherapy, DDP）"的创始人，这是一种聚焦于依恋关系的治疗方法，旨在理解、干预和治愈那些在儿童早期经历过关系创伤的儿童和家庭。金·戈尔丁（Kim S. Golding）和朱莉·赫德森（Julie Hudson）都是双向发展心理治疗的资深培训师。

　　我第一次接触到 DDP 是在 2004 年，当时有幸成为丹尼尔·休斯在加拿大培训的第一批运用这个疗法的心理治疗师。我那时感到非常兴奋和欣慰，因为我终于找到了一种在理论和实践上都有意义的方法，去帮助那些向我们寻求帮助的儿童和他们的家庭。现在，DDP 已经传播到了世界各地，成为许多治疗师、机构、学校和社区的临床实践的选择。而我也有幸在丹尼尔·休斯的直接指导下，获得了 DDP 治疗师、督导师和培训师的认证。

　　2018 年，我向第一批中国的临床工作者介绍了 DDP。迄今为止，已经有140 名中国的临床工作者接受了这一疗法的培训，我感到非常自豪！

　　本书对于所有从事儿童和家庭工作的临床工作者，以及早年经历过关系创伤的儿童和家庭来说，都是必备的案头宝典。同时，本书对任何关心儿童健康与福祉的人都会大有裨益。其中的有趣、接纳、好奇和共情（playfulness/P, acceptance/A, curiosity/C, and empathy/E，简称 PACE）更会改善每个人的人际关系，最终让我们的日常生活大放光彩！

孙寒（Hannah Sun-Reid）

DDP 治疗师、督导师和培训师

| 目　录 |

第一章

从创伤性关系到
发展性关系

除了营养、庇护和陪伴，故事是我们在这个世界上
最需要的东西。

——菲利普·普尔曼（Philip Pullman）

在生命最初 4 年的大部分时间里，萨拉很少被任何人放在心上。关系的缺失是她的创伤。结果，她的心智没有很好地发展，没有整合出一致性的自体感。

萨拉现在是一个被收养的 9 岁女孩，她出生在东欧，婴儿时被母亲遗弃，在孤儿院长到 4 岁，然后被一对来自美国的夫妇收养。这是一个充满爱的家庭，他们还收养了一个比萨拉大 4 岁的儿子，而且生活得很好。但是，萨拉生活在这样一个充满爱的家庭中却有着很多困难。在和他们一起生活的 5 年里，她愤怒、控制欲强，而且越来越暴力，尤其是对她的养母玛丽。她的暴力甚至让玛丽摔断了一条腿，因为萨拉把玛丽推下了楼梯。对萨拉和她的家人的许多干预尝试最终都没有成功。为了所有相关人员的安全，萨拉被安排在一个寄宿项目中，该项目的干预原则是基于对依恋和发展性创伤的理解。

在萨拉参与该项目的 4 个月里，她的双向发展心理治疗（DDP）的治疗师凯瑟琳一直在为她进行治疗。蒂娜是萨拉的两个依恋辅助者之一，在治疗进行过程中也一直在场。在治疗中，萨拉向蒂娜抱怨在（寄宿）小屋里面她不喜欢哪些东西，然后又因为凯瑟琳试着想要对此和她聊聊而生凯瑟琳的气。通常情况下，当凯瑟琳试图吸引萨拉参与时，萨拉根本不理睬她。在蒂娜看来，似乎无论萨拉做了什么，凯瑟琳都会接纳，然后继续谈话或发出另一个邀请开始新的谈话。在过去的 4 个月里，类似的治疗情况一次又一次地发生，萨拉一直非常挑衅且排斥，而凯瑟琳则对萨拉的体验保持开放，接纳并尝试着对萨拉的体验更多一些理解。凯瑟琳并没有变得具有防御性，也没有变成说教或试图解决问题，而总是保持着开放的心态，对萨拉做出的一切都感兴趣。

当萨拉拒绝加入她的谈话时，凯瑟琳可能会和蒂娜说话，甚至会自言自语地谈论萨拉，总是带着一种接纳的态度，夹杂着一点好奇，想知道萨拉可能在想些什么，或者对她最近经历的一些困难充满共情。

有时候，凯瑟琳想要帮助萨拉变得更合作、更多参与到对话中来的愿望，让她难以接受萨拉的防御。她是那么想让萨拉过上更好的生活！之后凯瑟琳就会反思得更多一点，回想起萨拉在生命的最初 4 年里所经历的艰难。这么做总能帮助凯瑟琳找回对萨拉的同情，从而使凯瑟琳保持耐心并再次无条件地接纳萨拉。

在这次治疗中的某个时刻，蒂娜提到萨拉经常抱怨在（寄宿）小屋的生活，就像她的养母说萨拉抱怨家里的生活一样。蒂娜还说，她认为萨拉的母亲是一个关心萨拉、为她付出很多的好人。萨拉对此听而不闻，望向窗外。

凯瑟琳很想告诉萨拉，她的母亲是真正关心她的、她可以信任的人，但是凯瑟琳克制了自己，而是轻声地开始和蒂娜说话。她希望用不直接对萨拉说话的方式，这样萨拉就不必太生气。虽然沉默着，但萨拉看起来似乎一直在听，也许甚至思考了一下凯瑟琳在说什么。这使凯瑟琳在和蒂娜谈话时继续保持全然地投入。以柔和而有节奏的方式，凯瑟琳讲述了萨拉的故事：

凯瑟琳：蒂娜，我觉得萨拉和妈妈们在一起时并不能感觉到安全。她可能不确定是否想和妈妈发展关系。当她还是个婴儿的时候，她的第一个妈妈似乎没有很好地照顾她，把她留在了警察局，再也没有回来。萨拉那时生病了，很瘦、很脏、很痛。她在医院住了两个月，然后被送去了孤儿院。她在那里住了将近 3 年——蒂娜，我不知道你是否知道——孤儿院是没有妈妈的！没有妈妈去了解她、抱着她、陪她玩、用特有的方式照顾她。当她见到养母时，她真的不信任她。她习惯于自己照顾自己，所以当她的妈妈想要为她、以及和她一起做些什么的时候，她不知道该怎么办。而当她妈妈对她说"不"的时候，她真的很生气。她认为妈妈说"不"就是因为她坏而且想让她不开心！所以，我明白了，蒂娜，为什么萨拉在小屋里不太开心，在家里也不太开心。她从来没有一个她可以信赖的妈妈能帮助她过上那种生活，那种可以让她了解快乐是什么的生活。

沉默了一二分钟，萨拉仍然盯着窗外。然后，以一种平静的语气，萨拉说："我想念我的妈妈。"

凯瑟琳同样静静地对蒂娜说："告诉她你有什么感受，蒂娜，关于她想念她妈妈这件事。"

蒂娜想了一会儿，然后说："我为你感到难过，萨拉，因为你想念你的妈妈，而她不在这里。"

当蒂娜说话时，萨拉看着蒂娜，注意到她眼里闪烁着泪花。萨拉说："你哭了！"

蒂娜觉得萨拉的脸看起来很脆弱，她感到自己有更多的泪水涌了上来。

"是的，萨拉，我哭了，因为你想念你的妈妈，而她不在这里。现在我有更多眼泪涌上来，因为我觉得你这辈子一直都在想念妈妈。"听了这话，萨拉靠在蒂娜身上，蒂娜拥抱着她。萨拉哭了，蒂娜抚摸着她的头发。几分钟后，萨拉问蒂娜，妈妈什么时候来看望她，蒂娜回答说周末会来，萨拉笑了，把头放在蒂娜的肩上。

在过去的 4 个月里，萨拉逐渐意识到自己存在于凯瑟琳和蒂娜的头脑和心灵（mind and heart）中。她之所以注意到这一点，是因为凯瑟琳和蒂娜一再邀请萨拉加入她们同步化的非言语－言语交流中，有时她会接受邀请，但更多的时候会拒绝。当凯瑟琳告诉蒂娜，在萨拉的生活中她并不能经常体验到妈妈的存在时，萨拉不但注意到她存在于她们的头脑和心灵中，并且也允许她自己在主体间意义上真实地体验到她们。后来，蒂娜想到了这段对话，想到她内心有一部分曾多想让凯瑟琳和她一起进行说教，多想告诉她（寄宿）小屋里的规则多么公平以及萨拉又是多么不讲理。蒂娜很感激凯瑟琳找到了一种方法，帮助她看到她正在逐渐认识和了解的这个孩子萨拉掩藏在愤怒之下的脆弱和痛苦，并帮她与之（萨拉的脆弱和痛苦）建立起联结。

那个周末，萨拉看起来有点不同。她想和妈妈多聊聊。她看起来更放松了，蒂娜感觉到她们之间产生了一种新的联结。萨拉似乎下定决心要搞清楚该如何拥有一个妈妈。她开始质疑"她是不可爱的"这个旧故事，同时开始意识到一个新的故事：她或许能够有一个爱她的妈妈，这个妈妈可以看到她内在的美好。慢慢地，一步一步地，她能够做到了。她找到了进入母亲头脑和心灵的路径，并且在那里发现了自己。在这段关系中，她终于能够开始发展自己的心智。

很多很多的孩子都和萨拉一样，在生命的最初经历了创伤。他们中有些孩子的父母虐待或忽视他们。有些则没有父母或成年人尽心尽力地为他们提供像父母一样的照顾。这些创伤对孩子的大脑、身体和心灵的发展都有广泛而持久的影响。

幼儿所经历的创伤性关系种类有很多，形形色色各不相同。创伤包括身体和性虐待，但并不仅限于这些极端的侵犯和背叛行为。当重复的蔑视、冷漠、发脾气和不满的表达是由父母——即孩子需要向其寻求安全感的人——指向孩子时，那么这样的表达也必须被认为是创伤性的。这些表达通常是非言语的，通过蔑视的眼神、厌恶的面部表情、刺耳的声音和语调以及不屑一顾的肢体语言而传递出来。除此之外，还有诸如"你是个坏小子！""滚出我的视线！""我真希望你死了！""我再也不想看见你了！"之类或者更糟糕的表达。而当孩子不被看到或听到——当父母对他们孩子的存在漠不关心时，这样的关系同样是创伤性的。这些孩子于是将自己体验为隐形的、不重要的、没有价值的。这是"被忽视"的创伤。

这种创伤性的非言语和言语交流教会孩子们避免直视父母的眼睛，停止倾听他们自己内心的声音，避免被碰触，不再寻求被关心和被喜爱的日常互动。许多受创伤的孩子因此会持续地去回避他们的养父母，而不是向他们寻求安全感。这种回避是以他们的发展为代价的，因为年幼的孩子需要这些同步的非言语交流以及逐渐发展的言语交流，这是健康养育的一部分，从而使孩子在神经、情感、社交和认知方面获得发展。出生时，他们希望被父母看到和触摸，而现在，他们不希望被寄养或收养父母看到和触摸。

另外一些受创伤的儿童则宁愿激起暴怒和厌恶的反应，也不愿完全没有反应。他们宁愿"坏"也不愿被无视。他们与新父母有联系，但这种联系是建立在对立、挑战、愤怒和欺骗的基础上的。他们宁愿因为自己对待父母的行为被虐待也不愿被忽视。上述两组孩子发展出的自体感都非常受限（"坏的、愚蠢的、懒惰的、笨的"）或破碎而组织不良（困惑、混乱、因缺乏自己的方向而容易被主导）。

当儿童发展出依赖自己而非他人的生存模式时，他们这样做是出于对他人深深的不信任，不信任别人会满足自己的需要并为自己做最好的事。这些孩子认为，从成年人那里获得自己所需的唯一方法，就是威胁或操纵他们。有些孩子习惯于做很"坏"的孩子，而有些孩子习惯于表现得很"好"。有些则有能力既做"好"孩子也做"坏"孩子，这取决于环境，以及他们对某个特定成年人对一个或另一个人可能做出何种回应的判断。

充满不信任感的孩子在与寄养父母、老师、治疗师等成年人交流时，其关注点非常狭窄。他们专注于他们必须做什么才能自己去满足他们所感知到的自己的需要，或者诱导成年人去满足他们的需要。他们对更多地发现自己是谁（自己的长处和弱点）不感兴趣，因为他们早就得出了结论：自己是糟糕的、不可爱的。他们对别人和周围的世界也不感到好奇。早期的关系创伤教会他们只关注与安全感有关的问题，所以他们对成年人感兴趣且认为有价值的东西很少有兴趣。

凯瑟琳和蒂娜做了什么、说了什么，让萨拉开始反思自己的生活，开始意识到自己的空虚和孤独呢？她们在过去 4 个月里说过、做过了什么让萨拉意识到一种新的关系类型，并且变得能够开放地去探索这种新类型的关系——一种她作为婴儿与她生母在一起时以及在孤儿院时都从未体验过的、而她的养父母也不知该如何帮助她去体验的关系？凯瑟琳和蒂娜以及项目中的其他人无数次地向她展示了能够赢得她的信任、并能够促进她发展的人际关系的组成要素。

儿童需要人际关系——我们都需要。儿童如何发展，非常显著地受到人际关系的性质的影响。双向发展心理治疗（DDP）使那些在原生家庭中经历过关系创伤的儿童，能够从对他们的发展至关重要的新的关系体验中获益。DDP 通过提供类似于健康的亲子关系中所能提供的关系体验来做到这一点，而这种关系体验，在这些儿童的早期生活中是缺乏的。这些体验包含对儿童神经心理发展至关重要的安全感。它们也为孩子们提供了机会，让他们以一种不被过去那种充满羞耻和恐惧的关系体验所扭曲的方式来了解自己和他人。在 DDP 中呈现的关系使孩子们能够学会识别、调节和表达他们的情绪状态，并为他们提供经验，教他们如何寻求安慰、解决冲突和修复关系。DDP 使经历过关系创伤的儿童感到安全，通常是他们生命中第一次感到安全——安全地感到悲伤，安全地寻求和体验相互之间的欢乐。在 DDP 中，孩子们也学习到，他们可以发展他们独特的自主性，同时又与那些能保护他们安全并支持他们成长的人保持紧密的关系。

对话

　　双向发展心理治疗是为给那些不相信其养育者、老师、治疗师和更广泛的社会团体的孩子提供一种治疗性、治愈性的关系而设计发展的。它有赖于从我们对依恋、发展性创伤和主体间性等理论知识中提取的原则，用以影响治疗师和孩子之间治疗性关系的发展。

　　个体与婴儿间的主体间性体验，是在人类发展中真正处于核心地位的对话。它们是互惠的、非言语的、彼此协调的互动，发生在我们的头脑、心灵和身体彼此同步的时候。当我们与婴儿互动时，非言语的协调是非常明显的，而当我们与各个年龄段的朋友和伴侣交流时，非常类似的互动也同样鲜明。一个人所表达的体验，影响着、同时也被另一个人所表达的体验所影响，它们从根本上是非言语的、在彼此互动中不断进行微调的。婴儿期之后的对话也可以是言语的。与非言语表达一致的话语，为所分享的体验带来补充意义。在一段对话中，每个人都对自己和他人的体验敞开心扉，双方都投入在各自带到对话中的故事里，并通过这种参与，使两个故事都得到了强化。

　　在 DDP 中，治疗师发起并保持与孩子的对话。治疗师的开放性（对他自己的体验和孩子的体验）和参与性（积极地去影响和被两个故事所影响）使孩子开始学习如何也进入对话。治疗师首先展示给孩子看，进行对话是安全的。治疗师的态度向孩子表明他或她不必害怕这些对话。通过聚焦于对话的互动本质，治疗师向孩子展示如何进行一段对话。这就是被虐待的儿童在生命的最初几年不曾有多少机会可以学习到的东西。治疗师有能力在她的头脑和心灵中同时抱持住自己的和孩子的体验，这种能力使她的体验能够减弱孩子受创伤影响的体验，减少与创伤相关的恐惧和羞耻。

　　DDP 治疗师的核心体验是意识到并表达出自己的思想和感情，同时意识到并接纳自己所遇到的经历过创伤的孩子所表达的思想和感情。这给孩子们提供机会体验到一个全然投入和支持性的他人。这些对话开辟了一条跨越创伤的新道路，在这条路上，故事可以继续发展。DDP 是关于创造新故事（的治疗模式）。创伤性事件冲击着我们的思想和感情，创造了一个被缺口所分裂、被强烈的情绪所扭曲的故事，在这个故事面前孩子畏缩和隐藏。这些故事是僵硬的，虐待孩子的人为其赋予了意义，强加给了孩子。从这些因为关系创伤而产生的羞耻与恐惧嶙峋交错的故事中，DDP 在创造联结、力量和复原力的故事。作为人类，除了创造故事，我们别无选择。在 DDP 中，我们与孩子共同创造整合的故事，这些故事引导孩子们发展出整合的自体感，并随着时间的推移，形成连贯一致的叙事。

指导 DDP 发展的理论和研究，将在第二章中介绍。第三章、第四章、第五章将介绍 DDP 的总体框架和应用经验。孩子在治疗室里发现的这种新的联结方式同样需要出现在孩子与父母的关系中。孩子的父母与 DDP 治疗师结成联盟，在这种关系所提供的安全感中，无论是在治疗过程中还是在家里，他们都能够与孩子建立类似的关系。与孩子的父母一起工作的过程将在第六章和第七章中进行比较详细讨论。

对于那些经历过早期关系创伤的孩子来说，促进孩子与老师、大家庭成员以及生活中其他重要成年人建立这样的关系是非常有益的（即便不是必不可少的）。第八章将讨论在孩子的学校和社区内发展这种关系的过程。在第九章中，我们将探讨 DDP 在不同的儿童亚群体中的使用。第十章将介绍 DDP 对各种家庭情境和离家设置的适用性，以及对个体治疗及督导的适用性。第十一章将介绍我们早期为 DDP、DDP 指导下的养育以及双向发展实践开发支持性研究所做的努力。最后，在附录中我们会提到一些双向发展实践的具体例子。

我们对自己和世界的叙述，在依恋关系中发展得最为成功，这种依恋关系给我们带来了安全和互惠，将我们的精神与他人的相衔接。这些关系日复一日地给我们带来安慰和喜悦。我们的神经生物学基础也是为这种关系而设计的。我们渴望这样的关系。我们在其中苗壮成长。我们能够在其中化解创伤的冲击，发现并实现我们的潜能。这就是真正的发展性关系，没有它们，孩子的发展将会受到极大的损害。

说明

在整本书中，除非是指某一特定的人，作者交替使用性别代词。同样，除非是指特定的人，作者还将父母、养育者、照料者或驻家工作人员都称为父母。

书中呈现了许多关于孩子和父母的案例片段和研究。除非作者特别指出所引用的是某一特定案例，否则这些案例片段和研究都是合成的案例，并不特指某个或多个特定的人。

在术语上，双向发展心理治疗（DDP）是指在整本书中出现的独立的治疗模式。DDP 指导下的养育（DDP-informed parenting）是指一种与 DDP 相一致的父母对孩子所采用的养育模式，无论孩子是否接受 DDP 治疗。最后，双向发展实践指的是围绕着 DDP 和 DDP 指导下的养育而建立的社区服务网络，这通常是为孩子和家庭提供支持所必需的。

第二章

来自创伤、依恋、主体间性及神经生物学的指导性原则

罗伯特决定赶一下阅读进度，于是在一个晴朗微风的日子里，他选择了公园里的一条长凳，那里可以俯瞰一个供活动、玩耍和喧哗而非阅读的操场。当罗伯特发现正在读的那本书有点枯燥时，他的注意力便转向了操场和刚到操场的那个家庭。他很快发现他们比他的书有趣多了。不到5分钟，他就知道了他们的名字。贝丝是妈妈，斯坦是爸爸。他们看起来是多么好的父母啊！他们两个人都很活跃且善于观察，都坚定又吸引人，都慈爱又强健。他们之间有很好的节奏感，他们轮流领导，给予指导，并提供安慰和支持。他们居然有四个看起来差不多同龄的孩子！莎莉和杰克看起来大约7岁，唐纳德可能小一些，而阿琳则大一些。他们看起来各不相同，没有相似之处。罗伯特不明白为什么贝丝和斯坦似乎更密切地注视着年龄看起来最大的阿琳，身体也更靠近她，而不是其他三个孩子。但很快，罗伯特就知道为什么了。

莎莉在沙池的边缘堆了一些石头、树枝和花，故事从这里缓慢而可爱地展开。她明显希望用这些来打动贝丝。但就在快要完成的时候，杰克把莎莉推进沙子里，然后把她设计的造型踢得满地都是。莎莉马上哭了起来，只过了1秒钟，小唐纳德就用胳膊搂住了她。他安慰她，同时向她保证，他会帮助她重建她的作品。这一小阵喧闹使贝丝和斯坦立即行动起来，去关照莎莉和杰克现在可能需要些什么。当他们的目光盯着别的地方时，一直在他们脚边安静地玩耍的阿琳从他们身边跑了过去，抓住唐纳德的头发，开始把他拖过沙池。贝丝和斯坦立刻转过身，他们的注意力从莎莉和杰克那里转移到了唐纳德和阿琳身上。贝丝迅速走过去跪在唐纳德旁边。她一边安慰他一边检查他是否有伤口或瘀伤。斯坦向阿琳跑去，阿琳则一秒钟也没浪费，转身冲向那个受到了惊吓、之前一直坐在长凳上看书的那个人。当阿琳开始对他尖叫说斯坦要来打她、她需要罗伯特的保护时，罗伯特惊得说不出话。斯坦抓住了阿琳，并因为打扰到罗伯特而向他道歉。在罗伯特看来，可能需要保护的是斯坦，以免他因阿琳的踢打、吐痰，甚至试图咬他而受伤。罗伯特想帮忙，但他不知道该说些什么或做些什么才能使这种状况有所好转。罗伯特感到有些尴尬，他努力把兴趣放在他的书上。10分钟后，阿琳还在对斯坦大喊大叫。他们在汽车的另一边，所以还不算太吵。在贝丝的温柔支持下，唐纳德和莎莉的情况似乎都有所好转。杰克在爬滑梯，似乎对周围的一切都漠不关心，但他仍不时地朝这边瞥一眼。30分钟后他们都在车里，车驶出了公园。罗伯特仍然无法集中注意力看书。他的大脑一直在试图弄明白刚才发生的事情。这是个什么样的家庭？孩子们的行为背后是什么？

　　贝丝和斯坦是养父母，他们对自己所做的一切都很尽心尽力，而且很有能力。唐纳德是他们的亲生儿子，杰克、莎莉和阿琳是收养的孩子。尽管他们已经照顾三个收养的孩子一年多了，但孩子们真的没什么太大的变化。在对他们日复一日的照料中，他们不断带来许多挑战。他们早期遭受虐待和忽视的创伤体验，仍继续影响着他们现在生活功能的运转。

　　为什么杰克、莎莉和阿琳所经历的关系创伤事件，会让他们在有贝丝和斯坦这样的好父母的家庭中，也很难很好地正常生活呢？研究表明，他们为应对虐待所发展的依恋模式，即使在虐待停止之后的很长一段时间内，都会持续影响着他们的关系模式（Troy & Sroufe，1987）。杰克可能已经形成了一种依赖自己的模式，同时尽量减少对他人的依赖（回避型依恋）。这使他面临的风险是，他管理压力的方式是尽量减少对事件的情绪反应，或对他人进行攻击而不是寻求他人支持。莎莉很可能养成了过度依赖他人而对自己缺乏信心的模式（矛盾型依恋）。那么她很可能非常需要他人的关注。她的风险是有可能以一种相互激惹而不是相互愉悦的方式与人产生联系。而阿琳所经历的关系创伤，很可能已经击垮了她为发展任何一种关系模式来保证自己安全而做出的所有努力（混乱型依恋）。她的风险则是，在压力下，她可能会做出冲动和不可预测的反应。唐纳德没有经历过发展性创伤，从而有能力发展出对于压力管理来说最为有效的依恋模式（安全依恋）。能够灵活适度地既依赖自己又依赖他人的模式，成为阻止问题行为形成和发展的保护性因素。

发展性创伤

当治疗师试图理解和帮助被父母虐待或忽视的孩子时，就有必要从依恋理论与研究的综合视角来考虑孩子安全感缺失的问题。如果一个孩子是在父母的手中遭受创伤的，那么他们安全感的缺失便是严重而深远的，对孩子发展的影响也是普遍的无处不在的。当年幼的孩子感到不安全时，他们会自然地转向父母（他们的依恋对象）来寻求父母给他们提供安全感。而当父母是造成安全感缺失的原因时，孩子就没有任何有效的方法可以变得安全。这种来自家庭内部和人际间的创伤，被称为发展性创伤，很难想象还有其他的创伤会造成如此持久的不安全体验。经历过发展性创伤的儿童即使不再与造成创伤的父母生活在一起，也处于无法化解创伤影响的高风险中。这是许多相互交织的原因造成的。他们不相信新父母会确保他们的安全。他们可能缺乏促进他们发展的重要技能。他们的行事方式，可能反映着他们经历创伤性关系时发展起来的故事，他们没有能力根据新的关系重新塑造发展出新的故事。因为依恋的首要功能是产生安全感，所以我们有理由认为，依恋干预在帮助这些孩子开始化解他们的创伤体验、治愈及信任他们的新父母方面，将会起到核心作用。

在思考这趟通往安全和健康发展的旅程之前，让我们先看看发展性创伤的本质。在过去的 20 年中，专门研究儿童虐待和忽视的专家们越来越意识到并关注家庭内部的人际创伤对发展中儿童的影响（Cook et al., 2005）。他们得出的结论是，与创伤后应激障碍相关的症状相比，此类创伤造成的症状会带来更为严重的问题。他们将这些问题描述为**受损领域**，这些领域的损伤对发展中儿童的影响是如此普遍。那些经历过发展性创伤的儿童被认为在以下七个领域中都存在遇到问题的风险：

- **依恋**：不安全模式或更严重的混乱模式。这些模式在不同程度上影响儿童调节急性或慢性压力事件的能力，同时也降低了儿童向依恋对象寻求安全、安慰和支持的意愿。
- **生物学**：难以识别和调控核心的生物生理过程。这包括食欲、排尿和排便、体温以及对疼痛的识别。
- **情感调节**：难以识别、调节和整合积极与消极的情绪状态。
- **解离**：周期性或经常性地对当下的核心认知及情感体验缺乏意识，无法整合。
- **行为控制**：以冲动为特征的混乱行为或以强迫为特征的僵化行为。
- **认知**：在学习、言语与语言、感觉统合以及在反思和心智化能力上存在困难。
- **自我概念**：消极和碎片化的自体感。

识别出这些受损领域后，很显然可以看出，经历过发展性创伤的儿童处于无法发展复杂的社会、认知、情感、心理，甚至是生物技能的风险之中，但这些技能是人类应对世界上的压力所需要的核心技能。因此，他们可能会体验到长期的羞耻感，并逃避应对生活中的挑战，而这些挑战是他们达到更高的发展阶段所必需的。他们的发育年龄可能比他们的实际年龄小得多。他们也不能很好地管理压力，因为他们极难信任成年人，极难向成年人寻求指导、安慰和支持。但仅仅依靠自己，就常常会失败，从而产生更多的羞耻感，并往往导致暴怒或解离的状态。

我们把家和安全联系在一起，它既是我们可以由此出发去探索世界的安全基地，也是当世界上的压力源让我们感到超载时，我们可以返回的安全港湾。因为发展性创伤，对孩子发展的各个方面都至关重要的核心安全感被侵害了。引用丹尼尔·西格尔（Daniel Siegel）的话说，即，这样的环境"直接损害着发展中儿童的情感调节、心理状态的转变以及整合与叙事的功能"（2012, p.329）。是的，被自己的父母侵害确实会给正在伸出手去体验复杂世界的孩子带来全面的挑战。正如这整本书将要展示的那样，双向发展心理治疗（DDP）帮助这个孩子回到在出生时，或者，更有可能的是，在怀孕时存在的发展道路。DDP 旨在帮助这个孩子调节他长期以来被恐惧和羞耻主导的强烈情感，建立整合的身心状态，从而有能力发展出连贯一致的自传体叙事。这一过程在很大程度上是通过以下途径实现的：支持孩子学习与他的新父母进入主体间对话，信任新父母在他面对压力事件时可以帮助他并能够引导他发展新的故事和自体感，而这正是过去的家和现在的家的不同之所在。这些努力，还需要有一个重要的补充，即帮助孩子的新父母始终如一地提供孩子所需要的照顾。

安全依恋

在《依恋手册》（*Handbook of Attachment*）第三版中，编者们强烈指出："在社会和情绪发展领域的研究中，依恋理论是指导当今研究的最直观、最具经验基础的概念框架"（Cassidy & Shaver, 2016, p.x）。他们的结论建立在已有的超过 3 万个关于依恋对从幼儿直至老年发展影响的研究的基础之上。安全依恋对发展的高度显著影响可见于各种成功的关系中：孩子与父母、与其他成年人和同伴的关系，以及成年后与同龄人之间的关系。安全依恋还促进对情绪的理解与调节、社会认知，良知与人格的发展，以及积极而整合的自我概念（Thompson, 2016）。反思功能和心智化技能也在安全依恋中得到很好的发展（Fonagy, Luyten, Allison & Campbell, 2016）。一个普遍的共识是，安全依恋——就发展性心理病理的发生率而言——是一种保护性因素，而不安全的依恋模式，尤其是混乱型依恋模式，是风险因素（DeKlyen & Greenberg, 2016）。

现在我们需要简要探讨一下安全依恋的性质。**依恋联结**是**情感联结**的一种，我们终其一生都在情感联结的体验中。情感联结有五个特点。第一，这种联结不是暂时的，而是长期持续的。第二，它指向一个特定的人。第三，这是一种在情感上意义重大的关系。第四，个体希望与联结中的对方保持亲密或联系。第五，当与对方非自愿分离时，个体会体验到痛苦。当情感联结中加入另一个特征时，**依恋情感联结**就存在了。即，在依恋联结中，个体在痛苦的时刻，会向关系中的另外那个人寻求安全和安慰。父母与孩子之间存在情感联结，但这不是依恋联结（或依恋情感联结），因为父母不会向孩子寻求安全和安慰（Cassidy, 2016）。

安全型依恋的孩子始终能感受到安全，当他们的安全感受到威胁时，他们能够成功地向父母寻求安慰和安全。由于在日常生活中不断体验到安全，他们得以发展其调节情绪状态及理解世界所需的技能。他们形成了对自己和他人的一致看法（内部工作模型，internal working models），他们更能够发展出复杂的技能，以管理他们所面临的挑战并从提供给他们的机会中学习。安全依恋的孩子不会成为依赖他人的成年人，而是能够成功地依靠自己，并在情况需要时依靠可信任的他人。他们能够管理压力，并在面对任何更大的挑战时发展出一种心理弹性状态。

依恋在人类发展中发挥着核心作用，因为依恋确保我们在面对与恐惧、羞耻、绝望和愤怒等强烈的情绪状态相关的事件时，能够调节我们的情绪。如果没有这种调节能力，我们很有可能不仅会被创伤性事件的压力击垮，甚至会被我们日常生活的压力所打倒。依恋主要被认为是一种调节系统，使我们的情绪能够支持而不是阻碍我们的发展（Schore & Schore, 2014）。依恋在人类发展中的核心作用还体现在，它能够促进儿童发展其内在生活的能力，使他能够理解人际间的世界以及他自己内心世界的思想、感受、愿望和意图。与他人形成安全依恋的个体往往具有很好的反思功能，同时也更有能力敏锐地感知并理解他人的所思所想（Fonagy et al., 2016）。DDP 聚焦于调节与过去的关系创伤和当前的关系压力相关的情绪状态，并发展新的故事来理解这些发生在过去和现在的事件。这促成孩子对他现在的父母发展出更加安全的依恋，并形成更加连贯一致的叙事。

主体间性

依恋的核心目标是获得并保持安全感，并由此出发来探索世界。作为社会性哺乳动物，人际关系的社会情感世界以及通过人际关系了解自己和他人，是幼儿要进行探索的首要世界。对这个学习过程最好的描述便是主体间性。我们通过与他人分享体验来发展我们社会情感世界的意义。

主体间性是指这样的过程，一个人在与另一个人交往时正在产生的体验同时影响着另一个人的体验，反之亦然。在主体间体验中，这两个个体对彼此发生着互惠的影响。因为这种互惠性，两个个体不断改变着他们对自己和对对方的体验，以及他们对正在一起经历和体验着的第三人或事件的共同体验。如果母亲和婴儿在一起，并为（或替）婴儿体验着喜悦的感觉，婴儿可能就会体验到他自己是令人愉悦、讨人喜欢的，他的母亲也同样是令人愉悦的。如果这对母婴的另一个家庭成员正在花园里和狗玩耍，当母亲开始对其活动表现出感兴趣时，婴儿可能就也会变得感兴趣。婴儿的这个兴趣很可能是受到母亲兴趣的影响。当婴儿被沿街行驶的卡车发出的巨大噪音吓到时，他的母亲可能会把她对那个噪音的体验明确地表现出来——它值得注意，但没什么可怕的——这样她的体验就会帮助婴儿去重新体验那种噪音。当爸爸看到妈妈正在安慰他们吓坏了的孩子，就走过去安慰他们，说没什么好担心的。三个人然后拥抱在一起，所有人都可能体验到共同的爱的情感，这就为他们所有人创造了一种幸福感。然后，三个人中有一个可能会表现出对其他东西的兴趣，于是另外两个也对它产生了兴趣，接下来他们开始一起探索。再一次，一个人的体验促成其他人的体验，如此周而复始。

两个或三个家庭成员之间正在进行的互惠的、同步的、有节奏的对话，在几分钟时间里，会随着兴趣、（情感）影响和意图在家庭成员之间的流动和蔓延，而发生数百次微小的调整。当这个特定家庭中诸如此类的互动片段一次又一次地发生时，先前片段的记忆成为当前体验的一部分，建立起他们对他们之间关系的强度和持续性的信心，创造了令对话有意义的故事，并使他们期待还有更多的对话会发生。于是，过去、现在和未来，在他们与彼此的关系里相互交织，而他们共同的故事也变得更加复杂。他们现在彼此拥有的，就是情感联结，而因为对痛苦的安慰是关系的一个重要组成部分，这种联结，现在就包含了婴儿对父母的依恋，以及夫妻之间的相互依恋。

如果在研究人员的实验室中对上述一系列互动进行微观分析的话，将会发现那是非常精细、复杂的。而在一个其成员处于重要的、有意义的相互关系之中的家庭里，每天都有数百次这样的对话。这些互动并非线性的过程，而是包含互惠意义上错综复杂的反馈回路，这些反馈回路持续不断地被重新校准着。假设存在如下的线性方程看起来似乎更简单：父母中的一方通过单向的行为，即强化，来影响婴儿，对婴儿的功能施加有意的影响。但是这样的分析是极度不完整的，忽略了极其重要的、孩子同时对其父母所产生的影响。婴儿对父母对自己（指婴儿自己）做出的主动行为做出反馈回应，如果婴儿的这个回应没有对父母产生影响，那么婴儿就失去了他能动性和价值感的核心部分。如果婴儿没有体验到自己能够对他的父母产生正面的影响——强化，婴儿便可能会体验到自己对父母不重要。如果这种情况经常发生，我们可能就要考虑婴儿是在情感上被忽视了。亲子关系中的互惠性，对婴儿正在发展中的自体感及父母正在发展中的作为父母的自体感是至关重要的。互惠性，也是人们终其一生所有有意义的谈话与关系的核心，无论是与朋友、同事、伴侣或邻居。它首先是在父母和婴儿之间的主体间对话中习得的。因此毫不奇怪，被父母虐待的孩子在未来的关系中也很难以一种互惠的方式与他人交往。

爱丁堡大学的科尔文·特里维廉（Colwyn Trevarthen）是研究婴儿主体间性的最重要的权威之一。多年来，他对他的许多学生说，我们不是通过观察我们的孩子来理解他们的。我们是通过积极地参与到与孩子进行每时每刻的、主体间的对话中，来理解孩子的，这些对话含有共同分享、彼此协调的意义。而这样的对话都是在宝宝不说话的情况下发生的！特里维廉将他多年的研究总结如下："（本书中）提出了多种类型的证据来支持这一观点，即我们进化的目的，在于通过一种与动机合拍、与情感一致的感觉，去分享能量，去分享意义的和谐及联结的和谐，从而去了解、思考、交流及创造新事物，并在前进中彼此关心"（Malloch & Trevarthen, 2009, p.8）。是的，我们家人和朋友的复杂行为，反映着他们更加复杂的情感状态、兴趣和意图，持续不断地影响着我们自己复杂的体验，也影响着他们自己复杂的体验。

特里维廉（2016）指出，当婴儿与父母进入非言语表达的同步节奏时，婴儿是在学习与父母分享意义，这将带来各种状态，包含共享的兴趣、情感状态、任务，并最终将涵盖词汇及更为复杂的对话。婴儿的主体间体验主要是情感的，这些被丹尼尔·斯特恩（Daniel Stern, 2000）称为"调谐"或称"同频"（attunement）状态。当父母和孩子的情感在强度、节奏、节拍、轮廓、持续时间和性质上相匹配时，这种主体间的共享就会得以深化。在与婴儿的关系中，这些"生命力影响"在这种非言语交流中处于中心地位，也处于理解和感到被理解的核心。在这种同步的非言语方式中，通过面部和声音的表达，还有手势和触摸，自体感核心的社会-情感交流继续在各个年龄层被主体间性地体验着。

这些共享的体验是有节奏的、非言语的、同步的、每时每刻的，伴随着对彼此行动的瞬间调整。在这些与有组织且始终在进行组织的父母的自体"共舞"的时刻，婴儿正在形成、组织和整合中的自体，发现了它自己的能量与形式。他们安全地在一起，有了这种安全，他们共同创造联合叙事。这种联合叙事反过来渗透到每个人的自体中，当他们分开时，继续为自体的持续发展做出贡献。这些体验是在此时此地的——他们必然是这样的，如果它们主要是非言语的形式和同步化进行的。

安全依恋的孩子极为强烈地注意到他的父母，但不是像受虐待的孩子那样以焦虑、警惕的方式，需要不断地去确定自己是否安全，而是以开放和参与的方式，像对这个既有趣又令人愉快的世界充满好奇的孩子那样。这些持续进行的主体间对话使孩子感到喜悦（当父母体验并交流喜悦时）、可爱（当父母体验并交流爱时）、有趣（当父母体验并交流兴趣时），等等。除了这些对话，有些时候宝宝和他的父母只是在一起，感受彼此的联结，而并不真的探索新事物。这些放松和联结在一起的时间，补充且常常巩固了他们在有关自我、他人及世界的互惠对话中所发生的学习。安全依恋的孩子在接触世界上的物体和事件时也体验到喜悦、兴趣和惊奇，因为她的父母也有这样的体验。在对话中常常婴儿和父母会轮流带领，他们共同创造着有关自我、他人和参与世界的故事，同时共同调节与这些体验相关的情绪。这一过程也正是DDP 的核心过程。

让我们再考虑一下这一章开头提到的寄养家庭。唐纳德与他的父母贝丝和斯坦有着安全依恋。通过从他自出生起同父母一起经历的主体间对话和轻松的联结，他从安全的角度认识了自己、父母和这个世界。他发现自己聪明、富有同情心、足智多谋、讨人喜欢。他可能会犯错误，但他可以从错误中学习，而且他仍然被无条件地爱着，也依然是可爱的。他变得像他的父母，善于反思、共情，并学会了调节自己的情绪。在父母关爱他的体验中，他生活着，并发展出故事，塑造着他对自己和对父母的感觉。唐纳德的发展受到了他父母以及他们与他的主体间对话的巨大影响。

莎莉、杰克和阿琳就没那么幸运了。他们与父母之间的主体间对话几乎是没有的，而由此产生的故事都是负面的（不可爱、无聊、不重要、坏、自私、懒惰）。我们将这些体验称之为忽视和虐待。当他们和父母在一起时，他们体验不到安全感，所以他们变得很警惕，不得不依靠自己并发展有可能产生安全感的策略——攻击、逃避、操控、对抗。他们不依赖父母，而是提防着父母的影响，不愿意与父母或未来的照料者进行主体间对话。

双向发展心理治疗旨在于治疗过程和孩子的日常照料中提供这种主体间对话。DDP 治疗师和护理人员需要发现孩子在警惕和反抗行为下所表现出的积极品质，然后以主体间的方式将这些发现表达出来。

如果有可能从 DDP 治疗师那里得到一些直接或间接的指导，贝丝和斯坦可以做些什么来帮助莎莉、杰克和阿琳呢？对莎莉来说，他们可以按照她接受的程度为她提供安慰。如果她接受起来很困难，他们可以猜到她在生活中没有体验过太多安慰，并猜测她是如何理解她所经历的那一切的。而一旦他们有信心，杰克和阿琳会允许他们以 PACE 的方式与其发生联结，贝丝和斯坦就可以分别与他们单独坐在一起，与他们建立主体间对话，好奇他们如何理解自己对莎莉和唐纳德所做出的行为。如果有任何主题出现，贝丝和斯坦都可以表达共情，比如杰克和阿琳感觉被忽视，他们不被爱的感觉被激活，或者被提醒有什么是他们从未得到过的。杰克和阿琳随后可能需要集中精力修复亲子关系，这既受到他们自己的行为、也受到贝丝与斯坦的反应所影响。杰克和阿琳需要体验——很有可能需要一次又一次的反复体验——他们的行为不会破坏他们与贝丝和斯坦的关系，贝丝和斯坦仍然体验到杰克和阿琳对他们很重要，值得他们关心。

让我们看看下面的案例，一个孩子缺失了积极的主体间体验，因而没有发现自己是有价值的。

16 岁的寄养女孩凯莉刚刚进入她的第七个寄养处。在被父亲性侵之后，她在 8 岁时随后进入了寄养中心。她具有挑战性的行为导致了寄养安置的失败，使得她去了一家团体机构，一家精神病院，另一个团体之家，以及又一次失败的寄养安置。现在她被安置与寄养妈妈珍在一起。她与珍一起参加 DDP 治疗，因为这是珍同意安置的条件。凯莉并不是很积极地参与 DDP，她对问题的主要回答集中为"我不知道""我不在乎""那太愚蠢了""随便"或"无聊"。DDP 治疗师继续表达对凯莉日常生活的兴趣，尽管她对治疗师的兴趣毫无兴趣。当凯莉回答说她不知道自己放学后做了什么时，她的治疗师表达了不相信，而并没有生气，对她不愿告诉她的事实表达了困惑。凯莉最后说她踢过足球。接着问了五个问题后，治疗师最终得知凯莉为学校足球队踢进了致胜一球，她惊叫道："太棒了！"对治疗师对她所做事情的热情反应，凯莉似乎感到不舒服，所以她取笑她。这使她的治疗师更加困惑，并对凯莉赛后干了什么问了更多问题。过了一小会儿，治疗师得知凯莉已经帮助她 4 岁的寄养家庭的弟弟学会了如何玩游戏，她再次惊呼道："太棒了！"凯莉听后转了转眼睛。又过了一会儿，她听说凯莉在晚饭后帮珍洗了碗，她惊叫道："太棒了！"第四次"太棒了"是在凯莉说她给寄养弟弟读睡前故事后说的，然后凯莉笑了。她的治疗师一直在表达她对凯莉所做的各种事情的真实而积极的体验。凯莉逐渐地变得不那么焦虑了，并开始接受治疗师对她的体验。几周后，珍告诉 DDP 治疗师，凯莉现在似乎在享受着珍对她的积极体验，而且那以后不久，凯莉好像就开始寻求这样的表达了。

"太棒了！"这一表达并不是对凯莉及其价值的理性评价，而是分享因她和她的行为而感到喜悦的体验。主体间体验不是一种判断；它单纯就是一种分享的体验。当凯莉也开始接受珍和她分享的关于她的积极体验时，珍和治疗师都开始期待凯莉发展关于自己的故事——包含自己"太棒了"的故事。她的自体感开始变得更加积极而整合。这一点为什么如此重要？因为凯莉在她生命的早期这样的体验太少了。她由此产生的自体感中包含着一种弥漫的不足感和羞耻感。似乎她并无任何特别之处，她没有什么是"太棒"的。对她来说需要一点时间，她才能感觉和治疗师以及珍在一起是足够安全的，开始敞开接受她们对她的积极体验。这样的体验曾经对她是一种威胁，她曾经不愿意相信她们可能是真的。随着她逐渐信任她们，她开始对她们对她的体验以及她自己对珍和治疗师的新体验敞开心扉。这使她们更容易继续发现她所拥有的独特品质——那些在她一生中的许多时间里，从来不曾被她生命中的重要他人所体验到的品质。

如果我们治疗师退后一步去观察一个孩子，我们看到的是一个个体。我们在治疗室或寄养家庭看到的个体都是风险人群，在管理压力事件，调节自己的情绪，理解日常事务，传达他们的想法、感受或需求，展示自己的社会行为比如合作、分享、共情、轮流等方面都有困难。我们总结这些行为，称之为孩子的"自体"。而如果我们作为治疗师参与到与这个独特的孩子的互惠对话中，引发并回应对兴趣、情感状态、想法、记忆、愿望、期待和感知的表达，我们很可能就能体验到这个孩子的关系历史——渗透在我们观察到的"自体"中的关系历史。当我们体验到孩子是如何不信任我们的动机，害怕我们的情感并预期我们的拒绝时，我们就能推断出他过去的关系。当他防御我们试图影响他的努力，在我们想要了解他的历史和行为时感到羞耻，因感觉我们和他的关系太富挑战性、难以应付而退缩到注意力分散以及解离的状态中时，他的过去同样清晰可见。正是在这种互惠性的对话中，在此孩子首先体验到的是不信任、羞耻和恐惧，而我们有能力体验到一条向前行的路——

也许可以帮助孩子与我们一起去体验信任、自豪和安全的路。也正是在这个我们以开放和投入的方式与孩子发生联结的过程中，孩子才能够开始在与我们的关系中体验到安全，并对与我们的主体间对话变得开放。这些体验将使孩子发现一个更加一致而整合的自体感，它根植于安全感与自豪感之中。这也是 DDP 的过程。如前所述，特里维廉指出，我们通过与婴儿互动来理解婴儿。在 DDP 中，我们治疗师通过与我们治疗和照顾的孩子进行互惠性的对话，然后主体间地发现他们所具有的品质，从而理解他们。

下面简略讲述另一个孩子的故事，故事的重点是他大量消极的主体间体验。比尔是一个 9 岁的男孩，他的养父母希望他每天放学后做一些小家务。他们的这个期望常常会让他变得愤怒，然后孤僻，有时会让他在晚饭前一直心烦意乱。当治疗师对他因必须做家务而痛苦这一点感到好奇时，比尔意识到他经常认为自己不得不做家务是不公平的。当这个体验被接纳后，这让比尔开始认为他的父母是想让他不开心，否则他们就会让他在放学后一直玩耍。当比尔继续与治疗师一起对这件事好奇时，他发现当他感到不开心时，这会让他想起他和亲生父母生活的前 6 年，似乎那时他一直都不开心。意识到这一点，让他感到很难过，他曾经真的有一段很艰难的生活，不曾有过像他认为许多其他孩子都有的那种成长的快乐。那才是真正不公平的！接着，他能够告诉他的养父，他的确经常感到悲伤，因为在他看来，自己并不常快乐。他养父的共情使他对比尔的生活曾经有多么艰难有了更深的认识，因此他减少了比尔的家务，这让比尔能够轻松地完成剩下的一些家务，并开始在他的日常生活中体验到更大程度的快乐。在比尔的新故事中，他能够认识到他过去的不开心的程度及其对现在的沮丧感的影响。当比尔在反思他的艰难生活时变得脆弱，治疗师就专注于对他的支持和安慰，而不是进一步的探索。养父对他过去的不幸所表达的共情，使比尔更加清楚地发现他现在的生活中蕴含着多少幸福。

孩子需要新的依恋关系来化解和整合依恋关系中的创伤性体验——它们

产生于曾经信任被背叛、安全感缺失以及充满羞耻和恐惧的故事。在这些新的关系中，孩子需要主体间的对话，它们发展成为新的故事，而这些故事因为他内在的品质而满载着爱、同情、关心和承诺。这些主体间的体验反映了他是谁。

人际神经生物学

在过去的 20 年中，随着各种复杂技术的发展，神经科学家们在更好地理解大脑的结构和功能方面取得了重要的进展。他们正在获得的发现，证实了依恋、主体间性和创伤等领域的研究结果，即安全感与基于依恋的关系对我们的持续发展具有核心重要性。大脑被认为天生就是人际间的。它是为关系而设计的，在安全的关系中发挥最佳功能，而关系对于其各个区域能够以一种整合的方式发挥作用是至关重要的。许多研究已经证明了人类大脑的"人际间"的本质，这些研究产生了一个被称为人际神经生物学（interpersonal neurobiology, IPNB）的专业科学领域。丹尼尔·西格尔（Daniel Siegel, 2012）、阿伦·绍尔（Allan Schore, 2012）及其他人的著作已经为我们引领了道路，帮助我们理解这一令人兴奋的科学知识的新领域，及其在许多旨在改善人类状况的研究领域中的应用。

大脑功能的研究者们的共识是，在个体体验到安全的时候，大脑工作得最好。大脑的早期预警系统，即大脑皮质下被称为杏仁核的区域，位于大脑左、右半球，其功能几乎完全是为了维持安全。大脑的这一区域在 1/4 秒内就能判断是否存在安全威胁（不需要皮质的帮助，皮质做出反应需要更长的时间，这可能会浪费宝贵的时间）。如果有威胁，大脑的这个区域就会向下面的脑干发出信号，做出战斗、逃跑或僵住的行动，这取决于哪种反应最能保护个体。当受到威胁时，个体不关心认识世界或发展自己。他只关心生存。如果压力是长期的，并且没有什么安全感的体验，小孩子很可能采取一种习惯性的防御状态，对威胁的迹象非常警觉，不能够看到安全的迹象，了解自己和他人的能力也受到了极大的限制。

如果杏仁核没有体验到直接的威胁来源，那么它就会激活大脑皮质，以便让人获得对事件本身更好的理解。有了大脑皮质的输入，杏仁核可能会感觉到，虽然这件事并不会威胁到人的生存，但它会威胁到人的自体感。在这种情况下，杏仁核会通过激活防御姿态来隔离自体，而不是反之完全投入到与别人或事件的交战中。此时，人可能不会用全然的"战－逃－僵"反应对威胁做出回应，而是用更微妙的防御反应来应对，以减少尴尬、被拒绝的感觉或者羞耻感。

在我们对主体间性的讨论中，我们探讨了自体感最早的发展是如何通过同步的、非言语的对话出现的。我们对大脑中社会情感区域不断增长的知识支持了这一点，该区域参与这种类型的对话和面部表情、声音韵律及触摸/手势动作（的神经过程）。这些对于孩子发展依恋、情感调节能力和自体感都至关重要（Schore & Schore, 2014）。根据绍尔和绍尔的观点，经验丰富的临床医生需要"成为非言语主体间过程和内隐关系知识的专家，以提高治疗效果"（2014, p.191）。治疗性改变被认为发生在治疗师和来访者之间这种情感的、主体间的、互惠的对话之中，而不是通过理性的洞察。在与儿童工作时，情况可能更是如此，尤其是受创伤的儿童，他们往往存在情感调节的困难。

当小孩子安全时，他早期探索自我和他人世界的努力会取得成功。他的大脑开始利用并整合皮质和下皮质（顶部和底部），以及前部和后部，右侧和左侧。当处于痛苦中的婴儿从其依恋对象那里获得安慰时，这种安慰的体验使连接前扣带皮质下部和杏仁核的神经纤维得到发育。这对于发展必要的认知、情感和感觉运动统合是至关重要的。类似的神经发育，同样发生在当婴儿体验到和谐的快乐时，体验到那些共享兴趣、意图的基本时刻，或轻松、互惠的情感状态时。婴儿和父母的非言语表达变得同步，持续不断地进行微调，从而匹配彼此的情感体验和关注点。当婴儿体验到安全时，婴儿最优先做的，是去体验他与敏锐而有回应的照料者之间那种互惠的、主体间的身心状态。当婴儿感觉不安全时，他仍然会寻求这种主体间的状态以期去体验舒适并再次感到安全。这个过程对于安全依恋的发展、人际间及个人内部心理过程的整合极为关键。

我们通过对大脑的新理解所获得的知识，对心理治疗有着重要的应用（Cozolino, 2017; Solomon & Siegel, 2017），包括 DDP 中儿童及其父母共同参与的心理治疗（Baylin & Hughes, 2016）。

经历过发展性创伤的儿童可能会习惯性地不信任他们的父母，养成自我依赖、逃避脆弱和安慰的习惯。即使这些孩子在身体上感到安全，大脑皮质所具有的一个整合的特性，即默认模式网络（the default mode network, DMN），也在不断地促使他们对安全感的心理威胁做着准备，从而形成慢性防御（Baylin & Hughes, 2016）。

照顾一个因为发展性创伤而不信任父母的孩子在神经学上是非常困难的。当一个孩子持续地主动地拒绝或消极地对父母的照顾不做回应，父母就有风险体验到一种神经生物学上的"被阻断的关爱（blocked care）"的状态（Hughes & Baylin, 2012）。在"被阻断的关爱"中，四种在照顾孩子时活跃的关键神经生物学系统（趋近、奖赏、逐渐了解、在日常活动中发现意义和价值）*倾向于变得不活跃。体验到"被阻断的关爱"的父母可能有能力继续做着照顾孩子的"这项工作"，但父母的心通常并没有真正地参与其中。

另一个对 DDP 的干预及其目标具有重要价值的神经生物学研究体系，是斯蒂芬·伯格斯（Stephen Porges）的多重迷走神经理论（polyvagal theory, 2011, 2017）。这一理论涉及的神经生物学系统遍及全身，而不仅仅局限于大脑。伯格斯专注于自主神经系统（autonomic nervous system, ANS），它包括交

---

* 分别是指 the Parental Approach System、the Parental Reward System、the Parental Child Reading System 及 the Parental Meaning Making System。——译者注

感神经和副交感神经的分支。自主神经系统决定了人在体验到威胁（战、逃、僵以及更原始的植物人状态）或安全时是如何运转的。在安全的情况下，个体能够激活副交感神经分支的腹侧迷走神经回路，它会激活被伯格斯称之为社会参与系统的大脑下皮质的不同区域。这个系统，对于社会性哺乳动物发展在社会共同体中生存和茁壮成长所必需的技能，至关重要。当这个系统活跃时，个体处于开放和参与——与防御性相反——的心理状态。

当开放和参与时，个体会敞开心扉，通过能够从他人身上学习最好的、能够影响并被他人影响的方式来与另一个人建立关系。在感觉安全时，个体从人的声音、眼神以及面部表情中发现细微差别的能力，比在感觉不到安全时要好得多。在感觉安全时，个体比在感到防御时更有能力识别非言语暗示及参与互惠性对话。如果主体间学习是为了创造积极的自体感和连贯一致的叙事，包含腹侧迷走神经回路的社会参与系统，便为主体间性的存在以及对安全的需要提供了神经生物学的理解。当我们感到不安全时，我们不太可能注意到非言语表达所传递的微妙意义。我们还面临着根据以往的体验为这些表达赋予意义的风险。例如，受创伤的儿童可能会将无聊或轻微沮丧的面部表达感知为愤怒和危险的信号。

如果一个怀有这种开放和投入的心态的人，与另一个处于防御状态的人互动，两种状态就会努力取得同步。因为安全是第一位的，当一个人处于防御状态时，这很可能会在他人心中唤起防御性的回应。受过创伤的儿童习惯性地以防御性的方式吸引他人，因此会唤起与他们互动的父母和治疗师内在的防御性。如果父母和治疗师能够抑制这种变得具有防御性的神经生物学倾向，相反在与具有防御性的孩子互动时保持开放和投入，那么孩子就有可能逐渐变得开放和投入，至少在一段时间内如此。在遇到防御性的孩子时，识别变得防御的倾向、抑制它并保持开放和投入的能力，对成功养育和治疗受过创伤的孩子是至关重要的。

多重迷走神经理论以及开放、投入的心理状态还因为其他原因而重要，这些原因与 DDP 所实践的干预措施是一致的。伯格斯博士说，当个体体验到接纳而不是评价时，就会更容易呈现开放和投入的心理状态。在 DDP 中，接纳——完全接纳孩子的内在生活——被视为治疗立场的核心，这是创造安全感和主体间学习所必需的。此外，以节奏和变化的音调为特征的声音韵律，与理性的争论和说教相反，被认为是发展开放投入的而非防御性心理状态的关键。DDP 治疗师以一种非常抑扬顿挫的、有韵律的对话方式与受创伤的孩子交谈，就像讲故事的人在讲故事一样。在保持孩子对所说的话感兴趣并参与其中的同时，DDP 治疗师声音中的这种韵律形式，也促进安全感的形成。在本章开头的例子中，如果贝丝和斯坦要成功地使杰克和阿琳参与到可以帮助他们从游乐场上发生的事情中有所学习的互动方式中，贝丝和斯坦就必须在与孩子们交谈时保持开放和投入。这样才会增加这些孩子不防御的可能性，使他们能够不必带有羞耻感地去倾听。然后，他们才可能会逐渐以不同的方式理解自己的行为，理解这些行为反映的是他们早期的创伤，而并不意味着他们很糟糕。

结　　语

双向发展心理治疗受到依恋、主体间性及人际神经生物学研究结果的重大影响，以更好地理解发展性创伤。在这些知识基础之上，我们提出了干预方法，旨在化解这种严重的关系创伤，以及促进正常发展。这些方法包括关注情感调节和反思功能的发展，同时发现与可信任的他人进行对话和发展故事的方法，从而形成整合的自体感和连贯一致的叙事。

我们希望在接下来的章节中展示，这些理论和相关研究是如何通过 DDP 的许多方法和步骤得以活用的。这些过程降低恐惧和羞耻感，整合认知和情绪状态，形成连贯一致的故事，并通过抚慰和愉悦的体验强化依恋关系。

第三章

PACE：安全与
健康关系的基础

当父母带着有趣、接纳、好奇和共情与孩子交谈时，孩子会体验到父母对他们的浓厚兴趣和深刻理解。这有助于孩子们感受到安全和无条件的被爱。丹尼尔·休斯在发展双向发展心理治疗（DDP）时，将这四种关系元素组合成了 PACE。它是 DDP 的核心治疗立场和关系态度，是一个与所有孩子产生联结以促进他们的安全感和学习的有效方式（Hughes, 2011; Golding & Hughes, 2012）。它不仅被治疗师使用，而且也被教给父母、老师和孩子生活中的其他成年人。PACE 是养育的"心脏"，是治疗的"心跳"。PACE 的态度使孩子们感受到被无条件地爱和接纳，帮助他们敢于感觉自己是"足够好"的。

PACE 在 DDP、DDP 指导下的养育和双向发展实践的所有方面都处于中心地位；因此，首先要对其进行描述。随后各章将展示 PACE 对心理治疗师（第四章）、父母（第六章和第七章）以及社会工作者、教师和其他成年人（第八章）的巨大价值，他们与经历过发展性创伤的孩子打交道，这些孩子现在难以信任在生活各个领域向他们伸出手的成年人。

PACE 是信任开始的地方，同时允许不信任的存在，然而，不信任是一个难对付的角色。它持续不断地再现。只有当 PACE 也接纳了不信任，它才会将舞台交给信任。因此，PACE 是一条全面走向孩子的路。当孩子体验到被成年人深深地接纳时，她就能逐渐接纳她／他自己。这便是学习的开始，学习了解她／他自己是一个好人，而且父母是可以信任的。

一切开始的地方：与婴儿交流

PACE 首先出现在我们与婴儿的同步性对话中。

杰西 3 个月大。现在是清晨，她很活泼。她睁开眼睛环顾四周。当她的目光被照在毯子上的光影所吸引时，她感到心满意足。杰西也开始意识到了不舒服。她肚子空空的，屁股很不舒服。她开始呜咽起来。她周围一片寂静；能让她感觉好一些的人不在。杰西哭得更厉害了。妈妈来了，她能听出女儿的呼叫里充满了恐惧。她弯下腰把杰西抱起来。她温柔抱着杰西靠在她身上，轻轻地摇晃着，用她的声音安抚女儿。杰西依偎在她怀里，心满意足又回来了。

让我们来听听她们的对话：

妈妈：你好，杰西，我在这里。看看你，都心烦了。你以为我不会来吗？我在这里。看看那些眼泪；妈妈不在的时候好难过哦。来吧，我们去换尿布。我们到垫子上。我打赌你一定感到不舒服；我们把这个脱掉。哦，我看到了可爱的圆圆的肚子（在杰西的肚子上吹出响声）。这很好玩儿，不是吗？（重复）你喜欢这样。哎呀，你有心情扭一扭吗？让我来把你洗干净、擦干。嗯，那感觉会更舒服些。好啦。让我们看看今天早上你的小腿多有劲儿。看看你，聪明的女孩。就是这样，上上下下。现在，今天早上肚子怎么样，一定饿了吧？

这是 PACE 最自然的呈现。杰西的母亲完全专注于她的小宝宝以及宝宝的内心世界在发生什么。她很好奇杰西的情绪体验，猜想杰西是害怕了、不舒服了、闹着玩的、或者饿了。她接纳并以共情去回应每一种状态。她是有趣的和滋养的，帮助杰西管理如下的体验：发现自己一个人，重新发现她的母亲，吃奶前换了尿布。杰西感到安全踏实；她的呼叫被回应，独自一人的恐惧便迅速消退。她的母亲帮助她感觉到，在她的小世界里一切都是正常的。她母亲的非言语和言语回应帮助她感到被理解、被调节。杰西还不懂这些话，但是当她的体验被理解、她的需要被满足的时候，她在发现她的故事。

小孩子的父母本能地对他们的宝宝采用了 PACE 的态度。只要他们自己受到过合理的照顾，他们就知道如何在情感上与他们的孩子建立联结；对孩子的内心体验保持好奇、接纳和共情以及在适当的时候表现得有趣。PACE 是安全依恋的核心。因此，PACE 在 DDP 中处于中心地位，以帮助那些没有安全依恋体验的儿童——他们已经学会不信任父母，而非信任。PACE 对于那些经历过发展性创伤的孩子来说是至关重要的，因为他们几乎没有体验过互惠性的对话，而这样的对话对于安全依恋的婴儿和幼儿来说曾是持续存在的。成年人需要坚持运用 PACE，和孩子在一起，这样她就能学会另一种做自己的方式：一种联结而非断裂，信任而非不信任的存在方式。在 PACE 中，孩子可以发现她所需要的无条件的爱和接纳，但这在她早期的生活中是缺失的。

解构 PACE

PACE 是一种完整的态度，一种在互动中为对方提供情感联结体验的存在方式。这是我们对自己、对彼此、对孩子的一种态度。这为孩子们提供了一种不同的关系体验。在这一节中，我们将解构 PACE，依次对每个元素进行思考。然而，在聚焦于单个元素时，我们需要确保我们考虑着 PACE 整体。

有趣

PACE 是关系性的；PACE 中的有趣也是关系性的。有趣，随着时间来来去去，但总是作为一种可能性存在于背景之中。关系中的有趣是很重要的，因为它允许我们找到快乐；我们可以拥有轻松愉快的时刻。在有趣中，我们发现孩子的长处和独特性，并以一种非评价性的方式进行赞美。有趣给每个人一个从创伤及其影响中喘息的机会。它为一段关系提供了更大背景下的视野——关系并不总是充满问题。当我们能够坚持这样的视野时，它就为现在和未来构建希望。无论一个特定的事件或一段时间多么艰难，如果我们能通过有趣给我们的体验找到一些轻松，我们就会有一种感觉，事情并非毫无希望。

如果我们思考开放投入与防御的区别，有趣则代表开放和投入的状态。玩耍和幽默具有保护作用；大脑中在快乐中被激活的部分和在羞耻中被激活的部分是不同的。

那些经历过发展性创伤的孩子感到很难与人接近和亲密。他们害怕亲近的感觉，因此回避这些状态。有趣的时刻可以给他们提供一个机会去意识到并不是所有的关系都是一样的。有趣能给孩子带来小剂量的积极情绪；一条把一个脚趾放到关系之水中的路。它是情感轻松的，因此不像更深刻更亲密的时刻那样具有威胁性。害怕滋养与爱的孩子可能会在玩耍中尝试亲近，从而为孩子提供了一种不同的关系体验，通过关系性乐趣（relational playfulness）中的快乐和魅力，她可以从中安全地体验到被人放在心上和被照顾的感觉。

无法调节情绪的孩子会觉得情绪令人恐慌，反过来情绪又会生长得更大：生气变成暴怒，害怕变成恐惧，悲伤变成绝望，羞耻感加剧。如果感觉就是这样的话，那回避情感体验似乎更好。积极的情绪也很难调节：兴奋、喜悦和爱。当经历过发展性创伤的儿童体验这些时，他们会变得焦虑。既然情绪体验如此不受控制，孩子们便会拒绝情绪体验。有趣则提供给这些孩子可以应付得来的一些积极情绪。它是一种促进联结和安全的方式。这帮助孩子去发现情绪是安全的，并且成年人可以在此帮助她——一次共同调节可以开启学习自我调节的过程。有趣可以帮助孩子体验快乐，拥有享乐的时刻，并发现和父母一起体验这一切是安全的——不是用虚假的积极情感面具来掩饰痛苦的那种狂躁式的快乐，而是真正的关系性愉悦。

有趣是吸引人的，但不应该用来回避或最小化冲突或痛苦。用幽默来转移注意力，从而避免谈论体验，这样是没有用的。这种情况经常发生，是因为这些体验对孩子来说是真实的，但对成年人来说是不舒服的。这种回避对孩子没有帮助，而且可能会导致羞耻感体验。孩子们需要体验对他们全然的接纳，包括对更加愤怒或脆弱的部分的接纳。同样重要的是，不要使用有趣来传达信息。这在一些文化中很常见。例如，英国人通常会用有趣的外表掩饰挖苦，以微妙的方式来让孩子知道一些我们不想公开谈论的事情。受过发展性创伤的孩子不太可能捕捉到这样的信息，但会体验到在这种互动中缺乏情感联结。这可能会强化不信任，并再次增加羞耻感。

有时候，有趣有可能被误判；孩子体验到的是我们在取笑她。这种情况会不时发生。重要的是，成年人在这些时刻要注意到并修复关系，为这个错误承担责任，然后一切都会再次好起来。

有趣是一种令人愉快的关系性姿态，表明孩子是被喜欢的，而且成年人想要花时间和她在一起。分享快乐和乐趣变得不那么可怕，增加了与孩子的情感联结，从而使信任得以加强，不信任得以减弱。

接纳

接纳很容易传达给婴儿；这是一种"不管怎样"的姿态，让宝宝体验到无条件的爱。但随着孩子日渐成熟，接纳就变得棘手了。我们需要把接纳孩子和反对孩子的一些行为结合起来。我们爱你，但我们不喜欢你的行为，这一差别是遭受过发展性创伤的儿童无法区分的。对行为的不赞成和纠正被体验为自我不够好，导致羞耻感和不信任感被加强。如果我们想要帮助孩子理解这种区别，那么我们需要非常明确地接纳她的内在体验。我们明确表达孩子的内心生活是被无条件接纳的，且不带任何评价。你内心世界里的想法、感觉、愿望、恐惧、信念和欲望无对错之分，它们如其所是而已。行为也许需要经过深思熟虑，加以适当的限制，以确保每个人都是安全的，但这是在不评价孩子内心生活的情况下完成的。当孩子与治疗师和父母在一起感到安全时，她体验着她的内心生活，无论是用言语还是非言语表达的。成年人并没有试图改变这些体验而是接纳它本来的样子，然后表现出对它的好奇。这种好奇心，通常会从当下的体验中引出对其根源的理解，这根源深植在孩子过去的关系创伤经历中。通过接纳当下的体验，我们能够帮助孩子去理解当下的体验是如何与之前的创伤经历相关联的，去理解那些创伤是如何在今天仍然对孩子产生影响的。

　　例如，孩子可能会拒绝和我们建立关系。不难理解，我们则可能想要更加努力地建立这种关系。然而，这会增加孩子的阻抗。相反，不加评判地接纳，这才是孩子想要的。要帮助孩子明白，鉴于她过去的关系体验，我们可以理解这一切。我们对此感到好奇，但我们并不试图改变孩子的想法。如果我们评价孩子不想建立关系的愿望，我们便是在传达缺乏接纳的信息。我们试图说服孩子不要害怕；我们试图说服她进入她不想要的关系。孩子变得防御，而且不信任感更强了。相反，通过建立一种互动性对话，在不想建立关系的愿望中发现故事，并用讲故事的语气来展开叙事。让接纳既用言语的方式也用非言语的方式传递。我们放松且充满兴趣；我们的语气是轻松的、对话式的。我们不会拒绝孩子告诉我们的一切，也不会对她所透露的经历感到惊讶。当孩子体验到我们的接纳，她就可能更容易接受我们。信任和社会参与增加，防御减少。孩子可以一次一步地来接受这个关系，没有去做她还没有准备好的事情的压力。治疗师和父母以同样的接纳去拥抱孩子的不信任，就像当孩子表现出任何一种试探性的信任时一样。孩子体验到她是可以被我们接纳的，信任感就会加强。孩子建立起信心，当她需要暂时退回到不信任的状态时，也是完全没问题的。当我们没有动机要去改变孩子和她正在体验的一切，随着她对关系的恐惧一点点减少，孩子就可以自由地开始改变了。

好奇

双向发展心理治疗与实践是和孩子及其父母一起发现故事：对体验的叙事。随着孩子故事的展开，我们都将更加了解她。好奇就是寻找故事。它帮助我们找到另一个故事，而不是原来那个满是羞耻、恐惧和绝望的、充斥着问题的故事，相反，是一个充满希望和重生的故事，当孩子将她自己体验为是被理解的和被接纳的时。当治疗师或父母对孩子的体验表现出一种积极的、非评判性的兴趣时，好奇是一种不知情的姿态。这唤醒了孩子的好奇，于是故事就在他们之间被创造了。

我们会为别人讲述自己的故事，故事中充满我们自己的假设、希望和期待。发现别人的故事意味着不要把（我们的）这个故事强加于他。只有这样，我们才能真正发现他人的体验。因为这个体验不带有任何评判地被接受，孩子就收获到被了解和被接纳的体验。有时孩子会误解我们的动机并感到被评判，尽管那并不是我们有意的。有时候我们期待事情会有所不同的这种渴望会不知不觉地溜进叙事中。成年人要对这些时刻保持警觉，这样就能迅速修复关系，返回到之前接纳的姿态上。

孩子天生是讲故事的人。甚至在他们会说话之前，他们就想通过非言语交流与他人分享他们的体验。和健康的孩子一起创作故事很容易。我们在本章开头见过的杰西，作为一个小婴儿，正在吸收故事，而随着她日益成熟，她也越来越多地加入到故事中来。杰西和她的父母将共同创造杰西的体验。她的好奇是生动鲜活的。即使是在失调的情况下，她也很容易求助于父母，他们可以为她整理围绕在她身边的故事，共同调节她的体验。逐渐地，杰西可以轻松熟练地进行调节和反思。

我们非常难过地看到，在经受过发展性创伤的孩子身上，这种好奇是被扼杀了的。因为早年没有人表达过对她内在体验的兴趣，现在长大后，她也没有足够的自信和安全感去探索它。或者，他人也许看到了她的内心生活，但只是透过羞辱和拒绝的滤镜。她被告知她的想法、感受和愿望在某些方面是错误的；也许它们是坏的、自私的或者不成熟的。难怪她停止了好奇。难怪她回避互惠性对话，回避发展故事。难怪她不知道自己的感觉、想法，不知道自己相信什么或想要什么。在这里，我们需要担负起引导的作用，以我们安全的对话和我们渴望了解的好奇。好奇不是一个要去调查事实的任务。我们不是简单地想知道发生了什么，然后就其对于孩子的意义做出假设。相反，我们想要理解这种体验，理解其当下的意义，并开启共同创造新意义的可能性。随着孩子也开始对自己的体验感到好奇，这就变成了我们之间共同的探索发现。无论是好的照料还是好的治疗，都不能改变孩子过去的事实。但是好的照料和好的治疗，能够帮助孩子发展这些事实的新意义。

共情

如果我们有一种万能药来帮助我们感觉更好，那么共情就是其成分之一。在帮助调节孩子的体验时，共情帮助我们传递接纳和理解。孩子可能会感到痛苦；被回忆所淹没；害怕被暴露在自己的糟糕中让所有人看到。在故事被发现的过程中，无论孩子体验到怎样的情绪反应，治疗师都需要对此进行共同调节（coregulate）。共情提供了情感的成分，能与孩子的体验产生共鸣，并能在这种体验令人不安的地方进行共同调节。共情还提供了反思成分，增强了对事件的理解。只有在这两种成分的共同作用下，对话才能在孩子保持开放和投入的情况下继续进行。当治疗师体验到对孩子的共情时，她会积极地用言语和非言语方式传递这份共情。孩子体验到治疗师在探索过程中是与她在一起的，在她的体验中她并不感到孤独。治疗师努力理解孩子的体验，同时自身不因其而失调。通过这种方式，她可以积极地和孩子在一起，对接下来会出现的任何体验保持开放。治疗师保持共情式的存在，既不低估也不试图改变正在出现的一切。治疗师不害怕孩子的体验，也不试图使孩子消除疑虑。治疗师仅仅是和孩子一起待在体验里；充满情感与反思地全然在场。如果孩子选择远离体验，那么这个选择也会被治疗师带着共情来接纳，也许带着一些好奇，但绝不带着评判。有了这种接纳和共情的立场，孩子就能体验到安全感，并能在所发现的事物中找到新的意义。

有趣、接纳、好奇和共情可以共同帮助孩子应对原本艰难的体验。这是一个健康成年人在与孩子相处时非常自然地会用到的态度。下面的例子是以金·戈尔丁最近在新西兰参观自然保护区与一位朋友和她 4 岁的孙女在一起时的体验为基础的（感谢这个家庭允许金分享这一切）。

我们到达了几维鸟屋，那地方必须在黑暗中才能看到几维鸟。

萨米：我不想进去。我们绕过去吧。

祖母：金走了很长的路来看几维鸟，我们进去吧。

萨米：不，我们绕过去吧。

金：你担心是因为黑吗？几维鸟喜欢黑暗，但我们不喜欢，对吗？走到
　　这里面是有些难。

萨米走进围栏。

金：嘿，看，这儿有一只几维鸟，你能看见它在吃东西吗？

萨米：（不想停下来）我们走吧。

金：是的，很黑，是吗？你想快速穿过去，好再进到光亮中。嘿，萨米，
　　我刚注意到你的运动鞋上有灯，哇!

萨米看起来很高兴，走了几步，灯就被触发亮了。

金：嘿，你知道吗？我们都没问题。你的运动鞋会指给我们穿过黑暗的路的。

萨米看上去很高兴，穿过了围栏，没有再担心。

这只是一个简单的例子，一个健康和安全的孩子在帮助下应对一次困难体验。她对周围的成年人敞开心扉，能够让他们共同调节她的情绪。这是一天中的小片刻，一个关于担心黑暗的小故事。

遭受过发展性创伤的儿童可能会把好奇和共情体验为令人恐慌的。他们不习惯被了解，害怕可能有什么会被发现。共情让他们感觉更脆弱。他们更喜欢从脆弱的情绪中隔离，以感到"强大"。治疗师需要在治疗过程中保持信心，但要做好慢慢来的准备。当孩子对此变得更加舒服自在的时候，轻度的共情可以逐渐深入，短暂的好奇可以随时间推移而延展。如果孩子对治疗师的共情回应反应强烈，很重要的是治疗师要对此进行反思。这可能是他需要慢下来的信号。孩子正在容许自己被人了解；如果不接纳放慢速度的需要，这个了解将再次转入地下。共情传达的是，接纳在他们之间所被发现的东西，以及，意识到这些发现可能会产生痛苦——但孩子将不会独自体验这些痛苦。

在治疗中重建 PACE：一种存在的方式

在思考了 PACE 的不同元素后，我们现在想花点时间思考治疗师如何将这些元素结合成一个整体。PACE 是一种与他人相处的方式，它允许情感联结的发展。它是一种以自然的、没有威胁感的方式吸引别人参与到关系中来的方式。在运用 PACE 的过程中，我们表现出对了解对方浓厚的兴趣，理解她的长处，也理解她的脆弱，并平等地接纳它们。我们好奇但不评判，探索当前的体验，但也反思过去，如果那些过去的体验很重要的话。我们在面对她的痛苦时体验到共情，为她提供支持和安慰。通过这种方式，我们发现对方内心深处的故事，因而更全面地了解她。

要注意，PACE 中并没有改变他人的动机：PACE 不是一项旨在让别人有不同的想法或感觉而设计的技术。这是一种彻底接纳的立场。随着我对你的了解，我将接纳你的一切。如果我发现我对你的某些部分感到不舒服，我会寻找新的理解和共情。这样，我也会接纳你的这些部分，即使有时我无法接纳与之相关的行为。我将拥抱并赞扬你的信任；但我也将同样拥抱并共情你的不信任。这确实意味着把想要去"修理"的倾向放在一边，虽然这种倾向有时是可以理解的。我们可能希望从我们所提供的新的关系体验中涌现出变化，但这不是直接目标。

将 PACE 看作一个圆环（图 3.1）。这里没有起点，而是作为一个整体来使用的。接纳始终存在，好奇和共情交织在一起，推动故事向前发展，有趣在适当的时候进进出出。有趣传递出一种乐观，即孩子的创伤是可以被成功应对的；它并不总是主导家庭生活。这就建立了希望，即随着时间的推移改变是可能的，并为治疗师在家庭中看到的力量提供了积极的回应。PACE 中的 P 是对 ACE 的补充；允许治疗中比较艰难的工作有所中断。这给每个人一些轻松的调剂。

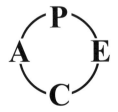

图 3.1　PACE 是一个循环过程
(figure M2.S1. 3 in *Foundations for Attachment Training Resource* by Kim S. Golding, 2017, p. 107, with permission from Jessica Kingsley Publishers.)

有时，我们会以较轻的接纳和共情开始，确认我们察觉到了孩子处于何种状态并表达对她所受挑战和痛苦的共情。我们的好奇会让我们更深刻地理解这一点，我们便可以更深刻地表达接纳和共情（图 3.2）。再次强调，有趣在某些时刻会出现，以提供有趣和快乐的联结，使关系的体验得以放松，使孩子信任并感到安全，从而能够加入我们对她的探索和发现。当孩子体验到关系有调节作用时，（新的故事）叙事便一起被发现了。

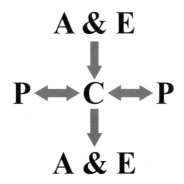

图 3.2　深化 PACE

(fiqure M2.S1. 4 in *Foundations for Attachment Training Resource* by Kim S. Golding, 2017, p. 107, with permission from Jessica Kingsley Publishers.)

　　然后，我们可以再从有趣开始，这样我们就可以围绕那些不那么具有威胁性的主题建立联结。当我们有了这种有趣的参与，不同的主题可能会出现，也许围绕着一些更困难或在某些方面更具重要意义的事情。治疗师带着浓厚的兴趣和讲故事的风格，用围绕较轻松主题时同样的方式与这一主题建立联结。ACE 与 P 一起帮助对方在探索过程中感到安全（图 3.3）。

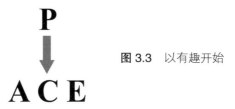

图 3.3　以有趣开始

　　受过发展性创伤的儿童可能会以多种方式对完全遵循 PACE 原则的治疗师做出回应。这种类型的参与可能会让他们感到奇怪，甚至不舒服。当孩子觉得自己不好的时候，有人想了解你，这可能会令人恐慌，也许他们并不想被发现。然而，找到一个无论如何都能接纳你的人也会是一件奇妙的好事。当她的体验遇到接纳时，孩子会发现信任是比较容易的。当她不感到那么孤独时，她发现她的生活本身也更容易了。

不管孩子表现出怎样的反应，治疗师都接纳她。他慢慢地、敏锐地、专注地将孩子引入到关系中。他以孩子设定的速度前进，但也不害怕在适当的时候带领孩子走得更远。他努力保持主体间性的联结，能够知道自己什么时候走得太慢或太快，并在需要时进行调整。如果他做错了，他不会变得焦虑，而是努力调整到孩子的需要，在这过程中修复关系。他在更轻松、更有趣的主题和更困难、或许更重要的主题之间无缝切换，主题的切换取决于孩子当时的需要。对于治疗师想从她那里得到什么，孩子感觉不到什么。无论是什么主题在主导谈话，PACE 被体验为对被了解和被发现充满兴趣，接纳有助于让这一切令人感到安全。

讲故事的姿态是不变的，吸引孩子参与到治疗师对她的兴趣中。PACE的态度是通过讲故事的非言语层面传递的。讲故事本身就很有趣，而接纳是通过放松的聊天式的语调传达给孩子的，告诉她无论她说什么或体验到什么都是可以的。好奇被体验为非评判性的，因为提问传达的是想了解，而不是"告诉我为什么"的语气。好奇并不含有对孩子一定要有回应的预期，因此比起直接询问孩子，它不会那么容易引起焦虑。治疗师根据自己对孩子承受力的判断，依靠自己的声音所表达的情感，或轻微或深刻地传达共情。

因此，PACE 是治疗师和父母与孩子在一起的存在方式，建立情感联结而不带有对孩子的任何预期。孩子在联结中感受到安全，并开始慢慢地、试探性地去体验对成年人的信任。当她这么做的时候，她就是正在学习和发现关于她自己的和与她相关的成年人的一些新东西：随着时间推移，新的学习最终能够逆转早期经历所产生的不信任。

这里是一个以 PACE 与一位受过发展性创伤的青少年洁兹（Jaz）工作的

治疗实例。她由所居住的护理院主要负责照管她的工作人员来提供支持。

　　治疗师：你今天看起来很担心。你有什么烦心事吗？

　　治疗师停下来，让洁兹有时间思考这个问题，如果她想回答，就回答。洁兹目不转睛地盯着她的鞋子，没有回答。

　　治疗师：我听说乔要走了。我猜这可能会让你觉得有点不稳定吧？

　　洁兹：什么？你会读心术还是别的什么？你是个女巫，你是的。

　　治疗师：感觉我像个女巫，是吗？是因为我在猜测你可能在感受什么吗？

　　洁兹：你知道我在想什么。这有点诡异。

　　治疗师：我猜对的时候，感觉很奇怪，是吗？我敢打赌照顾你的工作人员有时也这么做，对吗？

　　洁兹：是的，他们也很诡异！

　　治疗师：我在想，那对你来说有多么奇怪啊，当你身边的人似乎知道你在想什么、有什么感觉的时候。这令你担心吗？当人们像这样了解你，是不是很奇怪？

　　洁兹：是的，太对了！

　　治疗师：奇怪而美好，还是，奇怪而可怕？

　　洁兹：真的有点可怕。我不想让别人知道我在想什么。

　　治疗师：（笑）是的，我们都有些想法只想留给自己，不是吗？

　　洁兹：太对了。我不想让他知道我的想法（指关键工作者*）。失败者！

---

* 关键工作者（key worker）指由政府付薪从事重要工作的从业者，如教师、护士、消防员等。——译者注

关键工作者:（有趣地）是的，把你的想法留给自己，年轻的女士。"我不确定我想知道它们！"

治疗师: 我很想知道，体验到我们能够跟你有几分同频，能够感觉到你在感受什么、在想什么，这对你来说怎么会那么奇怪。

洁兹:（耸肩）你们就是都是女巫；一群怪胎。

治疗师: 嘿，洁兹，我刚想到一件事。我想知道你小的时候是什么样的。也许你妈妈不知道该怎么把自己调整到与你同频。也许这就是为什么现在它很奇怪。孩子们很小的时候就习惯了；他们的父母理解他们如何感受以及他们想什么。也许这不曾发生在你身上？

洁兹:（看起来很难过）我想我妈妈除了她自己以外不会想到任何人。（更气愤地）她是个十足的失败者！

治疗师: 这让我觉得很难过，想到当你还是个小姑娘的时候，有很多感觉和想法，却没有人帮你弄明白它们的意思。难怪我们现在这么做的时候你感觉有点可怕。你不知道人们可以做到，因为你小时候没有经历过。

关键工作者: 我从没想过这对你来说有多难。我们想了解你的感受，但对你来说，这恰恰感觉很奇怪。

洁兹:（看上去若有所思）是的，我猜是这样。（摇了摇头）你们还是一群怪胎你们知道吗！

治疗师: 啊，怪胎，因为我们开始了解你和喜欢你了，而且在这两方面都取得了一些成功？

洁兹: 是的。

治疗师: 那我希望你基本上可以接受我们是怪胎。

洁兹: 我想是的。

PACE：对所有人

如果 PACE 能够被构建到围绕孩子和家庭的许多关系中，PACE 将会得到最优化。治疗师对父母、父母对彼此以及对他们的孩子，PACE 将增进和强化所有的关系。

从第一次与治疗师见面开始，父母就在体验 PACE 的态度。正是这种体验，甚至远比教育和阅读有关 PACE 的文献更能够帮助父母运用 PACE，来作为他们家庭内部存在和相处的方式。这一点将在第六章展开更充分的探讨。

如果学校教职工能够体验并在 PACE 的态度中接受教育，他们便能够把PACE 带进教室。这将增加为孩子所提供的安全感体验。

此外，孩子及其家庭处在不同人群的团队中：社会保障、教育和健康。当这些团队了解创伤，懂得依恋，并能够接受 PACE 作为一种态度时，孩子将真正面对一个新世界。联结和安全将无处不在。这将使孩子得以在健康的治疗性环境中发展和成熟，从而最大限度地提高创伤治愈的可能性。

PACE 起始于孩子与父母和老师相处的直接关系这一基础。PACE 也自上而下传递：从经理到员工，从督导到被督导者。当围绕在你周围的人在与你联结时表达 PACE，那么你向你所围绕的人去表达 PACE 就会容易很多。一个管理者"充满 PACE"地支持一个社会工作者；这个社会工作者就能够"充满 PACE"地对待收养者；然后收养者发现她可以用 PACE 回应孩子，在她通常会变得防御的时候，仍然保持开放和投入。PACE 成为围绕在孩子周围的各种团体的存在方式，并为所有人建立安全感。

PACE：对自己

在对他人持有 PACE 的态度的同时，重要的是我们也要能够对自己"充满 PACE"：作为治疗师、父母、教育工作者和社会工作者。当我们对自己的内在体验保持开放和觉察时，我们更有可能对他人的内在体验保持开放和投入。PACE 的态度可以防止防御性的反应，并帮助我们在的确变得防御的时候找到回来的路。当我们犯错、变得防御或者表现出不合时宜的愤怒时，对我们自己运用 PACE 也能帮助我们原谅自己。

有趣是发现我们内在体验的较轻松的一面。向内看不需要是深刻而严肃的，也可以是轻松而好玩儿的。在有趣中，我们可以增强自信并体验到对未来更多的希望。

接纳为我们提供了我们自己的心理安全感。就像对待孩子一样，我们不加评判地接纳自己的内心体验。当我们犯错误时，PACE 使我们能够接受错误，从错误中学习，修复我们与他人的关系，而不是沉湎于羞耻之中。如果我们发现自己因为持有特定的想法和感觉而陷入羞耻感中，我们可以向外寻求他人的支持。当我们体验到对自己的艰难时刻和挑战的共情时，我们就能处理这些问题，并向着我们想要的生活前进。我们对自己的接纳和共情会伴随好奇进一步增强。当我们好奇地探索时，我们开始更深入地了解自己，不加评判而心怀悲悯。我们的好奇和接纳的结果是进一步深化对自己的共情态度。

对自己的 PACE 将帮助我们保持这种与他人同在的方式，即使在他们的行为让我们很难保持开放和投入的时候。我们需要对自己心存悲悯，知道这很难，而且我们会畏缩。但我们有能力恢复、修复并继续提供开放和投入的关系，我们知道这样的关系将对我们所有人长久有益。

结　语

养育孩子可能很难；养育受创伤的孩子更加困难。无论是治疗师、相关从业者还是父母，都很容易陷入防御性回应的循环。这增强了孩子给这段关系带来的不信任。PACE 是一种帮助我们走出这个循环的存在方式。带着对待我们自己、对待彼此以及对待孩子的 PACE，我们都能够保持开放和投入，帮助孩子在这个过程中发现一种新的存在方式。在治疗、养育、教育，以及在所有围绕我们和围绕我们照料下的孩子的关系中，PACE 都是核心。现在我们将更深入地关注治疗、养育及一些特定设置——有发展性创伤的孩子如果要治愈和茁壮成长，就需要参与其中。

第四章

双向发展心理
治疗的体验

双向发展心理治疗（DDP）是为治疗经历过发展性创伤的儿童和青少年而开发的。通常，被虐待和忽视的儿童既不能解决他们所经历的创伤性关系事件，也不能与新的养育者建立安全的依恋关系。他们是孤立的，进入治愈性和滋养性对话的能力有限，而他们正需要这样的对话去发展新的关系故事，从而丰富和支持他们。他们被困在对自己和他人支离破碎的感觉中，充满恐惧和羞耻。他们发展整合的自体感和连贯一致的叙事所需的能力是不到位的。DDP 的目的便是促进这些核心技能的发展。

有时，父母和专业人士想知道，是什么让 DDP 能够有效地帮助孩子解决过去的关系创伤。当我们描述 DDP 与其他疗法的不同之处时，我们可能会看到困惑的表情。"就这样吗？"

"所有的治疗不都是这样吗？""你只是和孩子们聊天？"DDP 有效，是因为它开始并不假设这些孩子是安全的，不假设他们有能力进行对话、发展故事、拥有自体感，并体验着一个进行中的、连贯一致的身份，我们称之为叙事。我们不假定这些技能是存在的，而是假定它们很可能不存在，或者只以有限的程度存在。然而，这些都是健康、完整的社交和情感生活所需的基础。发展性创伤剥夺了他们的这些技能。DDP 希望恢复这些技能，甚至是帮助孩子们第一次发展这些技能。理解如何与 3 岁、5 岁、10 岁或 15 岁遭受过发展性创伤的孩子一起工作以发展这些技能，就要去理解 DDP 的体验。

DDP 实践是以婴儿和父母的关系活动为模型的，这一关系活动是婴儿整合情绪、社会和认知发展的核心，并使婴儿形成他的自传体叙事。为了让这一切开始，婴儿——和父母——需要体验一种**安全**的感觉。没有安全感，他们就几乎没有能量在关系中发现彼此。有了安全感，父母和婴儿之间最原初的互动模式开始出现，这是所有后续互动的基础。这些互动是在他们之间发生的同步的非言语**对话**。这些对话逐渐开始包括词语，使它们能够从此时此地扩展到过去和未来。这些对话包括了语义块，而这些语义块演变成他们讲述给彼此的故事。当父母非言语的主动行为和回应，随着时间的推移和重复的经验，与婴儿通过非言语的方式告知他或她（指父母）的内容开始变得同步，这些对话便提供了令婴儿可以开始发展故事的结构和体验，这些故事容纳着他们所共同拥有的体验的意义。通过共享的兴趣和共同的活动，这些故事塑造了婴儿正在出现的**自体感**，而自体感反映了婴儿正在发展着的身体、情绪、社会和认知技能的整个组织结构。优先级与体验的模式不断发展，形成幼儿正在展开的**自传体叙事**。这些能力和活动成为个体在所有年龄段中关系的特征，对个体的持续心理发展至关重要。

经受过发展性创伤的儿童在参与这种关系活动方面存在着巨大的困难。他们专注于防御性的自我保护或攻击对方，而回避互惠性对话，无论主题是什么。他们唯一关心的，是建立安全（的过程），而不是有能力真正拥有它，他们迷失在一系列永无止境的防御行为中，阻碍着健康的发展。他们判断所有关系的根据是看对方是否对他们的安全构成威胁。缺乏关系的成功，他们一成不变地把他人看作是危险的。没有来自于整合自体的可预见性，他们形成连贯一致性叙事的能力受到限制。这种连贯一致性的缺失是混乱型依恋模式的核心特征。DDP 正是为了这些受创伤的孩子而开发的。

DDP 的核心组成

DDP 有许多特点，来支持受创伤儿童发展他们所需要的关系技能，用以发展更大的安全感，化解发展性创伤体验，并促进新的关系。本章将首先介绍能使这一过程得以成功的 DDP 的核心组成部分，然后描述 DDP 的过程——从感觉安全到形成连贯一致的叙事。

PACE

有趣、接纳、好奇和共情（PACE）在第三章中有相当详尽的描述，也将在其他章节中出现。它是 DDP 实践的每个阶段的核心。当治疗师习惯性地采用 PACE 的态度时，她就更容易发起与维持对孩子和父母的主体间性体验。PACE 关注的是体验，它赋予行为以意义。运用 PACE 时，父母和孩子的体验和行为都很重要。治疗师接纳所有的体验（即使是在限制行为的时候），对它们感到好奇，并经常带着有趣或共情充满情感地参与他人的体验。

PACE 创建了为使 DDP 有效发挥作用所必需的此时此地的体验。DDP 治疗师投入到与孩子和父母的对话中，带着完全的接纳，并对事件对于父母或孩子的意义充满深深的好奇。她理解并帮助正在发展中的故事变得更加连贯一致，对孩子所经历过的、很有可能还继续在经历着的非常艰难的时期，怀有共情性的悲悯。DDP 治疗师对孩子所表达的每一种体验都传递出接纳。好奇和共情经常是以交替循环的模式起作用。治疗师对孩子的体验感到好奇，然后对其中似乎给孩子带来压力的方面表达共情。对事件更深刻的体验往往会引发更多的好奇，而好奇又会再次激发共情。有趣可能是体验的核心，也可能不是，这取决于被探索的情绪。即使它不是中心，有趣仍然会蕴含在背景之中，传达出轻松和自信的感觉，即治疗过程将减少创伤的冲击，同时为未来创造希望。

PACE 让治疗师不仅能发现孩子的力量，还能发现她的脆弱，那些一直被羞耻感所掩藏的脆弱。它帮助治疗师深化对话的品质，使其包含新的意义和前行的方法，同时降低了自我保护的需要。PACE 帮助治疗师避免对孩子在想什么或感觉到什么作假设，或者进行说教，或者太快地进入到"解决问题"中。它将"安全地发现"和"分享体验"放在优先地位，并从那里开始，使孩子有能力去发展连贯一致的叙事。

情感—反思性对话

DDP 治疗师确保对话中既要有情感又要有反思的方面。情感部分包含与被讨论的事件相关的情绪，以及孩子和治疗师在一起谈论这些事件时双方的情感体验和表达。当孩子与治疗师谈论创伤性事件时，与其相关的恐惧可能会被孩子体验到，他的恐惧体验在当下得以情感性地表达，而治疗师被调谐到与孩子的体验一致，在情感上与孩子相匹配并共同调节他的恐惧情绪。治疗师对孩子情感的共同调节使他能够在探索压力非常大的事件时保持安全。

当与创伤性事件相关的情绪得到共同调节时，孩子就更有能力成功地投入到对话的反思部分。这使他能够透过治疗师的头脑再次体验创伤性事件，而这次体验不包含加害者所给予的创伤性意义。这一发展中的、能够安全地进行反思的能力，使孩子能够发现创伤的新意义。这些意义，几乎不包含孩子以前所独自承受的羞耻和恐惧，它们随后将被整合到对自己与对他人的更连贯一致的叙事中。

跟随—引领—跟随

在情感—反思性对话中，对话由双方共同促成，交替发起和回应。治疗师跟随任何由孩子主导的讨论，对它保持兴趣，探索它，补充它。跟随着对话原本的节奏，治疗师也引领孩子进入生活中那些他没有提及的领域。这涉及孩子可能感兴趣的任何方面，而不仅仅是创伤或压力事件。治疗师跟随孩子对她的主动行为的反应，始终将这种反应作为对话下一步走向的指南。当压力事件被穿插在关于孩子生活所有及任何可能方面的对话流之中时，他就更容易探索他生活中那些更为艰难的内容。这些包括与父母日常生活中的压力性的、引发羞耻感的事件，以及这些事件背后的原始创伤。这里不言而喻的信息是：这对话提供了安全探索的机会，与理解你、关心你、尊重你、会等你准备好的人一起。在这样的对话之后，各种创伤事件就不再是那样近乎令人恐惧，或那样令人羞耻了。

治疗师经常会在对话中相当**主动地起引领作用**，当她知道孩子对积极的主体间对话没有太多体验，可能就是单纯不知道该说什么时。与询问开放性的问题相比，治疗师可以通过主动发起与孩子所感兴趣的事件、人或事物有关的对话，让对话变得更容易。治疗师可以通过询问孩子的父母有关他日常生活的方方面面，做好与孩子见面的准备。然后治疗师和孩子一起探索他所参与的某个事件的来龙去脉，并随后开始探索他有可能以怎样的方式体验了这个事件。治疗师首先想知道孩子可能与该事件有关的想法和感受。从那里，治疗师想要了解这种体验是如何影响他的。治疗师跟随着孩子情感的和反思性的表达，更加深入和全面地进入到他生活的事件中去，以便帮助他构建关于这些事件的故事。同时，随着被探索事件的展开，这一切也影响着治疗师。治疗师和孩子在当下共同体验着过去的事件——主体间地共同体验着。

治疗师带着好奇引领，对孩子的想法、感受和愿望——他内心生活的所有方面完全不加评判。好奇也包含情绪的成分。治疗师经常用非言语的表达，来表现对孩子生活的好奇，这些非言语表达可以传递出丰富的情绪意义。有时，声调、面部表情和手势传达出一种对他生活各方面的非侵入性的婉转的兴趣。有时，它们传达了想要理解的急切感。在其他时候，当他们在探索某些困难的时候，好奇被嵌在共情中。当非言语表达表明这是一件重要的事情时，孩子往往更强烈地全神贯注于治疗师要说的话。或者，治疗师可能会对孩子刚刚想到的事情用一个意想不到的眼神和惊叹抓住他的兴趣，带来惊奇和对对话更深入的参与。治疗师可能一边手敲在沙发扶手上，一边大声说：

"就这样！现在说得通了！"为了让治疗师能够开始并保持与一个安静且防御的孩子进行对话，她需要有点讲故事者的特质！

互动式修复

DDP 治疗师致力于修复与孩子（或与父母）的关系，只要有破裂就要修复，不论破裂的来源是什么。有时，因为治疗师引入了一个话题（不管是多么慎重而小心试探性地），让孩子体验到消极的情绪状态，孩子会变得愤怒、防御或从治疗师那里退缩。类似地，父母可能会把治疗师的疑问或评论，体验为评判性、批评性的以及因为孩子的困难而在责备他。这样造成孩子或父母对治疗师缺乏安全感和信任感，便需要治疗师修复这一破裂。聚焦于破裂点，治疗师通过运用 PACE 来实现修复。

当治疗师与一个心里怀着某种意图的孩子谈话，而孩子的反应表明这个意图并没有被他自己体验为是有意的，治疗师要注意到这里面无意识的影响并寻求修复。这或者改变意图本身，或者改变其表达的方式。孩子于是知道他对治疗师的回应很重要。孩子的愿望并没有被忽视。他被倾听和尊重，他能够真正地影响治疗师。治疗师最基本的意图是与孩子合作，并将孩子的意图包含在对话中。

有时，治疗师也会以一种非治疗性的方式对孩子或父母发起对话或做出回应。有时，治疗师与孩子的内在生活并不同步。在另外一些时候，治疗师可能会与孩子相处得没有耐心，注意力不集中，对孩子的内在生活进行评价，或者采取一种专家姿态，而没有对孩子或父母的体验传达出兴趣和尊重。治疗师可能会受困于自己生活中的烦恼，或者感到疲惫和烦躁易怒。所有这些情况都要求治疗师意识到她已经停止了主体间性的联结和调谐，她需要主动地承认，并在他们能再一次共同前进之前，对治疗关系进行修复。

"替（孩子）说"和"说关于（孩子）"

治疗师可以用**替孩子说**的方式帮助孩子为他的体验找到语言。治疗师要察觉到孩子的非言语表达，并将其识别为是沟通的信息，是他们可以就其展开对话的信息。这些非言语表达被命名，但没有评价，向他表明治疗师对他的想法、感受和愿望很感兴趣。有时，在治疗师用言语表达出来之前，孩子并没有意识到他正在用非言语的方式表达着想法或感受。或者他可能意识到自己的想法和感受，但却没有感到足够安全去说出他正在体验的事情。下面的例子是一位治疗师的评论：

- "我想知道你是否在想，'我不知道我是否想要苏珊谈谈这个。'"
- "我想，现在你可能想说，'我很担心如果我告诉妈妈我的想法会发生什么。'"
- "现在，你可能因为这件事正在耗尽能量，你想说，'记起发生过什么，够了！想起那些只会让我很伤心，为什么要这么做！'"

有时，当孩子不愿意或没有能力参与和治疗师的对话时，治疗师可能会向父母**说关于孩子**的情况。她可能会以这样的方式来谈论孩子，即孩子知道他参加谈话是受欢迎的，但是也有不参与的自由。她可能会对父母说，"你的孩子现在可能还不愿意参与到谈话中来……这很好"，以此来防止父母对她的孩子变得不耐烦，或者担心他不够努力。治疗师可能想了解孩子的想法，不以任何方式来评判它们，而是作为一个对他的邀请，请他告诉治疗师他可能正在思考的事情。孩子在倾听治疗师和父母之间的对话时感到安全，孩子就也可能会感到足够安全来表达他的体验。即使他保持沉默，他也可能是在倾听，并通过倾听正在从新的方面思考自己。

治疗师大声说出想法是"说关于（孩子）"的一种变体，他在其中安全地、平静地接收治疗师在说什么。治疗师的声音富有节奏、抑扬顿挫，邀请孩子倾听，而不传达一种试图要影响他的感觉。这往往是比沉默更安全的体验，在沉默中，孩子可能会想象治疗师对自己感到厌烦或恼怒，同时也认为他的未来毫无希望。

下面这个"大声说出想法"的例子包括一个 DDP 治疗师与一个 11 岁男孩和他的母亲。他的父母离婚了，男孩很少看到他的父亲。在之前的咨询中，他曾向治疗师提到，他父亲将在随后的一周内进城来看望他，他对此感到焦虑。治疗师在这次治疗的开始时忘了提这件事。这个男孩比平时安静多了。治疗师望着窗外，自言自语地说：

治疗师：吉姆今天话不多。我想知道为什么。也许他只是想让我了解他沉默的一面，这很好。也许他想告诉我一些事情，但他拿不准怎么说。也许他只是今天没心情多说话，这也可以。不管他的理由是什么，我都可以，不过我会感觉很糟糕，如果他不说话是因为他出于一些原因有点生我的气而且他不确定是否要告诉我。如果他真的是这样生我的气了，我想知道，他会因为什么而生我的气。哦……我刚想起，他上周告诉我他爸爸这周会来看他，我忘了问他怎么样了。哦，我的天。是的，他可能生我的气——理由很充分——因为那次看望对他很重要，他可能认为我不关心这事怎么样了。我很抱歉我忘记了。我想知道他是否会再给我一次机会？我想现在最好的办法就是问问他这次看望进行得怎么样。

治疗师问吉姆，吉姆告诉了她。他提到他对这次看望有些失望，因为他父亲忘了给他带礼物，可父亲之前说过下次见他的时候会给他的。

通过这些支持孩子持续参与治疗的具体方法，治疗师和孩子能够参与到前面提到的关系活动中，从安全和对话到他的自传体叙事。当然，一切都始于安全。

DDP 的进程

DDP 的进程是按照安全依恋的发展而创立的模型。通过治疗关系中互惠性互动，促进儿童自体感的整合。这个进程从安全开始。

安全

我们认为，那些经历过关系创伤但现在与充满爱且尽心尽责的父母一起生活在安全的家庭中的孩子并不会感到安全。然而，如果他们要开始将创伤抛诸脑后，他们就需要开始去感觉到安全。安全，是我们想让孩子们——那些我们开始了解并关心着的孩子们——拥有的第一个体验。

发展性创伤是一种关系创伤，涉及孩子的依恋关系。依恋的首要功能是通过与某人的关系——与尽心照顾孩子的人的关系——为孩子提供安全。发展性创伤破坏了孩子对依恋对象的信任。这也使得他不太可能愿意信任其他人。仅仅靠时间流逝不会培养出信任的意愿，而信任是安全关系所必需的。因此，针对发展性创伤而开发的治疗方法需要不断地觉察到孩子在关系中对安全的需要。

开放和投入的状态是斯蒂芬·伯格斯多重迷走神经理论的核心，也是在治疗中创造和维持安全的核心。当孩子以他在应对关系创伤时形成的自我保护的方式与人发生联系时，治疗师不是变得具有防御性，而是保持开放和投入。由于在其产生联系的方式中缺乏互惠性，孩子很可能经常表现为对立、孤僻、愤怒、好争论或逃避。这样的行为经常引发孩子生活中其他人的防御性反应，包括愤怒、恐惧、放弃或不胜任的感觉。治疗师需要意识到她自己的这种反应倾向，接受它，抑制它，并保持开放和投入的状态。如果她自己的依恋模式是安全的，如果她能够用 PACE 让孩子投入进来，如果她能够用理解和同情把孩子及其成长史抱持于心，她很可能能够做到这一点。她还需要觉察到她保持开放和投入的能力所面临的任何特殊挑战，并通过反思、督导以及可能自己去接受治疗来应对这些挑战。

当孩子现在的父母愿意并且能够为孩子提供安全时，他们就可以在治疗中出现，以提供安慰和支持——当探索任何有压力的主题时。安全对于父母来说也同样重要。如果父母感觉不到安全，他们的孩子也不太可能感到安全。如果父母因为孩子的挣扎而感到被指责，为他们的错误而体验到羞耻感，或者不再对他们受到创伤的孩子体验共情，他们就会感到防御，不太可能在治疗过程中支持孩子的安全。治疗师需要尊重和接纳父母的内在生活，同时处理那些可能对孩子没有帮助的行为。在这些时候，治疗师可以增加与父母单独的工作时间。

治疗师要留意她的非言语表达对创造和维持孩子安全感的重要性。她的面部表情是放松和投入的，她的声音韵律是富有旋律和节奏的，她的姿势和手势是开放的，邀约建立联结的可能性。这些非言语表达并不是固定和僵化的，而是对孩子任何暗示了恐惧或不信任的表达做出敏锐的回应。治疗师的非言语表达邀请与孩子建立一种开放和投入的关系，但并不试图强迫孩子。治疗师对孩子的这些非言语交流也是真实可信的——以治疗师想要联结和理解的真实动机为基础。受创伤的儿童和青少年会很快注意到任何强迫的、虚假的或公式化的东西。

治疗师要注意到孩子感到不安全的任何线索。这些线索包括缺乏眼神交流，刺耳或不安的声音韵律，坐立不安，注意力分散，被动服从以及白日梦。孩子缺乏安全感可能是由于治疗师把讨论引向了孩子习惯性回避的主题，在这种情况下，如果主题正在损害孩子的安全感，治疗师总是要将其先搁置一边。在安全感得到重建之前，不再进一步探讨这一主题。如果孩子在调节压力情绪方面有困难，治疗师要共同调节情绪的情感表达，以帮助孩子不变得失调。有时候，与治疗师和父母交谈所带来的情感上的亲密感，会给孩子造成焦虑。而治疗师则要用 PACE 回应孩子。

DDP 治疗师要始终了解孩子在其日常生活中的安全程度。如果孩子当下生活的安全程度不强，那么治疗中要选择支持其日常生活的主题进行探索（当下的羞耻、关系冲突和修复）。在孩子的家庭生活更稳定之前，治疗师要避免主动发起对过去的创伤事件的探究，以免进一步危害当下的安全。

只有当孩子、父母和治疗师都感到安全时，DDP 才能继续进行。

同步的非言语—言语对话

我们认为经历过发展性创伤的儿童没有能力参与到同步的互惠性对话中，无论是非言语的还是言语的。没有感觉到安全——是的。但是，也没有能力进行对话？我们确定吗？是的，如果我们这里指的是我们最早在婴儿期所拥有的那种互惠性对话，那种然后是与我们最好的朋友、我们的伴侣、我们的孩子，以及再次，与我们的父母所进行的互惠性对话——在这样的对话中，我们把彼此的心灵与头脑放在一起，漫步于记忆、思想、情感与梦想之中，施与受，分享并发现，欢笑并学习。DDP 的体验包括与那些难以交流的孩子进行交流，孩子难以交流通常是由于既缺乏能力又缺乏兴趣。通常，当孩子不参与交谈时，我们往往会忘记互动的需要，而诉诸说教、提供信息、提问题或教授特定的技能。DDP 的体验包括找到方法与以前没有这种体验的儿童去创建互惠性的对话。

婴儿主体间性的发现，如第二章所描述的，是我们发展互动的指南，使受创伤的孩子有能力参与进来，与我们进行同步的非言语—言语对话。这些发现清楚地表明了，早在婴儿能够使用或理解词语之前，父母和婴儿是如何就他们的情感、注意力及意图进行广泛的互惠性对话的。

DDP 治疗师要始终意识到这些同步的对话是儿童治疗体验的基础。从治疗师进入等候室的那一刻起，她的眼睛、面孔、声音和手势都需要传达安全感，以及她很高兴看到孩子，对他感兴趣，喜欢他，并准备好优先考虑他的想法、感受和意图。无须有意识的觉察，孩子便会感觉到治疗师对他的看法，是否与他对自己的看法一致或不同。如果治疗师看起来显得疏远、沮丧或心不在焉，他会觉得他自己很令人厌烦、令人沮丧或对她而言很无趣。这将证实他的自体感，而那很可能充满羞耻感和不足感。

如果治疗师确实表现出很高兴见到他并对他感兴趣，这很可能是令孩子感到困惑的。当治疗师通过非言语表达真实地传递出其积极体验，对于孩子来说，很难轻易地将之忽视。由于他负面的自我概念是如此的无处不在，如果治疗师采取一种（通常意义上）专业、超然或中立的立场，他可能仅仅认为她是在压抑对他的消极体验。而治疗师主动地表达她对孩子的积极体验会给他带来困惑——这种困惑会动摇他对自己消极体验的确定感。这为他自我厌恶的根源——创伤曾带给他的意义带来了怀疑的种子，也带来了关于他自己"否则还可能是谁"的好奇感的萌芽。

如果治疗师采取主体间的立场，在此立场上，她的思想、情感和意图既受到孩子内在生活的影响，同时也有意要对其内在生活产生影响，那么孩子和治疗师之间互惠性的交流就极重要。治疗师非言语—言语的情感表达使孩子能够知道他的故事正在对治疗师产生什么影响。与此同时，这些表达使治疗师能够共同调节孩子的那些与正在探索的故事相关的情绪。治疗师的反思性——虽然主要还是非言语的——表达，使他能够和孩子一起理解他的创伤故事，并共同创造故事的新意义。

如第二章所述，主体间对话有三个主要组成部分。第一个组成部分是调谐，即情感状态的同步化。当治疗师用相一致的情感表达去匹配孩子对其情绪的情感表达时，这是在帮助孩子调节他的情绪。孩子可能会把治疗师对他情绪状态的同频回应体验为同情和理解。这样，如果孩子生气了并用强烈的声音和非常严厉的面部表情表达了他的生气，而治疗师匹配了这种强度**但自己并没有为此生气**，孩子可能就会感到被理解了，同时也变得更加稳定。

例如，12 岁的基斯正在接受 DDP 治疗师的治疗，治疗师把基斯父亲的话题引入了对话中。父亲虐待基斯，然后抛弃了他。

基斯：（惊叫着）关于我爸爸你什么也别说！你就是打算贬低他就跟所有别人一样，可是我不想听！

治疗师：（声音的节奏和强度与基斯的相匹配）你以为我试图要去诋毁你父亲！当然，如果那是我想做的，你就不会想谈论他——把他做过的每一件错事都说出来！

基斯：（声音仍然很紧张，但传达的更多的是失望而不是愤怒）我知道他搞砸了！我明白！但是，我不喜欢总是被提醒这件事。我不喜欢老是想着这件事，觉得自己像个废物。

治疗师：（声音不那么紧张，说话时变得安静而温柔）是的，我明白！无论他做错了什么，都可能给你带来很大的痛苦。为什么又有这种感觉？因为这些事情，你经历了很多艰难的时刻。很多艰难的时刻。

基斯：是啊，我就是希望一切都能变得更好。

治疗师：（配合基斯悲伤而压抑的表情）那样的话，很多事情都会好很多。

第二个组成部分涉及与他人分享觉察。当治疗师传达她自己对孩子正在关注的人、物或事件的体验时，这使孩子能够去体验治疗师的观点并将其整合到对该人、物或事的新的体验中。例如，一个孩子将所受到的虐待体验为：这意味着他是糟糕的。治疗师则用非言语和言语的方式来传达她的体验，即：是父母背叛了孩子的信任。孩子现在可以开放地去重新体验遭受虐待的记忆，并赋予其可能的新意义。当治疗师保持一种有节奏的、讲故事式的声音，清晰地在她的语调中传达共情时，孩子更有可能把注意力集中在困难的主题上。如果治疗师和孩子轮流决定他们要谈论什么以及是否由孩子先说，那么孩子也就有可能加入进来与治疗师一起关注治疗师所发起的主题。

第三个组成部分涉及对当下的共同活动怀有互补的意愿。我们称之为
"**合作（cooperation）**"，它使孩子更乐于受到治疗师心智（mind）的影响。为
了使对话包含互惠、互补的意愿，治疗师必须要确保她所持有的意愿是这个
孩子可能会接受的。如果治疗师想要改变孩子，她很可能会遇到阻力。然而，
如果治疗师简单地只是想了解孩子，那么孩子合作和投入的可能性就大得多。
当治疗师逐渐去探索这个孩子时，她所发展起来的对孩子的了解就有可能去
影响孩子正在发展的对自己的了解。受虐儿童经常体验到习惯性的孤独，同
时也对被了解感到焦虑。当他确信他的治疗师不会评判他，并且真正地对他
的全部感兴趣，而不仅仅只是对他的创伤感兴趣时，他会更愿意被人所了解，
愿意不再那么孤独。

当治疗师把对话交流的非言语和言语层面结合在一起的时候，通常会是
非言语的成分吸引到孩子的注意力，唤起他们对治疗师的信任，并传达出对
话的大量情感意义。PACE 的组成部分，通过非言语的方式交流传达得最为
强烈深刻。在探索孩子生活中的某个事件时，治疗师的声音语气和面部表情
传达了他是否在接纳或评价孩子。同样由于这些非言语表达，治疗师的好奇
心可能就会被视为一种想要去理解孩子的体验的渴望。

在治疗开始时，除非孩子立即表现出强烈的情绪，或表达出想要探索某
个特定的压力性主题的需要，否则治疗师要把最初的对话引向可能会吸引孩
子的一些轻松、有趣、令人愉快的话题。治疗师不能假装对这些话题感兴趣，
而是必须真正地对孩子的观点和体验感兴趣，无论正在讨论什么。这个早期
过程使儿童和治疗师之间开始出现同步化联结，这种联结为他们之间的进一
步联结创造动力。孩子可能会感到安全、舒适，并投入到与治疗师的互动中。
在不中止或不破坏这种势头或对话基调的情况下，治疗师这时引入一个更具
压力性的话题，通常孩子仍能保持继续投入在对话中——现在是涉及更困难
话题的对话。在进入向新主题过渡的过程中，很重要的一点是，治疗师要保

持她声音中同样放松、开放以及投入的音质，而不能变得严肃和紧张。

在情感—反思性对话中，个体双方都在做贡献，交替发起和回应。治疗师跟随着任何由孩子主导的讨论，对其感兴趣，并对其进行探索和补充。保持在原本的谈话节奏中，治疗师还会引领孩子进入他生活中那些他自己没有提到的领域。这涉及孩子生活的任何方面，不仅仅是创伤或压力事件。有时孩子不谈论积极的事情，通常是因为它们与他的羞耻感不一致——它们不"符合"他关于他自己是谁以及应该得到什么的感觉。治疗师跟随着孩子对她所发起的主动行为的反应，并始终将这种反应作为对话下一步走向的指南。当压力事件被穿插在有关孩子所有方方面面生活的对话流之中时，孩子就有可能自然地去探索他生活中那些更为艰难的方面，包括在与父母的日常生活中充满压力的、引发羞耻感的事件，也包括这些事件背后的原始创伤。在这里，不言而喻的信息是：这对话提供了安全探索的机会，与理解你、关心你、尊重你、会等你准备好的人一起去探索。在这样的对话之后，创伤就不再那么可怕，也不会那么让人羞耻了。

现在我们来看一个与青少年一起进行的 DDP 治疗案例，这个青少年没有兴趣与他的治疗师进行同步性的对话。

斯蒂芬，今年 16 岁，已经在寄养中心待了 11 年，因为他与人建立关系的方式很粗鲁且充满防御性而非常出名。他有一种诀窍，能让别人觉得自己无能，让人变得紧张、恼怒或者感觉想要放弃。当斯蒂芬和他的社工来到 DDP 治疗师蒂姆的办公室，蒂姆以一种放松、开放和投入的欢迎方式迎接了斯蒂芬之后，斯蒂芬没有浪费一秒钟时间便尝试在蒂姆身上去唤起这些感觉。

"就好像你真的在乎我过得怎么样似的！"

蒂姆在保持开放和投入态度的同时，匹配着斯蒂芬声音里的节奏和强度，蒂姆回答道，"如果我完全不关心你，也不关心你过得怎么样，你根本就不会想在这里，而且就算我告诉你今天是星期几你也不会信我！"

"你说对了，那让我们快点结束吧！"

"但如果我真的在乎呢？那么我就会想要了解你。"

"行行行，我不想了解你！我不需要你。"

"在我看来，你整个生活中在很大程度上都是靠你自己的，如果有人有机会了解你，然后也许能帮你弄清楚你想要什么，弄清楚你认为什么对你来说是最好的，对你来说可能会有好处。"

"我整个该死的生活都是一直靠自己的，而且我要一直这样！"现在能注意到的是斯蒂芬的声音。还是很有挑衅性，但也有了同步对话性。他有说并且有在听，他把蒂姆的词语整合到他自己的回答中。蒂姆这种相匹配的情感回应促进了与斯蒂芬的对话的形成，尽管斯蒂芬仍然具有防御性。

"我明白你为什么想一直这样！到目前为止，你是靠着自己照顾自己活下来的，依赖你自己。我不是说你应该停止这么做。我只是在想为什么你不能也让别人偶尔进入一下你的世界。稍微了解你一下——这有什么害处呢？"

"即使要，我也肯定不会选一个像你这样的糟老头子。"

"这有点道理。我也在想，选择一个不会利用你、或不占你便宜、又或者不试图改变你的人是否有意义？一个接受你的本来的样子，而且试着帮助你弄明白你想要什么样的生活，你想成为什么样的人。"蒂姆现在的回应不像斯蒂芬那么激烈。蒂姆温和地引导他进入一种更为反思性的心智状态，看看斯蒂芬是否会对更脆弱的经历变得更开放。

"你能帮我什么忙？对我的生活你什么都不知道。"实际上，斯蒂芬此时的防御已经减弱了一些，他对蒂姆的体验更加开放了。

"我知道在你的愤怒和不信任下，你可能会有怀疑和想要放弃的时候。我不知道你所经历过的痛苦，但我确实了解什么是艰难，我知道如何让艰难不要变得对我们来说太沉重，不管是什么样的艰难。帮助我，让我了解一下我不知道的部分吧。"蒂姆正在唤起更多的脆弱性。

"我爸妈太差劲了！你说什么也改变不了这一点。"斯蒂芬的防御姿态再次出现。

"作为糟糕的爸妈的儿子，最难的是什么？"

"他们不关心我。"（以一种冷漠但较少防御性的方式说）

"啊……所以你必须想办法让自己一直坚强。而在内心深处，你可能会想要尖叫和哭泣。"

"我不哭！"（治疗师向脆弱状态推进得太多了；"哭泣"这个词引起了斯蒂芬的防御性反应。）

"那么你跟我说说你是怎么学会不哭泣的吧。还有你是怎么让悲伤的感觉消失的。"

"我什么都不想，这样就能一直保持坚强。"

"我很高兴你这样做了。你谁也不能依靠，所以你不得不自己坚强。如果你过去一直是你自己一个人想事情，那肯定非常艰难。我在想，如果你能信任一个人，你可能就能想清楚如何拥有一种更好的生活，和你喜欢的、对你来说重要的人一起做事，尽管你有很差劲父母。"

"搞得好像那真的会发生一样。"（带着些许悲伤说，而非愤怒）

"也许会，也许我们能想出办法。"

"也许吧。"

到目前为止，围绕着斯蒂芬的脆弱经历，他们的对话正在变得同步——带着匹配的情感。他更加开放和投入，不那么防御了。对话也有一种迂回曲折的流动，吸引着他们的注意力。无论斯蒂芬说了什么，蒂姆都接纳并且保持好奇。当恰当的契机出现时，蒂姆对斯蒂芬的艰难处境表达共情。蒂姆邀请斯蒂芬进入"有趣"的状态，让讨论变得轻松一点，并表达他并不仅仅对讨论问题感兴趣。蒂姆想了解斯蒂芬，了解他的全部，想跟他闲聊生活中的日常琐事，就是想跟他建立联结。蒂姆相信情感—反思性对话的节奏，他会让适合的内容在应该出现的时候出现，邀请那些原本不情愿说的内容在斯蒂芬看上去准备好了的时候进入对话。

开放和投入的态度是保持互惠性对话之动力的核心。但是这里也需要有孩子和治疗师能够简单地感觉到放松与联结的暂停休息的时间。暂停可能是由孩子发起的，就是当他在对话里变得不是那么投入了的时候。在这种情况下，治疗师要接纳孩子的注意力正在从对话中转移开。孩子可能只是在对话的主题之间放松一下，也可能是在向内思考，对之前刚刚探索过的或者其他一些什么事情进行反思。在所有的对话中都有一个自然的起伏消长，有投入也有游离。当孩子感到放松和有联结时，他可能只是在巩固刚刚发生的转变性探索，或者只是想出去稍微"溜达"一下。

创造故事

如果一个经历过关系创伤的孩子感觉不到安全，难以投入到对话之中，我们是否可以假设，她可能很难创造故事，来理解她生活中的事件？是的。关系创伤给她带来了无处不在的羞耻和恐惧体验，这些都极大限制了她将语言与其内在生活联结起来的能力，以及看到或依赖新关系所提供的资源的能力。DDP 是与这个孩子一起创造故事的地方，这包括探索她自己的头脑和心灵，并与她新发现的另外一个人的头脑和心灵进行分享。

发展性创伤——涉及我们依恋对象的关系创伤——并不会在最初的创伤性事件停止时就停止对孩子造成创伤。孩子为了理解创伤而编造的故事——我很坏，很懒，不可爱，或者我的父母很刻薄，很残忍，不值得信任——仍然存在于孩子的脑海中，并为当前的事件和行为赋予意义。孩子的每一个举动——愤怒的爆发，撒谎，反抗，不分享——都证实了继发于创伤后孩子所发展出来的那些最初的故事。新父母的每一个行为——说"不"、不可获得、期望某些行为——都证实了原来的故事。他的症状和防御，他父母的日常管教、沮丧和期待——都证实了那些儿童在最初的关系创伤后所发展出来的故事。因此不必奇怪，要去说服他使他相信被虐待和被忽视并不是他应该受到的对待，是一件非常难的事情——当日常生活中的挫败和他由创伤所引发的偏差行为，不断在他的头脑中（围绕着羞耻和不信任而组织起来的心智结构）证实着他就应该被虐待和被忽视。

在与孩子可以进行对话的基础上，DDP 治疗师便开始建构故事——以建构新故事来质疑孩子过去的以创伤为基础的故事。在经历创伤性事件的过程中，孩子从施虐者的心智中直接吸收了贬低孩子自我价值感的意义，同时给他留下了一个破碎的、未协调整合的自体感。这个孩子可能已经创造了一个关于该事件的故事，个人的羞耻感、无望感和对他人的不信任感深埋于此。他现在生活中的细节，在这个围绕创伤所构建的故事中都能找到一席之地。当寄养父母对在自己家寄养的孩子表现出爱，而孩子却确信自己并不讨人喜欢时，孩子就会改变爱的意义，以使其与他自己的以创伤为基础的故事相一致。寄养儿童会认为这种感情是各种其他意图的标志，比如养父母只是在做他们的工作，在操纵孩子变好，或者在哄骗孩子相信他们，这样在将来他们就能更好地伤害他了。这个孩子需要新的故事，在这个新故事里，感情表达是寄养父母喜欢他并享受和他在一起的标志，因为他其实是惹人喜爱的。在对以创伤为基础的故事的正确性产生怀疑之后，孩子的心里就会有空间来考虑新的故事。

当 DDP 治疗师最初邀请孩子参与到治疗中来时，他的焦点首先是放在建立孩子的安全感上，以及帮助孩子在发展投入到同步性对话中去的意愿及能力的同时，始终能感觉到安全。而随着儿童和治疗师变得越来越投入到互惠性对话中，这种体验本身便促进了孩子整体的社会和情绪发展，类似于父母与婴儿之间的同步主体间对话的体验。顺着这些对话中的动力，当与孩子探索他们生活中新近发生的事件时，治疗师强调或引入语义模块。

例如，当他们聊到一家人一起去野餐的事情时，治疗师可能会探究一下他们所做的活动，想象他们可能会很兴奋，感到很快乐，经历了一些惊喜和欢笑。治疗师也可以想象，某些家庭成员享受某件事，而其他人喜欢不同的事情。可能会有这样的问题：他们需要吃什么，是不是孩子最喜欢的食物？如果不是，是什么呢？一天下来是不是每个人都累坏了？有没有下次野餐的计划？下次想做什么不一样的事情吗？在治疗的最后，治疗师可能会对野餐进行反思，并将其置于家人喜欢一起做的其他事情的背景中。

这个孩子很可能没有太多对与自己的想法、感觉及愿望有关的生活事件进行反思的经历和体验。他很少有与他人分享那些事件对他来说意味着什么的体验。通过参与类似关于野餐的这种对话，孩子发展出与家人围绕日常生活事件进行对话的兴趣和能力。这反过来又使这些事件更值得注意，并且他与那些和他分享这些事件的人之间的关系将会呈现特殊的意义。

在上面的野餐故事中，治疗师可能就是简单提出了与事件相关的各个家庭成员的想法和感受。这本身对一个不习惯围绕自己生活事件进行主体间对话的孩子来说就是具有重要意义的。但治疗师也可能会选择对体验进行进一步的探索，以追寻更深层次或更复杂的意义。例如，在最初发展故事的过程中，他们可能会谈论爸爸做汉堡包的时候，妈妈把爸爸的甜点给了孩子们的事，因为妈妈说爸爸吃了太多甜食，他们是在帮爸爸的忙。当爸爸发现的时候，他追着妈妈绕着露营地跑，但是他滑了一跤，摔进了泥里。治疗师可能会选择思考这一系列事件可能意味着什么。为什么爸爸没有因为他们吃了他的甜点而生他们的气？妈妈为什么让他们在吃汉堡包之前先吃甜点？妈妈真的觉得爸爸需要少吃甜食吗？她为什么在意这个？她担心爸爸的健康吗？他们真的相爱吗？他们为什么（相爱）？他们真的生过对方的气吗？那是什么样子？孩子们担心爸爸妈妈可能会不再相爱吗？他们经常互相取笑吗？曾经让人觉得害怕吗？他们经常笑吗？他们经常笑，意味着什么？当他们大笑或拥抱时，他们觉得彼此更亲近了吗？生活在这样一个家庭里，人们喜欢彼此在一起，一起玩得很开心，这是什么感觉？他会更多地拥抱或者逗妈妈爸爸吗？为什么？治疗师可能会想知道与某一个事件有关的很多事情。每一种可能性都会引出其他的十件事情让人想了解。每一个"想知道"都可能帮助儿童发展创造新的主体间故事的能力，伴随着不断增加的更为复杂的意义，来反思在他的新家庭中所发生的事情。

或者，治疗师可能会选择利用最近的事件（野餐），对比孩子现在的生活与过去的生活（孩子在过去的生活中发展出了关于自己的旧故事）、现在的家庭与他第一个家庭（在此他经历了发展性创伤）。他在第一个家野餐过吗？他做过其他有趣的事情吗？如果他的第一个母亲把他第一个父亲的甜点给他吃，他的父亲会怎么做？他能记起在第一个家庭里非常开心的时候吗？他得到过很多拥抱吗？他有没有觉得是自己的错——是自己有问题或者可能是自己很糟糕？在这里，治疗师正在帮助孩子反思他在与第一任父母（让他遭受创伤或者没能保护他免受创伤的父母）一起生活时可能经历的故事。

在与孩子一起发展这些故事的过程中，治疗师对孩子的想法或感受保持好奇，而不做判断。她鼓励孩子保持好奇，鼓励孩子去反思，开始去思考他为了理解自己（包括关系创伤在内）的生活可能发展了什么样的故事——一个能够解释他的恐惧、愤怒、孤独、羞耻以及他的行为和他父母的行为的故事。

随着孩子对这个故事进行反思，治疗师可能想知道更多可能的意义，以去解释发生了什么，以及去理解孩子曾经经历了怎样的艰难。治疗师和孩子一起创造新的故事，去解释那些过去发生的事情。也许当一个4岁的男孩被锁在壁橱里时，他并不觉得糟糕。也许他并不自私，不应该因为哭着想要兄弟的一个玩具而被扇巴掌。这样的反思可能会唤起脆弱的恐惧感、悲伤或羞耻感，对此治疗师需要保持敏感，以便在回忆起那些事件时，无论孩子可能体验到何种痛苦，都能够及时地进行共同调节。通过这种方式，孩子能够安全地思考过去，并且共同创造新的意义去解释他经历过的创伤性事件。在此，治疗师不试图说服孩子放弃他的旧故事。治疗师仅仅是对其有疑惑，为质疑故事的正确性留下空间，为新意义和新故事留下机会。

当旧的故事更加开放地面对新的意义时，对孩子来说，就可能有更大的开放性，去发展一个新的故事来解释他的新家所发生的事件。如果他并不傻，那么也许现在，当他现在的父母为他所做的某件事感到自豪时，他就能更充分地体验自己的优点。如果他并非不可爱，那么也许当养父母告诉他他们爱他时，他们说的就是真的——也许他是惹人爱的。仅通过语言告知他有什么优点，孩子无法真正认识到自己具有这些优点。而他通过父母对他的主体间体验来了解自己具有这些优点，这些体验就将逐渐形成一个新故事。

当治疗师专注于与孩子进行互惠性对话时，她能意识到对话前进的时刻——当各种事件和关系进入一个模式时，即是一个故事的开端。这是这个对话横向的移动。当治疗师接下来聚焦于发展故事时，她便更多地投入到对话的纵向移动上——她将更加深入到事件的意义以及与事件有关的想法、感受和愿望中。

本，是一个 10 岁的寄养男孩，他正在与寄养父亲路易斯一起参加第三次 DDP 治疗。在这次治疗的开始阶段，治疗师跟本聊到了他在 4 岁时进入寄养照料的原因。治疗师说道，有一天本和父亲在家时邻居顺道来拜访。父亲在准备咖啡，本因为邻居表现出来的对他的兴趣而非常兴奋。当父亲回到客厅时，本不小心把咖啡洒到父亲身上。他的父亲大吼着，咒骂本，打了他一耳光。然后他把本拖到门厅锁在壁橱里。当邻居批评他的父亲时，他的父亲叫邻居走开。邻居回家报了警。当他们来到这所房子时，警察看到了本脸上的瘀伤。他的父亲不愿意与警察合作，于是他们把本带到一个社会工作者的办公室。那天下午晚些时候，本的父母仍不配合，本就进入了寄养中心。在接下来的 3 年里，本先后生活在三个寄养家庭里，但是他的父母没有为了让本回到他们身边而配合做出任何努力。在最近 3 年中，本生活在路易斯和安琪拉的长期寄养照料下，几乎不接触他的父母了。

DDP 治疗师轻柔地充满共情地讲了这个故事，也表达了（他知道）当本的父亲打他、骂他、把他锁在柜子里时本一定感到精神非常的紧张。本静静地坐着，听着这个故事，显然有些悲伤，他肯定对这个故事有一些清晰的记忆。当治疗师问本，他是否理解自己为什么进入寄养照料时，本回答说是的。当被问及是怎么理解的时候，本仅仅说了一句，"我很坏。"

通常，当一个虐待事件在治疗中被回忆起时，孩子会随着对事件的探索而变得焦虑。当本听着治疗师讲述事件时，治疗师持续不断地观测着他的非言语表达，以确保他能够对出现的任何焦虑或羞耻感进行调节。当她讲述事件时，她也关注自己的非言语表达。她温柔而充满共情的表达，为本提供了在处理压力性主题时的支持，这有助于确保他的安全。反过来，本的安全感又让他能够意识到自己与事件有关的羞耻感体验，并表达出来。为什么羞耻？因为那个事件的意义——以及在此之前很可能还有许多的类似事件——来自于事件的加害者。这个意义是通过加害者强烈的非言语信号表达出来的：愤怒，也可能是厌恶或蔑视，连带着任何可能的脏话或者破坏性的称呼和威胁。当儿童被自己的父母所创伤，创伤的影响会格外深远，因为孩子所体验到的恐惧是伴随着羞耻的。孩子的行为在父母讲述出的故事里所被反映出来的样貌，以及父母的反应，都将孩子导向羞耻。在健康的亲子关系中，孩子通过与父母共同创造的主体间故事发现爱、快乐、自豪和自信的意义。在这样的关系中，即使存在着矛盾，孩子也经常体验到理解和共情，相信父母的动机是善意的。但在受到虐待的情况下，孩子所发现的意义是：他是坏的、不值得被爱的、愚蠢的或自私的——通过父母强加在事件上的故事。

DDP 治疗师可能会如何帮助本？不是通过讨论孩子受虐待的原因，也不是通过论证孩子并不坏。治疗师所给的理由，无法与施虐父母强加给孩子的那个故事所具有的力量相匹配和抗衡。而孩子知道了一个关于自我和所遭遇到的事件的新故事，从根本上是通过与成人的主体间性对话而实现的。本需要治疗师的主体间对话——包括他打翻咖啡、被打、被骂、被锁在柜子里等的事件。因此，治疗师为这个事件讲了一个新的故事，这一次她表达了**她自己**对于那个事件**的体验**，这样，本就有了一个与除他父亲之外的其他人的关于那个事件的主体间体验。治疗师主要通过非言语方式表达了自己的体验，表达了她对所发生事情的困惑、震惊、悲伤和痛苦。下面是她在接下来的10分钟里所说的话：

> **治疗师**：哦，本！你和邻居玩得好开心呀！非常开心！你只有4岁，是个活泼好动的男孩——你撞到了桌子，咖啡洒到了你爸爸身上，你可能说了"爸爸！对不起！对不起！我不是故意的！"然后你爸爸打了你一耳光！天哪不要！他打了你一耳光！天哪不要！那是你的爸爸！你的爸爸！你一定害怕极了！你跟爸爸在一起没法感到安全！你那么害怕！然后，他大叫起来，拽着你的胳膊，拉着你拖着你，沿着走廊拖着你！你一定害怕极了，可能在哭，也可能太害怕了哭不出来！然后把你推进柜子里摔上了门！柜子里太黑了！那么黑！啊，那一定很艰难吧！然后你想，是你的错！你很坏很糟糕！这可能让情况变得更糟了！

在故事的最后本哭了，他让他的寄养父亲搂着他。

当DDP治疗师在一个主体间故事中向本表达自己对那个事件的主观体验时，本现在就拥有了她（指治疗师）的体验和他（指本）父亲的体验。他之前认为他父亲的体验就是客观事实，而非只是主观体验。现在同一个事件有了两种体验，本得到了思考的空间，去开始质疑他父亲的体验。治疗师没有说他的父亲是个坏人，但是她确实表达了困惑，不明白为什么父亲对本做了那些事，也表达了她相信父亲的做法真的伤害了本。但是治疗还没结束。在场的还有另一个人（寄养父亲），他对那件事的体验可能会进一步创造更多的质疑——针对本的父亲在那个事件上所表达出来的意义的质疑。

治疗师转向路易斯，问他是如何理解所发生的一切的。路易斯以一种和她的表达相似的方式讲述了自己的体验。他的声音中也传递出了对本的父亲所作所为的困惑，他为本受过如此严重的伤害而难过，也为本认为这是他的错而难过。他没有去论证，也没有说本的父亲是一个坏人。在表达了共情之后，路易斯讲了他会如何对那个事件做反应，以及将来当本做错事情时他会如何回应。现在路易斯流泪了，他紧紧地拥抱着本。那天晚上晚些时候，本的寄养妈妈安琪拉把她的主观体验告诉了本，而本也主体间地体验到了。

本现在对那个虐待事件有了四种主体间体验：他的父亲、他的治疗师、路易斯和安琪拉。什么是真的？本现在有机会去发展他自己对那个事件的条理清晰连贯的故事了，在四个其他故事的影响下，而不是仅限于加害者的那个故事。随着时间的推移，本也有能力为他与他父母在一起时所经历过的其他虐待事件发展新的意义，并且有能力对寄养父母的管教、对自己的"不当行为"、对体现着寄养父母对他的爱和关心的标志，也去发展新的意义。这些新的意义容纳了本与他的寄养父母之间关系的故事，而这个故事没有被嵌入到羞耻和不信任中。

随着那些对孩子来说特别重要的过去和现在出现在对话中，DDP 治疗师和孩子共同为它们创造新故事。这些故事的内容来自于两方面：即，孩子的故事本身，以及孩子觉得当下对他来说什么是重要的。孩子当下的体验和意义，开启了新故事的大门，而这些新故事指导着孩子的日常行为。

通过同步对话，孩子发展与生活中当前事件有关的故事的能力提高了，机会增多了。随着他越来越自如地使用讲故事的新技能，他能够去思考更深的意义，并且开始对现在呈现于他面前的可能性感到好奇。他可能也更有能力去将那些当下与治疗师和养父母共同创造的故事，与过去那些主要由带给他创伤的人为他创造的故事进行对比了。

整合的自体感

经历过发展性创伤的孩子，自体感是支离破碎的、混乱无组织的。由于恐惧、羞耻以及缺少机会，孩子缺乏足够的能够产生安全感的关系，以及自体感整合所需的主体间对话和故事。最初的互惠性非言语和言语交流（在曾经的创伤经历中）被证明是让人感到羞耻、令人产生恐惧的，这导致孩子会去回避这些体验，并且拒绝发展参与未来互惠性对话所需的关系技能。那些包含了对自体的羞耻感以及对他人的不信任感的早期故事，关闭了孩子初期对于认识自己和这个世界的兴趣，也关闭了他发展故事的兴趣，即使当包含了骄傲、舒适、喜悦、探索以及发现的机会来临时。

一旦孩子开始持续地感到安全，并有能力参与到同步对话中，他就可以安全地探索人际间的世界。这促使他为过去创伤性事件的意义，以及为他自己的和养育者的当下行为，去发展新的故事。随着所有这些故事在他的心智中都各自找到了位置，他便会开始一个新的、更为整合的自体感的发展过程。DDP 最困难的部分，就是发展进入对话以及组织故事的能力和意愿。这正是要行动的地方！他正在学着以其他的方式使用自己的心智——允许自己的心智与其他的心智进行互动——他正在学习去信任"探索"的过程，探索自己及他人行为的意义。随着这个过程一次又一次地发生，并可能涉及所有类型的事件，这种信任便逐渐形成。他会去相信他的父母和治疗师主动的行为及回应。他也会去相信自己将能够构建一个有能力体验舒适和快乐的自体。

这个孩子会发现，"他是谁"并不是一个由那些在过去伤害过他的人所定义的既定的客观的现实。"他是谁"，是一件在进展中的作品，一种逐步发展的对自己的感觉，产生于持续发生的主体间体验——与他的新父母和治疗师的主体间体验。关于他自己，最基本的新认识是，他确实存在于他的养育者和治疗师的心中，"他是谁"本身，对他们来说就极具价值和兴趣。他的想法、感受和需求对他的父母来说都是有价值的，当他们在决定对他和家庭来说什么是最好的时，会把他和他的内在世界放在心上。他安全地存在于他们的心中，他们在探索他们正在形成着的、关于"他是谁"以及"他能够是谁"的感觉和认识。"他"是可爱的、令人感兴趣的、有趣的、聪明的、惹人喜爱的。"他"也是脆弱的、恐惧的、孤独的、愤怒的以及困惑的。当他与他们生活在一起并与他们分享自己的经历和体验时，他会发现，随着他们开始了解和关心他，所有这些特征都被他们接纳了。他正在发展一种越来越完整、整合的自体感，反映出他被无条件地爱着和关心着，即使他的某些行为受到了评价和限制。

当孩子参与 DDP 时，他在发现一种自体感，其中也包括他的挑衅行为、他的谨慎回避以及他逃入解离的状态。当这些都被无条件地接纳时，他所有的体验才能够进入他正在发展的自体感中。他不再需要防御和否认自体中有羞耻感的方面，现在这些都被欢迎进入到他的自体感中。因为没有什么体验需要被抗拒和否认了，他就有能力去发展一个能够容纳过去、现在以及未来体验的自体。这个新的整合的自体反过来展示了自我复原力，展示了孩子从正在遇到的事件中发展出新故事所需的开放和投入的姿态。

这种自体感来自于孩子与父母和 DDP 治疗师之间的主体间体验。由于主体间性——同步性对话和形成故事的一个本质要素——的性质，孩子**知道**他的治疗师和父母是在对"他是谁"做出反应。他们的反应不是责任义务或慈善行为的结果。他们在发现和回应他身上的品质。这些品质使他们发起与他的互动，并寻求他的回应。他对他们产生影响就像他们对他产生影响一样。随着这种对话模式和新故事的继续，这种正在整合中的动态就是他新的自体感。

当然，当孩子在发展这种新的自体感方面取得进展时，他会遇到压力性事件，也会经历似乎一切都不太顺利的艰难日子。他会面临这样的风险：怀疑自己是否真的有能力过上比曾经经历过的创伤性生活更好的生活。他会很容易再次体验到羞耻，这导致他认为持久的改变是无望的。如果孩子能够接纳自己的脆弱和所面临的挑战，接纳自己那些反映了过去所形成的习惯性的疑虑和行为，这一过程将使孩子有能力度过那些艰难的时期，重新走上前进和发展的道路。当他的新父母和他站在一起，并用 PACE 去体验他的全部时，他滑倒并且有能力再次站起来的这个过程，就会被大大地推动。

连贯的自传体叙事

随着时间的推移，发展中的对话、故事及整合的自体感，使孩子能够创造连贯一致的自传体叙事。她不再羞于或害怕回忆过去发生的事情。她的记忆中不再有与她所经历的关系创伤有关的裂口。她对这些事件的记忆很可能激起怒气、悲伤或害怕，但不是狂怒、绝望或恐惧。它们不会导致情绪失调或形成一个为了维持某种不稳定的安全感所需要的复杂的防御及"症状"网络。

孩子在对创伤的应答中所发展出来的叙事是僵化的，这种叙事最初形成于孩子与她的原生父母在一起时，对各种体验还处于开放和投入状态的时期。回应父母对她的信任的背叛，她尝试通过尽可能地回避与父母的同步性对话，拼命地去保护自己脆弱的自体感。由此产生的自体感和发展出的叙事，形成于为了防御性的生存所做出的重复的努力。在她的知觉、行为可能性、记忆和能力中出现了缺口，尤其是那些与自我价值和信任有关联的。

连贯的叙事之所以能够形成，不是通过否认和回避那些与自己过去的创伤性事件及创伤性关系有关的想法，而是通过让这些事件不带羞耻或恐惧地向全部的自我觉察敞开而形成的。她能够理解在经历创伤的那些年和在被精心照顾的那些年所学会的故事是不同的。她能够理解像过去那样不信任别人的原因、体验和后果，也能够理解自己信任新父母和生活中其他能给她安全感的人的原因、体验和结果。如果她能够对过去的记忆以及对当前的事件和关系保持开放和投入，就越来越能够去建构更加连贯全面的叙事。她的叙事既连贯又灵活，不断展开并引导她的发展迈向未来。

全然发现和接纳被收养的青少年詹姆斯

就在詹姆斯12岁生日前不久，他被安排与收养父母露西和乔恩在一起。在他人生的前11年里，他经历了很多方面的成长创伤，有过很多养育者。在最初的5年里，他在母亲以及母亲的两个伴侣身边经历了持续的忽视和间歇性的身体虐待。在接下来的两年里，他住在第一个寄养家庭里，而且由于寄养照料者说没有问题，社工和詹姆斯的联系非常有限。然后詹姆斯的学校给他做了一个转介，说他经常又脏又饿，而且每次被纠正的时候似乎都特别害怕。这引发了一项调查，调查发现詹姆斯没有得到他所需要的照顾。在采访中，住在那所房子里的两个大一些的寄养儿童也描述受到了非常边缘化的照顾以及惩罚性的管教。

在接下来的4年里，詹姆斯在另外三个寄养安置处生活过。他常常很难接触，要么反抗，要么退缩隔绝，人们很难与他建立联结。有几段时间，他似乎很开心且吸引人，但这并没有持续太久。前两处安置似乎提供了良好的照顾，但詹姆斯没有表现出功能上稳定的进步，他的照顾者发现，他的愤怒对他们来说太难以应对。在他最后一次18个月的寄养安置里，他得到了非常好的照顾，有时他似乎对寄养者的精力、结构化的安排及对他的兴趣做出了反应。而当人们加紧努力为他寻找收养家庭时，他退缩了，并且看上去似乎漠不关心。既然他又要搬了，何必还要想办法弄清楚怎样跟父母亲近呢？

詹姆斯是黑人。在他的四次寄养安置中，只有第三个是在黑人家庭。另外三个是白人家庭，正如计划收养他的家庭也是白人家庭。他的社工露丝做了很多努力想给詹姆斯找到一个合适的黑人家庭，但是她没有找到。她原本希望做更大的努力去与黑人社区接触，以便找到合适的安置处。他需要一个稳定的家，她希望，和乔恩与露西在一起他能够找到这样的家，不管他们是什么种族。

乔恩和露西

乔恩和露西当时四十岁出头。那时他们已经结婚 15 年了。他们有一个 13 岁的女儿塔拉。几年前，他们被告知，他们不太可能再有一个亲生孩子了，那时他们开始考虑收养一个孩子。乔恩是一家中型公司的人力资源经理，露西在当地高中教文学，同时担任越野赛跑教练。跟乔恩比起来，露西与原生家庭更亲近。乔恩描述自己生活在一个中西部城市的"典型的两个孩子的家庭中"。他和他的兄弟不常见面，也不常和父母见面，一年也不超过几次。他们并没有重大冲突；只是没有那么亲近。乔恩并没有认为自己的童年很艰难，虽然他常常觉得很孤独，希望他们能更亲近些。他记得他很羡慕自己最好的朋友和他的父母之间更轻松的关系——是一种似乎对乔恩的父母来说不可能的开放性。露西与她的父母和三个兄弟姐妹亲近得多。她回忆起成长过程中的许多冲突，但也有许多欢笑。

乔恩和露西在成年后最初的几年中都有一些起起伏伏。乔恩在大学里没有多大的动力，他喝了过多的酒。由于成绩不佳，他不得不休学一个学期，他的父母很失望，在对乔恩的反应中带着一些惩罚。乔恩那时和父母住在一起，做服务生的工作，一直在怀疑、羞耻和让父母失望了的感觉中挣扎。当他回到大学时，他和他的几位教授走得很近，他们鼓励他，帮助他，使他觉得自己可以成功，他似乎找到了自己的道路。露西的挣扎也涉及与父母的关系紧张，尤其是她的父亲，当露西艰难地为自己的职业生涯做选择时。父母逼迫她去学医，成为一名医生，对露西最终选择了文学的决定感到很失望。当她毕业后难以谋生时，他们似乎采取了一种"我早跟你说过"的态度。在最初的那几年里她与兄弟姐妹们保持着更亲密的关系。当她的兄弟姐妹也开始离开家，她的父母也从压力重重的工作中退休时，露西注意到了父母的变化。他们似乎有了更多的反思，并毫不隐藏地努力向她表明，他们是多么为她、她的成就和她对文学的热爱而感到自豪。在她25岁那一年，有一次她回家，父母公开地聊到了他们为在她身上犯的错误而感到悲伤：出于他们希望她在经济上有保障的焦虑，他们忽略了她是谁，忽略了点亮她内心的到底是什么。他们为没有足够支持她的梦想而向她道歉了。

露西认为她自己过去是，将来也会是一个坚强、自立的人。她的家庭内部有很多情感联结，但同时她不记得有过很多次哭着向父母寻求安慰的经历。

露西和乔恩很努力地相互了解，建立起一种牢固、有爱的互惠关系。当他们意见不一致时，露西想要说出来并立即解决，而乔恩想要回避。露西常常会把乔恩的这种退缩体验为冷漠，而乔恩则会把露西的挑战视为拒绝以及有点让人觉得害怕。他们花了几年的时间才认识到彼此应对压力的方式，并找到一条对双方来说都更舒服自在的中间道路。他们二人在过去都曾挣扎过，现在有时候仍然是，脆弱并从彼此那里寻求安慰。

收养：前两年

收养詹姆斯后的第一年是艰难而不稳定的。他们已经被提醒过，因为詹姆斯的过去，他可能会在适应与他们一起生活上有麻烦，但他们没有意识到会这么困难。两个有责任感和关怀体贴的成年人遇到了一个强壮的、有防备的、自我依靠的11岁男孩。当他们艰难地努力去了解对方、解决信任和意义的问题时，露西会不假思索地直接顶住詹姆斯的反抗。然后她会把自己拉回来，试着在第二次做出努力之前弄懂是怎么回事。乔恩则会先退后一步并试着去理解所发生的事情，然后再试着看看是否有办法解决冲突。这两种做法詹姆斯可能都会做一点，在他爆发或跑上街之前。但在大多数日子里，一天的最后，他们似乎都能找到一种办法去喘口气，建立联结，然后就随它去，一起放松下来。但每一次，露西和乔恩都担心，他们所有人并没有真正地做到随它去。没有说出口的事情可能会越积越多，他们所希望拥有的与詹姆斯的亲密关系并没有发展起来。詹姆斯想要距离，而不是与他们的联结。

在第一年快结束的时候，詹姆斯内在的紧张似乎爆发了。塔拉是他愤怒的焦点。她是亲生的孩子。她是白人。她不会做错事的。她是那个好孩子，而他是那个坏孩子。露西想去打消他疑虑的努力遭到了嘲笑和蔑视。塔拉退缩了，变得易怒，然后变得很难过。露西和乔恩感到要保护塔拉，他们认为詹姆斯这样做并不公正合理。他们试图去理解，但他们一直在想：詹姆斯和他们在一起已经一年了。为什么到现在他还没有融入这个家庭？塔拉对他这么好，这么有耐心，为什么他对塔拉那么残忍？他为什么看不出他们并没有偏见？他们可能是纠正他比纠正塔拉多，但不是因为他是黑人，他只是有更多的不当行为。

安置的第二年接近中间的时候，在社工的推介帮助下，他们向艾德寻求治疗，艾德是一位专门与收养家庭一起工作的治疗师，并通过了DDP认证。他们带着担忧和沮丧的心情提供了上述经历，但他们也表达了坚定的使收养成功的承诺。如果对詹姆斯来说，用其他的方式接近他是必要的，才能使他更信任他们、能接受他们的引导、指示和爱，那么他们愿意这样去做。他们展现出了对于为何詹姆斯如此难于信任他们这背后原因的深刻理解，知道他度过了11年几乎没有安全感和连续性的人生，其中还包括最初五年的虐待、忽视和多次丧失。在与露西和乔恩的第三次面谈中，艾德与他们谈了PACE及其在发展信任和加深他们与詹姆斯之间关系方面的价值。截止到第四次面谈，他们已经探索了养育他所需要的东西——基于他的发展年龄而非实际年龄，以及努力去为他提供他生活中所需要的安排和监督，而不是把努力集中在为他的行为寻找更有效的特定结果上。艾德向他们强调，更深入地理解詹姆斯的内心世界，积极去表达对詹姆斯对于他们的不信任以及对他坚信自己对他们来说不够好的共情，这对他们所有人来说是多么至关重要。艾德还强调，如果要让詹姆斯能够信服，他们理解他、无条件地接纳他和爱他，那么仅仅是不怀有偏见地对待他，对詹姆斯来说几乎是不足够的。他们应该向他表明，他们认识到，对他来说，是一个黑人的现实可能会渗透到他生活在白人社区的白人家庭中的所有经历当中。他们需要更加理解他作为一个黑人男孩在白人家庭中被养育长大的体验。

在第五次治疗中，乔恩和露西表达了对于是否应该信任艾德的不确定感。乔恩听到艾德说的一些话，认为他们没有给詹姆斯提供足够明确的权威，以及艾德暗示詹姆斯是由两个富有同情心的白人中产阶级父母抚养长大的，这可能不是他所需要的。艾德为自己表达的想法给人留下了这样的印象而道歉，他花了一些时间回溯并专注于去想他做了什么让乔恩和露西产生这样的感觉。他知道，这种程度的探索和理解是必不可少的，如果他想让他们真正地感觉到和他在一起是安全的，并在未来当詹姆斯加入到他们的会谈后仍能够分享他们围绕共同工作所产生的不确定感。

艾德很清楚地让乔恩和露西知道，他相信他们足够强大，能够为詹姆斯提供他所需要的指导和涵容。他还表示，他正在尝试找到一种更好的方式来与乔恩和露西建立联结并沟通这个观点：我们都有来自被养育的经历的家庭故事。当我们成为父母时，这些故事很可能会继续发展并塑造出我们的优势和弱点。了解我们自己的触发点可能会帮助我们不要陷入无益的模式——养育受创伤儿童时通常很可能会引发的模式。艾德分享了自己对他们故事的好奇，其中包括他感觉到——部分是由于他们自己是如何被养育的——他们两个人可能比詹姆斯更不愿意面对冲突。乔恩可能会在冲突中变得焦虑并努力回避冲突。如果是这样的话，他的焦虑对詹姆斯来说可能很明显，这会引发詹姆斯变得既焦虑又更加挑衅，作为对乔恩焦虑的回应。艾德认为露西在面对冲突方面可能有困难是因为她如此专注于想要与詹姆斯建立亲密的关系，并且在詹姆斯看起来是在拒绝她时感觉受到了威胁。当他们之间出现任何问题迹象时，她似乎都会变得沮丧，然后又更积极地试图使冲突消失。这可能会使詹姆斯觉得对露西来说，某些方面的他不够好，令她失望，觉得她不能忍受他们之间任何的不同。艾德在这次面谈快结束时能够反思，他和他们之间的"冲突"，如何看起来已经使得他们三人对自己的想法和感受有了更深的理解，而如果他们拒绝表达分歧，这种理解就不会出现。相似的过程可能也会发生在詹姆斯身上——如果他们在冲突发生时能够接纳冲突，并理解冲突的意义。

当他们一起探索詹姆斯的不信任以及由于自己被虐待和忽视的经历而对依赖他人感到恐惧时，艾德很努力地传达了自己看到了他们同时对他们的两个孩子都有那么多的爱和良好意愿。当乔恩和露西开始觉得跟艾德在一起更安全了，他们才能够更深入地分享养育他们充满恐惧又精力充沛的儿子是如何影响他们二人的——以不同和相似的方式。他们也会觉得更加安全，能够去探索复杂的议题——围绕着詹姆斯是黑人而他们不是这一事实。这一事实也可能是导致詹姆斯难以信任他们、难以觉得他们能够理解和了解他的原因之一。乔恩和露西开始更加全面地理解，告诉詹姆斯他们爱他，以及他是黑人这件事情不会以任何方式影响他们对他的爱，并不太可能就让他消除疑虑。这甚至可能会让詹姆斯觉得他们是在贬低这个议题，这个对于他能够探索并表达感受来说恰恰是那么至关重要的议题。

他们一起讨论，尝试去想象詹姆斯的经历，乔恩和露西发现，他们根深蒂固的观念是肤色和种族丝毫不会影响他们如何看待别人，尤其是如何看待詹姆斯，与这种观念如此强烈的联结，令他们一直在忽略詹姆斯的想法、恐惧和愿望。他们本想表明自己没有深受美国文化中无比明显的种族主义的毒害，但这样做却可能是向詹姆斯展示：他们没能看到他的体验。

当他们进一步发展这个想法的时候，他们发现也许是他们一直想要让这个恰恰对詹姆斯来说可能如此重大的问题显得不那么重要。这不仅是因为他们没有看到，还因为他们害怕自己对詹姆斯不够好，害怕自己所做的一切都无法带走他们想象中詹姆斯可能正在体验着的深刻的差异和混乱感。他们发现了自己隐藏的感受：也许其他人——老师、朋友、家人——在评判他们并发现他们的不足。

在这些早期的家长面谈中，艾德始终强调能够接纳詹姆斯与冲突有关的想法、感受和愿望的重要价值，以及有能力对詹姆斯可能做出的不当行为进行妥善处理的重要价值。那些不当行为意味着什么？PACE 对理解詹姆斯行为的意义至关重要，带着这种理解，与儿子建立联结并支持儿子的想法就会显现，而这就会让问题行为不再那么强烈。艾德还认为，他们对行为意义的理解可能会使那些行为变得不那么频繁地发生。他们还聚焦于在冲突后找到方法与詹姆斯重新建立联结的重要性——如何持续性地修复与詹姆斯的关系，让冲突和关系破裂可以发生然后得到修复。艾德分享了自己的深刻信念，即冲突是任何亲密关系中普遍存在的一部分，也是我们之中大部分人都会与之斗争的那部分。如果父母能够想办法在这些时刻减少防御，一起努力把事情弄清楚，那么，"破裂及修复"实际上能够强化关系而非伤害关系。乔恩和露西意识到，他们在与詹姆斯的关系冲突中所面临的挑战，与他们在他们自己的关系中所面临的挑战是相似的。

第八次面谈是和詹姆斯及他的收养父母一起进行的第一次面谈。一开始詹姆斯看上去很紧张，也许是对面谈的目的以及大家对他的期待有点警觉。艾德对 iPad* 上的游戏随意发表了一些评论，他说的话带来了微笑以及一段最初的、简短的对话；接下来是一段更长的对话，内容是关于詹姆斯和他的父母最近去海边的一次旅行。詹姆斯对要主动做任何事都很犹豫，而他的回答也都很简短，但在艾德的带领下，詹姆斯似乎已经适应了对话的节奏，补充了不少自己学到的对鲸鱼的知识。

在不改变他的语言表达节奏的情况下，艾德把注意力转向了最近在家中发生的一件事。

---

* 苹果平板电脑。——译者注

"你们看鲸鱼的时候似乎很开心！下次我想看看你拍的鲸鱼破水而出的照片。另外我想那之后的第二天有点难，你想跟街上的那个孩子一起去看电影，可爸爸想让你在花园里帮忙。詹姆斯，是什么让这个对你来说那么难？"

"我想花点时间和凯文在一起，但他不让！"詹姆斯的语气立刻变得激烈起来。

艾德的说话语气也激烈了起来，同时保持着和他之前聊家庭旅行时同样的声音节奏。"啊，听起来你真的很想和凯文一起度过那个下午！我想知道你爸爸为什么说了'不'？"

詹姆斯继续说，然而声音越来越大，"他想要怎么样就得怎么样！他才不关心我想怎样！"

艾德用自己的声音传达出只是想要理解而不是给任何建议的渴望："如果你的爸爸不关心你想怎样，詹姆斯，那肯定是很难的。看起来很像是那样吗？"

"他根本不关心我！他只想保持房子干净，把东西收拾整理好，他总是要我帮他！"

乔恩开始抗议。

艾德打断了他，转向詹姆斯，匹配着他声音的强度，惊呼道："哦，詹姆斯，你以为你爸爸只关心你帮他做事，而不关心你！如果对你来说看起来是那个样子的，那肯定是很艰难的。"

"那就是永远在发生的！然后当我因为这件事生气的时候，他们就会说我需要治疗！我也知道接下来会发生什么！他们会给露丝打电话让她把我弄走！这就是在其他家庭里发生过的！"

詹姆斯把自己被拒绝然后被抛弃的故事带入了谈话中。另一个家庭对他感到失望。对他来说，任何分歧都代表着冲突，都意味着他对他们来说不够好。艾德将利用这个机会把对话转向发展一个可能的新故事。

通过与詹姆斯保持同样的声音强度，艾德与詹姆斯同在一起。"而且看上去又要发生了！对你来说，很难相信他们想要我帮助他们让家庭更好地运转，很难相信他们想要更好地理解你，很难相信他们想要我帮助你更好地理解你自己。你很难相信这些，是因为这些在之前你去看心理治疗师的时候没有发生！"

詹姆斯似乎不知道该说些什么，他原本预料会得到安慰或争论一番。于是艾德继续了下去，把自己的声音变柔和，表达着想要理解的渴望，而非——詹姆斯曾经历过的——评价，"詹姆斯，现在，你觉得他们对你的感受和想法是什么？你觉得是什么？"

"我不在乎！如果他们不想要我，我也不想要他们！"

"如果他们不想要你，詹姆斯？他们为什么不想要你呢？"

"因为我对他们来说不够好！那你怎么想？"

"我想的是，如果你认为自己对他们来说不够好，那一定很艰难吧！你们相处不来的时候，看上去就是你对他们来说不够好吗？"

"我不是他们想要的那个好男孩！我不是他们想要的那个男孩！"

"他们跟你讲过这个吗，詹姆斯？他们这么说过吗？"

"没有，但我知道！我知道他们是这么想的，他们只是不敢说出来！"

"哦，詹姆斯，你是这样想的，我很抱歉！如果他们是那样想的却没有说，我很抱歉！我可以告诉他们这个吗，然后看看他们会说什么！我可以告诉他们然后看看他们说什么吗？我想知道如果我告诉他们这个他们会说什么！"

詹姆斯点点头，艾德转向乔恩和露西，明确表示出他是在为詹姆斯讲话，"妈妈爸爸！我真的觉得你们不再想要我了！我真的认为你们就是这样觉得的。我觉得你们想要个好男孩，而我不是一个好男孩。我不是你们想要的那个男孩，你们打算告诉我你们想让我去别的地方生活，不想让我当你们的儿子了。"

　　在前两句话里，艾德说话的语气和之前对詹姆斯说话时的语气一样强烈。然后他的声音逐渐变得比较平静，到最后他的声音里带着脆弱。艾德不仅使用了他认为能反映詹姆斯故事的词语，而且还使用了与这些词语相符合的非言语表达。这样的交流常常会在孩子的内心唤起一种情感—反思性的反应，类似于他自己说了这些话时会体验到的。然后当父母回应孩子时，这种回应就会被体验为父母和孩子间同步对话的一部分，这能够让孩子真正地感觉到自己被理解了。

　　乔恩，使用艾德在他们之前的面谈中给他列举 PACE 的例子时他们所使用到的一些措辞，回答道，"哦，詹姆斯，难怪你生我和露西的气！难怪。当我们有争执时，你认为我们不想要你！认为我们觉得你不是我们想要的男孩，我们不想继续做你的父母了！难怪跟我们在一起对你来说有时会那么艰难。你不信任我们！你不相信我们依然想要你！不相信你是我们的儿子，永远都会是我们的儿子。"

　　艾德仍然在为詹姆斯说话，"你指望我相信你们不在乎我好或不好？！"

　　"詹姆斯，我们确实希望你做你所说的'好'，以及我们可能会说的，对你、对我们、对整个家庭都有好处的事。我们确实想要这样！但是有时候你可能会做一些其他的事情。也许那就是你所说的'坏'。好吧，詹姆斯，我们爱你，你是我们的儿子。"

　　露西加入进来说道："詹姆斯，你'好'的时候我们爱你，你'坏'的时候我们也爱你。我们爱你的全部——好的和坏的。而且我们希望你有一天也会爱我们的全部——我们所做的你认为'好的'，和我们所做的你认为'坏的'。"

　　詹姆斯平静而从容地说："但如果我是白人，你们会更爱我！"

　　乔恩和露西开始抗议，但艾德马上打断了他们。他能看出詹姆斯有多脆弱。他在表达的是他的不信任、他的羞耻感，以及他对于事情是否会有所不同的怀疑，这些背后的那个最核心的方面：也许他可以不再"坏"，但他不可能不再是黑人。

艾德匹配了詹姆斯的情感表达："告诉你父母你心里那个真实的想法是拿出了那样大的勇气。那是一个那样艰难而不争的事实——你是黑人，他们是白人。事情怎么会有什么改变呢？"

詹姆斯变得更加闷闷不乐了："事情就是这样。他们在照顾我。但我和他们不一样。我永远都是黑人，而他们却想假装我不是黑人。或者假装这并不重要。也许对他们来说不重要，但对我来说永远是重要的。"

艾德接着说："然后，我是一名白人心理治疗师，詹姆斯！你和三个白人坐在一起。我是白人是不是让事情更困难了？"

"没有，差不多吧就是这样。这就是我的生活。"

艾德当时没有再继续这个议题，但他意识到他需要在以后的治疗中注意这个问题。现在他需要待在詹姆斯与他父母的关系中。他平静地继续着对话："是的，詹姆斯，你将永远是黑人。这对你来说将永远重要。我很高兴你告诉了你父母这一点。他们需要知道。"

"我不确定他们有没有在听。"

"让我们弄清楚吧，詹姆斯。你能再告诉他们一遍吗？"

"我是黑人，你们不能假装我不是。"

露西先说道："你是黑人，詹姆斯，你是。还有……我……对不起……我的确努力假装你不是，现在我知道这对你造成了多大伤害。我曾努力看着你，看见我的儿子，而不是我的黑人儿子。但你就是我的黑人儿子。我却没有看见你。"

乔恩跟着说："我也没有，詹姆斯。我真的很抱歉。我以为你的肤色对我并不重要就是你所需要的。哦，不，詹姆斯，你一定觉得跟我们很不一样，很孤独！我们不知道身为黑人对你来说有多重要，为什么会不重要呢？"

　　艾德接着说："我想他们听见你了，詹姆斯。你爸爸说你一定感觉很孤独。部分原因是你和他们不同——你是黑人。部分原因是你的父母没有理解为什么这件事如此重要；你了解他们知道自己有一个黑人儿子，这很重要！你觉得他们会不会有点明白了，詹姆斯？"

　　詹姆斯回答说："我不知道。我认为白人无法理解身为黑人的感受。尽管我和他们一起生活了一年多，但我认为他们并没有理解多少。"

　　乔恩接着回答道："对不起，詹姆斯。我认为我们还不够努力。我们想现在尝试，努力尝试。你愿意帮助我们吗？"

　　詹姆斯说："我不知道。"

　　艾德评论道："你们三个的对话是一个多么艰难，艰难的对话！你们现在都经历了很多痛苦。谢谢你，詹姆斯，谢谢你的诚实，谢谢你在这条路上的每一步。乔恩和露西，感谢你们的聆听，感谢你们没有试图说服詹姆斯放弃他的体验。如果他决定帮助你们，那是因为你们在倾听，也因为他开始相信你们是真的想去了解他，了解他的全部。"

　　通常情况下，养父母——以及治疗师——都认为，当孩子是不同种族的人时，那么如果他们是"色盲"的话，那是最好的。他们常常假定，创伤、依恋和丧失的主题是普遍的，这些是重要的议题。他们假定，如果他们对孩子的爱是无条件的，那么种族差异就不重要了。但是种族是重要的。一个黑人儿童被白人父母养大，是一个会被注意到、被体验到的现实，并且会创造一种"另类"感，这种感觉需要被承认，需要被整合进与组建家庭有关的现实当中。

　　到了第二年年底，詹姆斯似乎真的想帮助他的父母成为他所需要的父母。他们跌跌撞撞，他跌跌撞撞，塔拉跌跌撞撞。有一次她说，詹姆斯比她过得容易，因为他是黑人，而她是白人。这并没有得到家里其他三个人太多的支持。乔恩和露西担心詹姆斯会因此对塔拉大发雷霆。相反，他看起来挺高兴，似乎塔拉的说法证明了他的观点：他是黑人，这使他与她不同。她没有把他当作自己的弟弟。比起塔拉假装不是这样的，他更容易接受她没有把他当作弟弟的事实。

收养：第三年

在接下来的一年里，詹姆斯 14 岁了，在艾德的帮助，尤其是在他对他们所经历的艰难而做的共情之下，他们似乎都更善于让家庭变得更好了。有几次，詹姆斯跟父母更亲近了，然后又把他们推开以创造一些距离。当你曾经被你的第一任父母侵犯过的时候，你很难去爱、去信任、去依赖你的父母。爱和脆弱让詹姆斯感到焦虑。他可以相信自己又回到了家庭中吗？他有能力给他们他们想要的爱吗？他想给吗？他想要他们的爱吗？詹姆斯现在似乎在尝试不被一个故事引导着去生活。他正在思考，他的那个由虐待和拒绝塑造形成的原始故事，不必就是关于"他是谁"和"他会是谁"的完整故事。但是他的日常体验令人困惑，他的行为常常不可预测，他也无法搞清楚自己到底是谁。

当詹姆斯跟他们更亲近的时候，露西和乔恩常常看上去很放松，然后当这种亲近没有持续的时候，他们会反应以强烈的失望。他们知道自己应该保持克制，保持稳定，尽量不去预期好的或坏的，但这很难做到。他们那么想和詹姆斯建立亲密的关系。艾德和他们有过很多次没有詹姆斯的单独会谈，他使用 PACE，并以一种类似于他所希望的他们能够继续和詹姆斯建立关系的方式，与乔恩和露西建立关系。他们有一段艰难的时间，试着努力去接受他的黑人身份和他们的白人身份对詹姆斯来说如此重要。一步一步地，他们能够接受这对詹姆斯来说确实很重要，于是，这也开始对他们变得重要，同样，也是一步一步地。他们的儿子是黑人，而他们不是。

艾德还注重保持他们二人之间关系的牢固。他们需要彼此互惠性的关心、分享以及力量，如果他们要继续以詹姆斯所需要的方式始终如一地养育他。他们真的需要学会允许自己从对方那里得到安慰，而这是他们在成长过程中没怎么实践过的事情。

在一段特别艰难的时期里，露西对詹姆斯很生气，她朝詹姆斯大喊，说他应该表现得更像他的姐姐。而露西在詹姆斯眼里看到的痛苦——就在她也看到了愤怒之前的瞬间，帮助她理解了他以及他的行为，比其他任何他们所经历的事情都更有帮助。詹姆斯大喊着，她不是他的姐姐，他们也不是他的父母，所以他想怎么表现就怎么表现。在多次面谈中，艾德与露西和乔恩一起，集中讨论了如何去修复他们与詹姆斯的关系，并帮助他去表达自己的这个信念：他们永远都会爱塔拉胜过爱他。那是露西最后一次以一种如此伤人和羞辱人的方式表达她对詹姆斯的怒气。

有一次在家中度过了非常具有挑战性的几周后，詹姆斯在随后的面谈中带着怒气确定地对父母说："你们永远都不会理解我。你们永远不会知道当黑人是什么滋味！"

乔恩似乎比他在之前的面谈中介入得更快，也带着很多能量，他说，"我永远也不会理解当黑人是什么滋味，詹姆斯。请帮帮我，让我尽我所能地理解。"这一次，詹姆斯做到了。

"人们时时刻刻都在看着你，就好像你要去做一些你不应该做的事情。人们跟你说话就像在帮你的忙一样。在商店工作的人总是盯着你，因为他们认为你会偷东西。不管发生了什么，人们都会向你展露出你和他们是不同的。你没有他们那么好。"

乔恩和露西静静地坐着。詹姆斯接受了母亲的手，这是他在沮丧时经常拒绝的。

詹姆斯又说，这次声音更小了："作为黑人，我和几乎所有我看到的人都不一样。不仅如此，黑人就等同于是不够好。黑人就意味着不同和不够好，即使在我自己的家里也是如此。即使是和你们一起。"

　　这一次，露西立刻做出了反应，但她没有说话。她把詹姆斯拉到身边，哭了起来。他没有躲开，但起初他似乎僵住了。然后他回抱了妈妈，和她一起哭了起来。过了一会儿，她擦去自己的眼泪和他的眼泪。她把手放在他的脸颊上，盯着他的眼睛，带着微笑，平静地说："我全心全意地爱你，因为你是我的黑人儿子。我非常，非常抱歉，我的白人身份让你很难感受到这一切。很难知道你对我多么重要。"詹姆斯盯着露西的眼睛。然后他又拥抱了她，当乔恩拥抱他们俩时，他甚至离妈妈更近了。

　　一次愉快的面谈并不能解决詹姆斯的发展性创伤，也并未就此让詹姆斯产生与收养家庭的安全依恋关系。许多其他的主题出现，然后再出现。这些主题包括詹姆斯对失去亲生父母的哀伤和他对此感到的羞耻。不知道为什么但曾经肯定是他先有过错。同样，对詹姆斯来说，比起恐惧本身，因为恐惧而得到安慰，更让他感觉焦虑。有一次冲突之后，他的羞耻感使他整个人僵住无法再动，有巨大的困难再投入到关系修复中。上学以及同伴关系对他来说仍然充满挑战。他常想，作业这么多很不公平；他开始意识到自己童年的丧失，因为在他生命的前11年里，他几乎没有机会当一个孩子。他很难信任他的同伴，当友谊渐行渐远时，他对丧失和拒绝的体验非常敏感。还有，永远，他永远都是一个生活在白人家庭、就读于几乎都是白人的学校、生活在几乎都是白人的社区中的年轻的黑人少年。

收养：接下来的几年

　　詹姆斯的青春期对他和他的家人来说都很艰难。甚至更难，因为塔拉也有困难。她有她自己的青春期挑战，还有与詹姆斯及家庭中的紧张氛围的艰难挣扎。而且，她的父母常常不确定该如何指导和限制塔拉。他们对收养詹姆斯给她带来的痛苦感到抱歉，有时他们可能并没有表达清楚他们对她的期望是什么，他们只是出于希望能够支持她的愿望，而不是与她发生冲突。他们终于意识到，PACE 的态度，不仅是对詹姆斯重要，在他们与塔拉的关系中同样重要。他们使用 PACE 来设立限制。也通过 PACE，他们帮助塔拉使她能够跟他们谈论她对詹姆斯的矛盾心态。当她告诉他们，有时她真希望他们没有收养詹姆斯时，她哭了，并表达了她的内疚。当他们真正地倾听她说话时，她能够表达出她的恐惧，她害怕詹姆斯作为黑人所面对的偏见，远比她在正常的青春期里那些常见的与被喜欢、融入以及在学校找到自己的定位有关的挣扎艰难得多。她还担心，最终詹姆斯还是只会拒绝她，就因为他们之间的不同，并且会在满 18 岁时试图找到自己的亲生父母。当艾德听到这番话时，他为他们四个人能够那样作为一个家庭一起谈论这些重大的担忧和疑虑表示钦佩。

渐渐地，詹姆斯开始信任露西和乔恩——信任他们的动机、他们的承诺、他们为他所做的决定以及他们对他的爱。詹姆斯想要他的很多同龄人都想要的那种自由，当他的父母不允许时，他会挣扎。但是他并没有挣扎得太厉害。他似乎知道自己还没有准备好接受其中的一些自由。此外，他似乎不像他的同龄人那样对独立那么感兴趣。他仍然享受着他正在学习去感受的与家人间的亲密感觉，他似乎不愿过快地长大。随着他度过青春期，他常常看上去很满足于家庭活动。

詹姆斯高中毕业后，去了离家很近的一所大学，他经常回家。他正在学习成为一名建筑师，这个选择似乎完美地适合他的兴趣和能力。大学并不是一段轻松的时光。在第一学期的时候，他有一种近乎惊恐发作的感觉，由于露西和乔恩出了车祸而感到非常恐惧。第二年，他与酗酒、缺课，并因此成绩不佳做斗争。但是每一年都比过去一年轻松容易一些，他毕业了，成为了一名建筑师。然后他开始了一段稳固的伴侣关系，后来他还当了父亲。很多步骤都很艰难。詹姆斯在向前探索发现他是谁的旅途中继续走了更多的路，去发展一个连贯一致的叙事。

结　　语

DDP 的体验对于每个参与其中的儿童、家庭和治疗师来说，既相同又不同。DDP 中普遍存在的是，对安全感的体验、对话、故事、整合的自体感和连贯的叙事，而这也正是 DDP 的独特之处，体现在每一次当 DDP 帮助一个经历过关系创伤的儿童在新家中发展连贯叙事之时。

Healing Relational Trauma
with Attachment-Focused
Interventions

第五章

发展性心理治疗的
具体细节

Dyadic Developmental
Psychotherapy
with Children
and Families

双向发展心理治疗（DDP）往往要比其他治疗方法更为复杂，因为受创伤的儿童通常有复杂的发展需要和挑战，并且他们的家长或养育者被认为在治疗中应该要有积极参与的部分。受创伤的儿童及其家庭可能也会需要让其他机构积极参与进来，可能需要有一个服务提供者构成的支持体系，从而更好地将整合的、目标不相互矛盾的服务协调起来。

治疗概述

前一章中介绍了 DDP 的核心体验，我们现在将提供一个从最初转介到最终结束的整个治疗进展的概述。

转介

DDP 是服务于所有儿童和家庭的治疗方法，并不只是针对经历发展性创伤的儿童，因此并不总是必须要去考虑服务体系。当亲生父母为他们焦虑的 12 岁的儿子寻求心理治疗且不存在教育方面的关切时，就只需要跟这个家庭进行面谈。处于儿童保护计划的孩子，或者在寄宿儿童之家生活的孩子，或者正住在第五个寄养家庭并处于涉及收养的照料计划中的孩子，对于他们的转介，就有必要用不同的方式了——此时需要与家长、其他专业人士以及支持体系一起进行仔细思考。DDP 干预措施是为个体量身定制的，有助于提高其有效性。干预措施可能包括：治疗、支持体系咨询、家长咨询、家长培训团体。

花些时间去了解转介人，询问他们希望得到的是什么以及已经尝试过哪些干预措施，是很有帮助的。如果他们希望有发展性创伤的儿童能够通过短期的个体治疗得到有效的帮助，那么花些时间让转介人了解这种治疗方法及该模式不同之处背后的原因，就很重要了。治疗师需要很好地说明临床理由，来帮助转介人理解这个方法，这样他们才能做出知情的决定。

关于转介的决策制定

转介人的第一次电话或会谈，对于讨论他们对治疗工作的希望和期待很有帮助。这样做能够明确干预目的，以及是否要推荐采用咨询、家长培训和治疗相结合的方式。要考虑到情况的复杂性，比如照料计划、法庭的建议、社会关怀收养支持评估等。要确定谁来代表孩子，谁负有法律责任，谁有权代表孩子做出决定，以及谁为干预提供资金。

首次介绍性会面

DDP 治疗师可能会建议，与父母（以及做转介的专业人士，如果有的话）进行一次初始会面，以确保他们理解 DDP 的性质。如果是家长本人直接做的介绍，而且家长和治疗师双方的疑问在电话中都能够得到解决，那么家长和治疗师可能就不需要进行面谈。如果存在与发展性创伤以及其他服务有关的更复杂的问题，那么在与家长开始进行干预之前，进行一次准备性的面谈就可能很有价值。在这次会面当中，重要的是要告诉家长在整个治疗过程当中对家长的期待都有什么。其中包括下列各点：

- 家长被视为这种治疗方法的关键部分，并且被要求在治疗中起到核心的、积极的作用。
- 在孩子参与治疗之前，治疗师会单独与家长见面，可能会有很多次。
- 会探索家长自身的童年经历和依恋历史，原因之一是父母自身的经验可能会被养育孩子过程中的某些方面所触发。
- 治疗的焦点是家长和孩子之间的关系。
- 如果有父母双方，尽可能双方都参与治疗和咨询。
- 家长会面伴随治疗贯穿始终。
- 治疗师会在每次亲子共同参与的治疗前与家长联系（面对面或打电话），有时会在治疗后。
- 治疗结束后，家长咨询和支持通常会继续。
- 这种方法可能包含儿童不直接参与治疗的独立的养育干预。
- 其他专业人士也会定期参与到对治疗工作的思考中，与家长一起加入支持体系或"围绕孩子的团队"咨询。

治疗师可能也会想要让父母了解依恋创伤的原理，正是这些原理给DDP提供了整体的设计安排。这些原理对教养方式具有影响，可能与父母在当前养育实践中所使用的养育方式不同。简短地描述一次典型的治疗过程，可能会有助于更好地确保家长能够对是否开始接受干预做出知情的决定。

准备性面谈可能对治疗师也是有价值的。这个时间可以向父母要孩子之前的报告和功能测试的评估。如果父母描述到一些还没有被评估的复杂的学习或发展问题，治疗师可能会要求在治疗开始之前或治疗初期完成这些评估。如果其他专业人士与儿童密切相关，治疗师和家长可能会探讨进行支持体系会谈是否有价值，以确保所有的服务都能够被整合在一起，以及孩子的所有需要都能够设法被解决。如果父母有自己困难或挣扎的地方，或者有因为抚养受创伤的孩子而面临的挑战，或是因为其他的问题，治疗师都会探索这些问题是否已经得到解决或者亟待解决。最后，治疗师可能会和家长一起探讨孩子是否被告知有可能要进行治疗，如果告知了孩子，跟孩子说了什么。关于如何告诉孩子有关治疗的事，治疗师可能会向家长推荐一些方法，要强调孩子和家长一起和某人进行面谈的价值：是去帮助整个家庭应对他们所面临的挑战，或者帮助父母和孩子一起努力设法解决孩子所面临的挑战。

与父母单独进行的初始治疗阶段

如果父母和治疗师决定开始一个疗程的治疗，那么首次治疗将作为治疗师对该家庭（家长和孩子）所面临的特殊挑战和所拥有的独特优势的一次非正式评估，这将作为一个指导，对进行中的治疗会非常有帮助。治疗师首先与父母单独见面，进行一次或多次治疗，以获得对孩子和家庭历史的一个概貌，并探索父母所担忧的孩子的行为，以及父母迄今为止为解决这些挑战所做过的努力。这一探索包含他们自己养育过程所面临的挑战。这样做能够帮助治疗师确定父母可能需要什么样的支持，以及他们必须调用什么样的强项。治疗师将探讨家长是否正在经历"被阻断的关爱"，他们自己的依恋史及其对他们养育方式的影响。作为与父母单独进行工作的初始阶段的一部分，治疗师可能会安排一或两次与父母和孩子一起进行的会面，以形成对孩子以及亲子关系的初步印象。

在此之后，治疗师经常会再单独与父母会面一次或多次，以提供他对孩子和家庭的临床印象，并对治疗将如何进行提供更加具体的建议。根据家庭的具体情况以及服务建议，治疗师将向父母提供正式或非正式的临床印象总结和治疗疗程建议。治疗师和家长会就与其他专业人士保持联系或进行支持体系会谈的价值进行讨论，还会讨论与保密性有关的所有问题。在与父母单独进行的初始治疗阶段，治疗师要思考，是否需要进行联合治疗，如果需要，什么时候可以开始。这些思考，包括父母是否：

- 明白以"聚焦依恋的治疗模式"工作意味着什么；是否理解当孩子也在场时进行治疗性面谈的性质（比如，治疗不会从父母讲述孩子自上次治疗后出现的问题行为开始）。

- 乐于探索自己的依恋史，准备好审视自己因照顾孩子而被触发的某些体验。

- 承诺用足够的时间与孩子一起参与治疗。

- 理解治疗师会对孩子的所有行为和感受表现出兴趣和好奇。其中可能包括父母觉得有问题的行为，例如攻击、偷窃或撒谎。治疗师会对孩子的愿望、感受、动机和欲望表现出非判断和非评价的立场，如果家长对这背后的原因没有信心，那么对家长来说可能很难接受。如果父母不理解这种接纳会增加孩子的安全感，并由此带来一种开放和投入的态度，那么父母可能会感到自己在被治疗师打击或没有被治疗师理解，或者感觉治疗师站在孩子的一边反对他们。

- 已经与治疗师建立了足够信任的关系，能够在治疗期间接受治疗师的指导，并根据治疗师传递的已商定好的信号来采取行动，将自己的态度转变为更具治疗性的态度，或者让治疗师来主导。

- 保持情绪处在被充分调节好的状态，使他们在治疗师需要引导或指导他们的时候，他们能够注意到，而不是全神贯注于应对自己的反应。

- 能够应对与孩子的关系，能够调节自己的情绪状态，在治疗中不会情绪失控，且能够保持开放的态度去分享自己被唤起的反应——当这种分享对治疗有帮助时。这种平衡很困难，需要治疗师的许多支持以及对治疗师的高度信任。

- 能够认识到，作为让孩子体验依恋的一部分，承认错误和修复关系的必要性。当成年人犯错时，他们之间也需要进行修复。

- 能够寻求并接受治疗师的帮助，而不是继续采用错位、自我依赖和回避的策略来熬过一天或熬过治疗。

- 已经开始了解有趣、接纳、好奇和共情（PACE），并愿意发展用 PACE
  与孩子建立联系的技能。

当治疗师与父母在理论上讨论如何用 PACE 进行交流时，父母真的很难知道治疗师在想什么。父母需要通过与治疗师的关系，来理解自己对 PACE 的体验。然而这并不意味着，他们能够将这种体验转化进他们自己与孩子的"充满 PACE"的交流，孩子对他们的尝试也不太可能是支持性的。如果治疗师能够将可能的场景与父母一起进行角色扮演，帮助父母准备好如何在治疗过程中对孩子进行回应，这会非常有帮助。比如说这样的场景：收养的女儿告诉父母，比起她，他们更爱他们的亲生儿子，她一点也不在乎他们，或者更多地讲述早期被虐待的经历。角色扮演中治疗师可能会对女儿表现出非评判性的好奇心，包括对偏差行为（例如偷家长的钱）表面之下的愿望、感受和知觉的接纳。DDP 涉及在设定限制之前先建立情感联结，而通过角色扮演，父母可以在治疗过程之外安全地探索这种互动唤起的感觉，比如他们对治疗师的愤怒，因为他们真的希望治疗师能够加入他们和他们一起指责女儿。和大多数人一样，父母最初会觉得角色扮演令人尴尬，是需要忍受的事情。但随着时间推移，角色扮演带来的帮助会战胜他们的尴尬感。

家长们经常问的一个问题是，你为什么要在我们身上把治疗工作做到这种程度？为什么你不见见我的孩子？至少有时候，因为他才是有问题的那个人啊。对父母来说，DDP 和某些方法相比有一个重大变化，是听到治疗师说：他们（指父母）才是能带来最大改变的人；他们对孩子的恢复有最大的影响；以及，治疗师会聚焦于他们与他们的孩子之间的关系。治疗师承认，要理解这个有多难和令人困惑。她会探索并接纳父母的体验，例如父母的这个感觉：无论治疗师说什么，如果她坚持只见他们而不带孩子，那么她一定是觉得孩子所面临的困难都要归咎于他们。当基于一般的心理健康背景去思考时，这种感觉可能会格外强烈，因为通常很多治疗师会单独与孩子进行治疗工作，也总会以某种方式让家长参与进来，但并不将他们看成带来改变的主要因素。

有时，尽管父母和治疗师尽了最大的努力，但父母能够完全按照 DDP 模式中设定的那样支持治疗的时候永远都不会到来。如果这种可能性包含在了早期的转介讨论中，那么它就成为所有相关人员之间的一个共同决定。相应的选项可能包括如下措施：

- 治疗师为家长和孩子一起提供更为聚焦的治疗，让父母可以安全地参与其中。聚焦叙事治疗就是一个例子。
- 两名治疗师参与其中：一名治疗师使用 DDP 模式并且单独见孩子，同时第二名治疗师提供家长咨询，大概 45 分钟。接下来，两位治疗师、父母和孩子可以进行 30 分钟或 45 分钟的联合治疗。负责为家长提供咨询的治疗师会指导和帮助家长。这样做可以提供足够的安全感，因为治疗师不需要也聚焦于孩子。由于孩子有自己的治疗师在场，孩子的安全感也提高了。随着时间的推移，增加父母和孩子在一起的时间是有可能的。但这并不容易做好。良好的计划和敏感性是必需的，而且两位治疗师需要非常了解彼此的工作。有些 DDP 治疗师更喜欢常规性地与固定搭档两人一组一起工作，且从工作初期就非常擅长以这种方式开展工作。
- 有时，支持体系中的其他某位成员可以为孩子提供个人服务，例如家庭支持工作者或儿童社会工作者或青年司法工作者。如果这些工作是被当作一个全面的、聚焦于关系的干预项目的一部分来计划的，那么包括治疗师和父母在内的共同会面就可以定期举行。

开始与父母和孩子一起进行的治疗

即使开始进行联合治疗了，治疗师仍然会在每次联合治疗开始之前单独与家长见面（或通过电话交谈）。这并不只是在治疗开始时，或者当担忧或困难增加时才发生。这是这个治疗方法的一个重要部分，且发生在每一次治疗之前。如果一位家长自上一次治疗后经历了沮丧、悲伤以及愤怒，那么这些都可以在治疗师面前表达出来并和治疗师一起进行探索，以确保一旦治疗开始，家长处在情绪被调节好的状态，并且能够把注意力集中在孩子身上。治疗师还会询问一些可能被拿来谈论的事情，比如本周发生的有趣的、顺利的事情，以及引起麻烦的事情，以开启治疗。在此之后，可以就哪些行为和事件也许可以带到治疗中来探讨和解决进行计划。也可能会有一些相对更久远的事件，治疗师相信孩子已经准备好了去探索。这些治疗前的计划并不严格，如果在每次治疗开始阶段出现了治疗师认为需要处理的情况，那些事先的计划是可以修改或被完全搁置的。治疗师不希望与父母和孩子一起进行的治疗是以询问"从上次治疗结束之后，过得怎么样？"来开启的。如果家长一开始就强调这一周内遇到的麻烦以及分歧，或者很严厉地批评，那么孩子就会迅速开始防御反应，并且进入一个不信任的、退缩的或对抗的状态。那么在能够被认为是 DDP 的治疗性工作开始之前，就需要先进行大量的修复工作。当孩子参与治疗时，在治疗开始的那个瞬间，父母和治疗师就需要准备好，通过使用包括 PACE 在内的 DDP 核心原则来开始治疗。通常情况下，治疗师会用一个或多个最近发生的顺利的和令人愉快的事件来开始，以使谈话能够不带任何防御地开始，只有在对话的动力和势头确立之后，才会引入令人困扰的事件。

　　有时，有必要改变父母咨询和治疗之间的平衡与节奏，让治疗师能够更频繁地与家长见面。这种情况的发生有很多原因，一个例子是，当家长处在被调节好的状态且压力很低时，家长是调谐的（attuned）、敏锐的，能够很好地利用 PACE，而当压力增加时，他们在治疗中会失去共情和接纳的能力。这可能是由于孩子的因素，比如孩子被学校拒之门外，或者暴力程度增加。也有可能是由于成人的因素，比如一个亲密的家庭成员需要得到照料。那可能就需要花更多的时间在父母身上，去支持他们和帮助他们学习、记住并练习自我调节和自我照顾。支持体系可能也需要花时间来增加支持力度，比如家庭支持人员在压力增加的关键时期待在他们的家里，比如放学后。

以下案例展示了当父母需要更多的与治疗师见面时，治疗过程在实践中是如何运作的。

莱斯利身心俱疲，她的伴侣工作得越来越晚，这让她很生气，她认为他是想要避免在芬恩上床睡觉的时候回去。芬恩是他们的长期寄养儿子。莱斯利看上去在治疗前的电话通话中很投入。然而在治疗中，她看上去很疏远，需要更多信号，和更多治疗师"替她说话"以帮助莱斯利用 PACE 对芬恩进行回应的时刻。她对于芬恩在作业上需要帮助表现出了失望。她在多次治疗中批评了芬恩的养父。芬恩变得越来越不投入。治疗师看到，对她自己而言，她有多么容易介入，成为让芬恩投入的那个人；也很容易加快进度，表现出高度的兴趣和好奇；她看到自己越来越努力地为莱斯利示范她希望莱斯利能有的样子，她知道莱斯利能做到。

她跟两位家长在接下来的四周内都没有预约家长咨询。这时间太长了。她现在做了一个决定，这样她正好可以跟芬恩商量一下。她可以跟芬恩说清楚下次什么时间见面。她知道她无法再增加额外的没有芬恩在场只见父母的预约，因为她的日程已经排满了。因此，她必须改变治疗的平衡。

她跟芬恩母子二人说道，"记得吗，一开始的时候我说过，有的时候我可能在一段时间内会多见你——莱斯利，还有芬恩的寄养爸爸；而不会跟芬恩——你见面。现在就是这样的时间。芬恩，再过三周我会跟你见面，而接下来的两周，在我们通常该见面的时间，我会跟你的寄养妈妈和爸爸见面。我想跟他们聊些事情。"

当父母遇到困难而挣扎时，孩子一般是知道的。对孩子来说，看到他们的治疗师意识到这样的情况、并和承担责任的成年人一起为此做些什么，是能够为儿童创造安全感的。过去，通常他们是那个去照料成年人的人。

芬恩的焦虑水平可能会上升，但不管怎样这种焦虑都是存在的。他感觉到了家里紧张的氛围。不做作业能够使养母的注意力从她的悲伤上转移开一段时间。他的治疗师给他寄了一张卡片，让他知道她在想着他，没有忘记他。

治疗师在这三周内会见了莱斯利和她的伴侣吉姆两次。莱斯利告诉她的治疗师，她相信吉姆有外遇了。吉姆说"要是他有那精力就好了"。他告诉莱斯利，是她选择寄养的；他有自己的工作。过了一会儿，他聊到他觉得自己在芬恩那里没有位置。他工作到很晚，是因为他无法忍受当芬恩说再也不想让他读故事——他只想要他的养母——时，他所感受到的伤害。总是莱斯利。莱斯利告诉吉姆，他根本不知道这让她有多累。尽管她是指定的照料人，但他们是一致同意一起抚养孩子的。他只需要在晚上对芬恩态度坚决，不接受任何胡闹。

在接下来的两次会面中，他们探讨了这种经常被养父母或寄养父母体验到的叙事线索。莱斯利开始相信吉姆并没有和别人发生私情。再下一次治疗，他们两个和芬恩一起来了，以与之前不同的方式继续他们的故事。父母双方都加入了由治疗师开启的叙事线索：对芬恩来说，学着同时亲近父母两个人有多么艰难。芬恩之前只有一个家长，他的亲生母亲，而他认识的男人们对他都很刻薄。芬恩不知道该如何做一个爸爸的儿子。吉姆告诉芬恩，他很爱芬恩，会一直在他身边。在开始时，治疗师"替吉姆说"了一些话，在治疗师的这一引导下，吉姆告诉芬恩，在他在另一个母亲身边经历了所有的艰难时光之后，他（吉姆）喜欢看到他和莱斯利变得越来越亲近的那种方式。或许他和芬恩可以两个人周末一起带着狗去散步，然后一起去摘黑莓，这样他们就可以一起做一个派了。妈妈喜欢黑莓和苹果派。

这个例子展示了 DDP 流动性和灵活性的本质。在 DDP 中，治疗师和父母对于增加父母咨询是保持开放的，当父母或者治疗师认为这是必需时，以便维持在有孩子参与的治疗中所需的调谐的和主体间的态度。这种流动，这种平衡，以亲子关系为中心，是有效治疗的基础。

结束

就像所有的治疗一样，治疗一开始就要处理结束的事情。在 DDP 中，治疗师通常会指出，与家长和孩子进行 9 个月的联合治疗常常是必要的，尽管有可能会需要更多的时间。还存在其他的选择，比如，随着孩子的成长，如果需要的话，提供长期的父母咨询同时伴随 6~12 次的治疗。

当使用长期干预模型时，比如第十章中描述的收养支持模型，就可以包括有父母和孩子一起进行的治疗，以及在需要时，还可以进行长期的父母咨询和支持体系咨询。这一模式也被有效地用于长期寄养中。这为结束治疗提供了一个不同的视角，可以用这句话来看待治疗的结束："到目前为止，我们已经一起做得很充分了；在需要的时候，我们可以再次相聚"。下面的长期亲属寄养照料就是一个这样的案例。

一名 8 岁的孤僻男孩与祖父母一起接受了 18 次治疗。家事法庭决定他的祖父母将得到他的照料权。这一切进展顺利。治疗结束时，在孩子的全面参与下，支持体系达成共识，做出一份清晰明确的计划：在孩子开始上中学前 6 个月时重新开始治疗。大家预料，这一转变对他来说将极其困难。治疗按计划进行了 12 次，过渡也很顺利。在治疗期间以及治疗后，治疗师每四个月与祖父母见一次面。孙子一直坚持，他要在 16 岁的时候回去跟他的妈妈一起生活。进一步的治疗安排在了他 15 岁的时候，来帮助他思考自己的计划。这也如期进行了。所有治疗都是同一个治疗师持续参与的。

治疗还包括与他的母亲和祖母的面谈。他决定留在祖母身边，并在支持下与母亲保持联系，同时保护自己免受母亲滥用药物的生活方式的影响。其中包括在他 16 岁时有计划地去探访（他让祖母、社工和治疗师帮助他）在医院中因服药过量而被确认已经濒临死亡的母亲。

当治疗工作趋近最终结束时（比上文提到的场景可能性更高），对治疗中止的考虑可以是出于很多原因，而且取决于最初的目标。有一些整体的关系指导方针，治疗师可以用它们来确定什么时候可能是可以明确计划与父母及孩子的治疗结束的时机。这些关系指导方针包括：

- 家长在家能够自在且自信地使用 PACE，并进行互动式修复。
- 孩子能够用修复来成功应对冲突，而不会产生习惯性的羞耻感和失调。
- 父母知道何时以及如何为自己寻求帮助。
- 孩子能够坦诚且不带羞耻感地谈论一天当中让他高兴的事和让他有压力的事。
- 孩子能够从首要依恋对象那里寻求帮助和安慰。
- 所有家庭成员都享受互惠性互动。
- 父母可以预见到由于过渡或变化可能会发生的退步和挫折，孩子任何退回到过去无益应对方式的情况，都被视为意料之中的事，而不是绝望的理由。
- 孩子对自己感觉熟悉的生活有连贯一致的叙事，并能够讲出他的故事——如果这样做符合他的最大利益。

随着在治疗过程中共同创造叙事，许多治疗师会与孩子和家长一起把这些写下来。有很多方法可以整理和书写这些叙事（Golding, 2014b）。把这些叙事送给孩子，可以作为治疗结尾的一部分。这些叙事总是被看作是互动性的，而从来不是静态的；那里还有待补充。父母经常在几年后说，他们在孩子的卧室里看到了这些故事，是被孩子拿回去的。然后父母就能够注意到并与孩子交谈，想知道孩子可能在想些什么。

在治疗结束阶段，治疗师认可孩子、父母和治疗师之间，以及孩子和治疗师之间关系的重要性。不管做了多少准备，就像任何模式任何治疗的结束一样，有时孩子会大声抗议，说他们不会让它（治疗结束）发生（"我不会让你离开我的。你不可以，我不让。"）；而其他孩子表现出升级行为，以表示治疗也许不能结束。还有一些孩子会第一次不来参加治疗，以避免必须要去经历任何形式的再见。这可能是孩子第一次参与一个计划好的、深思熟虑过的结束。这可能会让孩子回忆起过去所有不那么顺利的结束。此外，孩子可能会对没有治疗师与自己和父母见面的生活感到高度焦虑。这通常与孩子看起来是否愿意来参加治疗没有关系。父母也常常变得焦虑，不知自己能否应付。如果他们仍然来进行咨询，这些担忧就可以直接得到处理。

　　何种类型的结束对孩子和父母来说是最好的，正是要仔细考虑的地方。逐渐结束治疗可以减少焦虑，从每周一次到每两周一次再到每月一次。另一种结束方法可以是在结束治疗的几个月前进行一次回顾。有很多组合方法，治疗师主要要考虑的是，确保孩子体验到一个良好的结束。好的结束并不避免与之相关的焦虑感、丧失感，以及有时还会有的解脱感。帮助孩子体验到，不管可能发生什么，都是治疗师和父母的共同任务。如果 DDP 一直以来都很顺利的话，那么，孩子将能够比在其他治疗中都更轻松地应对结束，因为孩子和自己的父母有了一份更安全的关系，对于失去与治疗师的定期联系，他可以向父母寻求安慰。

　　正如治疗是在依恋创伤的视角下进行的一样，结束也要如此。这些孩子大概很少直接体验过，"再见"可以意味着"保持联系"，所以需要考虑如何向这样的孩子确认，他或她与治疗师的关系是一种依恋关系。数一下孩子"失去且再无联系"的人，在 12 岁之前达到四五十人的情况，并不罕见。在这种背景下，作为治疗结束的一部分，采用某种方式让孩子知道治疗师会把他或她放在心上，会很有帮助。这要在父母的参与下完成，绝对不能成为一种特殊关系。寄送生日贺卡或圣诞贺卡会带来一些问题，比如，治疗师什么时候停止？如果治疗师有一年忘记了怎么办？这些时刻就会与那些孩子失去了的其他人没有寄出的卡片充满联系。偶尔通过父母寄一些特别的卡片，会是一种不同的、更有帮助的方式。

凯瑞在吉娜 12—14 岁两年间所经历的两次寄养安置中为她担任了治疗师。吉娜知道，她的社工和凯瑞保持着联系，凯瑞知道她在哪里，过得怎么样。当吉娜完成 GSCE（普通中等教育证书）时，凯瑞给吉娜寄了一张卡片。

吉娜很快就要 18 岁了。吉娜让她的社工请凯瑞来参加她的 18 岁生日聚会。在对此接受督导之后，凯瑞接受了这个邀请，去待了一会儿。吉娜看见凯瑞的时候，似乎既惊讶又高兴。她带凯瑞去见她的朋友，自豪地介绍凯瑞是她的治疗师。仅此而已，不需要什么解释。吉娜的生活中曾充满了寄养照料者和社工，而凯瑞曾是吉娜生活中的一个重要组成部分。每一个她放在心中的人，作为她所珍视的叙事线索，都收到了她生日聚会的邀请。当凯瑞离开吉娜的派对时，她想到她对来参加派对感到担心的所有原因：这不是一个治疗师的正确行为方式。而现在她知道，她来参加派对的这个决定是正确的。

里奥：和乌鸦说话的男孩

本节中描述的案例是金·戈尔丁（Kim Golding）对一个小孩子及其养父母进行的真实干预。这家人善意地允许金分享他们的故事，所有的姓名和身份信息都已被更改。这个案例展示了，在 DDP 的进程中会有许多具体的细节，是依赖于每个孩子和家庭的独特需求（而设定和执行的）。然而，贯穿DDP 始终的是，DDP 开始于父母和这个坚定有力的承诺：父母是为有发展性创伤的孩子提供最能够改变其人生的共同体验的人，孩子在这个共同体验的基础上去构建新的故事和连贯一致的叙事。

一个留着一头乱蓬蓬黑发的瘦瘦的小男孩向我走来。他很友善，有着活跃的好奇心和活泼、有感染力的魅力。他闲聊起来就好像他一直都认识我似的。你很难不被他迷住。就 4 岁的年龄来说，他算很高的，所以现在看起来年龄要大很多。在过去的一年里，我一直听说这个孩子脾气暴躁、好斗，但我在他身上没有看到任何有关的迹象。我也没有看到那个我知道藏在他心里面的充满恐惧的孩子。他知道我的名字，知道我是谁，也知道我一直在和他的妈妈爸爸一起工作，帮助他们去照顾他。事实上，他今天不是来见我的，而是来和我的实习临床心理学家做评估的。然而，里奥的魅力表现是以我为目标的，他知道他需要从与谁的相处中获得安全感，他知道我是这里的老板，这是一种准确无误的本能，这种本能只可能来自于可怕的早期人际关系经历和体验。

早期经历

里奥出生在一段会对他充满压力的妊娠期之后，这段经历已经在他神经系统的早期发育中留下了烙印。他的亲生母亲可能没有照顾好自己。记录显示，她在孕期体重过轻。她有可能生活在一个充满暴力和恐惧的氛围中。阵痛的时间很久，生产也很艰难，但母亲和孩子第二天早上就出院了。健康家访护士的报告描述说，他的母亲从最早期的上门探访开始就不配合。在这些早期记录背后，是里奥在压力和互相指责中独自哭泣的画面。这幅画面的背景中，他父亲是一个阴暗愤怒的形象。里奥的大家庭看上去是支持性的，但在这个可怕的早期环境中，他们也许是同谋。很快，随着在里奥身上发现了伤，更大的担忧产生了。够了就是够了，里奥在 5 周大的时候被接走了。

里奥的第一个寄养安置，是一对即将退休的老夫妇。他们的本意是好的，但环境对里奥来说却是缺乏兴奋性刺激的。当里奥 10 个月大的时候，他又搬家了。这些寄养照料者都是善良而尽心尽力的人。他们把里奥照顾得很好，并且努力让他顺利过渡到收养阶段。在做决定的过程中，通常情况下，里奥每周都会和他的原生家庭接触一次，一直持续到他一周岁时。很难想象，一个小孩子发现自己被这么多人照顾着时他内心的困惑和恐惧，有一些奇怪和陌生但是安全，没有疼痛，然后突然又出现熟悉的气味和声音，伴随着与其他一些人有关的本能的恐惧。最后，这些人都走了，又出现了一个新的家庭、新的景象、新的声音，以及不变的担心：痛苦和失去什么时候又会再来呢？

搬到收养家庭

里奥 17 个月大的时候，搬去和他的收养父母阿普利尔和唐住在了一起。跟里奥一样，他们都是英国白人。他们有一个亲生儿子迈克尔，想通过收养来完整他们的家庭。进入学步阶段的里奥已经是一个活泼好动的孩子了。没有所谓的"蜜月期"：进入这个家庭的时候就是一个很难取悦、意志坚定、自给自足的孩子，他一开始个子很小，但是对他的年龄来说已经很成熟，至少在表面上看起来是这样。

在接下来的几年里，里奥表现得越来越像一个控制欲很强的孩子。他总是反抗，拒绝坐在婴儿车里，威胁（父母）要解开他的安全带，一个学步的小孩在日常家庭生活中需要做的很多事情他通常都会反对。他也会很顽固，一次能拒绝进食 3~4 天。如果他不想做某事，他会暴怒：他会变得僵硬，浑身发抖，很难平静下来。当别人说出他的感受时，他会生气，但有时候他能够忍受被别人抱着，直到自己能平静下来。妈妈上班时里奥去上托儿所，他在托儿所里表现出同样的行为。对于里奥来说，睡觉仿佛是一个避难所：他睡得很好，而且睡得非常多。他的床感觉像是一个意味着安全感的地方，他把珍贵的东西都放在那里，早上起床的时候他也很少去找爸爸妈妈。

没有什么迹象显示里奥能够把父母作为安全基地。如果他受伤了，他会主动推开父母，然而，外面的世界会带来更大的焦虑。他看上去很自信，但里奥的高度警觉是很明显的：他一进入房间就会扫视并注意到每一个细节。他通过他的魅力、他的要求、有时是通过他反抗和挑衅的行为，来获得控制权。他把焦虑带回家，通过愤怒施加在妈妈身上。由于来自过去的幽灵，他无法向妈妈寻求安慰，尽管他很需要。他害怕妈妈可能会带给他痛苦，所以他去攻击令他产生困惑的源头。

最初的几年里出现了一些进步的曙光。至少在轻微受伤时，他开始接近爸爸妈妈，他允许自己在愤怒后变得脆弱，他会啜泣，会允许妈妈来安慰他。而这些微小的进步迹象，消失在帮助这个小男孩的巨大挑战中，而他的父母也越来越疲惫，对未来感到担忧。

干预阶段一

里奥 3 岁时，这家人被转介到我们这里。因为这种情况是属于我们的典型服务，我们最初为家长和围绕着家庭的支持体系提供咨询。我们帮助他们理解到，里奥是一个高度缺乏安全感的孩子，被对抛弃和拒绝的恐惧所围绕：对于别人表现出来的哪怕任何一点的反对迹象，他都高度警惕。他非常快地就会感到羞耻，这又带来强烈的愤怒。他试图通过一系列控制性行为来应对自己所有的恐惧，包括通过自己高度挑剔苛刻的行为来确保其他人会来照顾他。通过这种方式，他强迫他人关注他，这样他在需要的时候就不必感到是在依赖他们的存在。然而，在他最脆弱的时候，他会转而表现出更自我依靠的行为，拒绝帮助和支持，抑制痛苦的迹象。里奥表现出的是典型的混乱控制型的依恋关系模式。

我们进入与父母一起工作的一年，帮助他们采用 DDP 指导下的养育方法，为此阿普利尔参加了一个"培养依恋"团体（Nurturing Attachments group, Golding, 2014a）。阿普利尔和唐为里奥提供了高度可预测的、细心体贴的和滋养的环境：在 PACE 态度的支持下，他们在感官和情绪层面上提供了高水平的调节性支持。他们修复关系中的裂痕，以此让里奥体验到爱是无条件的。他们为里奥提供了对他经历和体验的反思，这些反思是里奥觉得难以忍受的。这些必须一点点地做，帮助他学着去容许他的内心世界被他人理解。家里开始生长出一些暂时的安全感，但是很脆弱，里奥仍然是一个高度控制性的孩子，很容易有攻击性的爆发。当他们开始长时间挣扎于为里奥找到合适的学校环境时，家庭之外的世界对里奥来说仍然充满压力。

干预阶段二

当里奥 4 岁的时候，我们决定增加一些直接的工作来继续进行养育支持。我们从一个基于马沙克互动法（Marschak interaction method, MIM）的观察性评估开始。这是一个由聚焦关系的游戏治疗（Theraplay）*组织（Booth & Jernberg, 2009）开发并使用的、针对亲子关系的、结构化的观察性评估。这份评估显示，阿普利尔和唐在应对里奥的不安全感方面能力越来越强。他们提供了安全、滋养和涵容的环境，这个环境有着良好的结构，并在里奥需要时为他提供调节性支持。在非常温暖的养育方式中设定结构化安排和界线。里奥对此的反应很好，但是他对控制的需求从来都不仅仅在表面，而且他特别抗拒养育性的活动。值得注意的是，里奥对更年幼的活动反应更好，这暴露了他情感上的不成熟，而这种不成熟常常被他表现出来的假成熟所掩饰了。在这之后，阿普利尔和唐在帮助下在家里引入更多以关系为基础的游戏，以匹配里奥更为年幼的情感年龄。我们希望这能够帮助里奥建立在与父母关系中的安全感，增加调节性支持，并为后续计划中的直接的 DDP 工作提供平台。

在我继续提供养育支持的同时，专家教育团队也在为学校提供一些支持。此外，一名职业治疗师（occupational therapist）加入了里奥的团队，提供感官调节方面的附加支持。

在这一阶段，里奥的确看起来在发展对家庭越来越多的安全感。有的时期稳定性在增长，而有的时期里奥显得更加失调和焦虑。外面的世界对里奥

---

*　一种儿童和家庭治疗疗法，其旨在增进和建立依恋、自尊、对他人的信任和令人愉悦的参与。该疗法的基础原则是，在健康的关系中，亲子间应该有充满乐趣的健康互动。Theraplay 的目的是对自我看法的转变（应把自我视为有价值的和惹人喜爱的）以及对关系的看法的转变（应把关系视为积极的和奖励性的）。Theraplay 是可用于与儿童一起工作的游戏治疗中的一种。——译者注

来说仍然充满了挑战。此外，里奥与迈克尔之间的关系也一直很紧张。有一个有能力的哥哥让里奥很挣扎，并且嫉妒父母给哥哥的关注。里奥和迈克尔之间的竞争将会持续下去，同时每个人都努力去理解这样的手足关系：一个是亲生的，而另一个是收养的。

干预阶段三

当里奥 5 岁的时候，他又一次挣扎在不断升级的恐惧和焦虑中。他一直知道他是被收养的，而迈克尔不是。随着认知的成熟，这件事开始以另一种方式困扰他。他努力想弄明白，为什么有些家庭是慈爱的，而有些家庭是令人痛苦的。随着认知日益成熟，他的羞耻感以及对被抛弃的恐惧也越来越明显。这些事情越来越难以否认，也越来越具有侵入性，影响了他对日常挫折的反应。共情能力的提高，以及越来越多地意识到自己当前的行为给他人带来怎样的体验，影响着里奥。里奥那些来自过去的羞耻感，以及围绕着没有被原生家庭照顾的有罪感，只会强化他现在复杂的情感混合。这导致他非常害怕收养他的家庭也会认识到他的糟糕并且也抛弃他。他不断增长的认知能力使他能够以更复杂的方式了解自己，而他的归因大多是负面的。作为一个被收养的孩子，里奥的身份认同感在很大程度上是贫乏的。和以前一样，他的焦虑和不安通过对母亲的愤怒及挑衅行为表现出来。现在他也能够注意到自己变得焦虑，但是他很难不把这一切理解为淘气。他说自己越来越热，皮肤上像针扎的一样刺痛，说自己身体里有黑色的虫子，是虫子让他变得淘气。他的控制性行为增加了一倍，父母尝试在情感上与他建立联结的努力似乎激怒了他。里奥是一个敏感且有同理心的孩子，他不想伤害任何人。他在家里和学校里那些无法调节的愤怒行为，让他充满羞耻感，也激发了他最大的恐惧。里奥不想自己被看到或被理解。

我继续为父母提供支持，也增加了对学校工作人员的支持，他们似乎都因持续不断的挑战而疲惫不堪。在与里奥母亲的工作中，我们发现了她依恋史中那些会被她儿子的愤怒所触发的元素。她想要对他保持接纳，想要一直在他身边，认识到那些正是他最需要她的时刻。她决定从一位已经认识她的治疗师那里获得一些支持，对此进行进一步的探索，这样当这些触发因素出现时，她就能更加灵活地应对。她和我分享了她的自我探索，因为我也需要理解这些触发因素，以免我在跟里奥工作的时候会在不知情的情况下为她制造困难，这很重要。

里奥被转去进行精神病学评估：其结果是通过药物治疗来帮助他缓解焦虑，并让社区精神科护士（community psychiatric nurse, CPN）给里奥提供一些支持，旨在建立他的复原力和情绪调节能力。在接下来的一年里，里奥安顿了下来，他的调节能力也在改善。他逐渐能够在上午待在学校里了，对同伴的身体攻击也减少了。与此同时，里奥越来越意识到他在艰难地挣扎，并且他正在建立一些信任，相信其他人也许能够在这方面帮助到他。当他和CPN的工作结束时，里奥表达了他的担忧。他想知道，"现在"谁会帮助他们"解决这些问题"，他想知道我是否能帮助他。我已经被"雇用"了，我们准备好了开始与里奥进行更直接的DDP干预。

干预阶段四

当我与里奥见面开始进行治疗的时候，我们第一次见面时的那个有魅力的孩子已经不见了，尽管随着我们一起工作，以及当我观察他跟别人在一起时的样子时，我会看到那些魅力的闪现。比如，他在学校对班主任使用了全面的魅力攻势。跟我在一起时，他想用不同的方式来取得控制。这个6岁的男孩进来的时候就决意要让我看看谁说了算，并且是带着明显的决心——不要被我理解。当我尝试去建立一种主体间的联结时，哪怕是轻微的"联结和闲聊"，对他来说都是困难的。这个受了惊吓的孩子，想要得到帮助去解决问题，却又极度害怕被人知道。我慢慢地前进，跟着他的方向走，但在跟随他的同时，也坚持不懈地尝试着做一些温和的引导。我为治疗设定了一个节奏，帮助他在结构化的治疗开始和结束中感到安全。当谈话太多的时候，我们会做一些相关的活动，取自 Theraplay 的构思（Booth & Jernberg, 2009），但我会继续和他说话，谈论他，也偶尔会替他说话。"替他说话"可能会激怒他，因为这会唤起他的感受。他觉得我对他的共情让他难以忍受，所以我学着去平淡温和地讲话并保持内容切合事实。

举个例子，下面这段对话发生在里奥跟我讲他有了一个新的银行账户的时候，他的账户和他哥哥的不一样，他在跟我讲他的感受。我顺着这条线和他一起探索，为什么这种体验这么艰难。他妈妈和我于是就想到了嫉妒以及他可能感觉自己不如哥哥好。在探索这些艰难的体验时，他感受到了来自母亲的联结。

里奥：妈妈想让我把钱留下来，这样我就可以长大，就可以买东西了。我有一个银行账户。迈克尔也有一个，但是他的很蠢。

金：我想知道，为什么迈克尔的很蠢？

里奥：因为我得到的钱更多。迈克尔输了，因为我的钱比他多。

金：你们两个都有银行账户，两个都在存钱，但迈克尔的账户很蠢。这就是为什么他的账户很蠢的原因吗？因为他没有那么多钱？

里奥：对。

妈妈：（语气温和地）或许，也可能是因为他有一张卡，而你没有？

金：啊，所以你有点嫉妒。如果他有一张卡而你没有，我能理解你为什么会嫉妒。有的时候这是挺难的，有一个哥哥，他有你没有的东西。

里奥开始把一个毛绒玩具往他妈妈面前推。

金：妈妈，我想，也许里奥担心，当迈克尔有了他没有的东西时，你就没有那么爱他了。

妈妈身体往前倾，给了里奥一个拥抱。他忍了一会儿，然后走开了，去要他的饮料。他打开橱柜，好像在找什么东西。我们的谈话暂时到此为止。

里奥最喜欢的活动是把房间里所有的毯子、垫子和毛绒玩具搭成一个小窝。他会依偎在这些东西下面，并且能够忍受我和妈妈轻声谈论他、去理解他现在的体验，偶尔我们也会触及过去。

比如，妈妈告诉我，有一次一个孩子暴跳如雷，里奥被吓坏了。里奥目睹了一切，但并没有参与其中。里奥的反应是跑向妈妈并开始打她。当妈妈跟我讲这个的时候，里奥做了他所能做的一切以使我们分心，要求我们帮他去拿东西。然后，跟前几次治疗一样，他开始专注于我的盒式吊坠，关注我有没有在吊坠里放照片。我简短地跟随了一下他的注意力，我们又一次确认了里面没有照片。然后我把我们所有人带回到之前的话题：当那个孩子变得那么愤怒时，那有多么可怕。妈妈和我聊到，里奥有多不想谈这件事。妈妈想知道，是不是因为里奥对妈妈发脾气了，以及，也许他不想让别人知道这件事。我们聊到，当里奥产生强烈的情绪却不知道该怎么办时，他会有多么困惑。他跑向妈妈，想让妈妈帮他，但是又害怕了，怕妈妈可能反而会伤害他。他有过一个生母，她曾经伤害过他。对他来说，他很难知道现在这个妈妈会帮助他还是会伤害他。里奥安静地待在他的小窝里，一边摆弄着玩具。然后，这样就足够了，他要求我们再帮他修修他的小窝。

随着时间的推移，里奥能够稍微多一些地加入我们了，跟我们一起去思考他的感受，我的"跟随—引领—跟随"模式变得具有多一点主体间性了——他现在允许我们去匹配他的情感，而且越来越能够跟我们共同关注一件事了。

例如，作为某个活动的一部分，我一直在编写一个关于大象的故事，这头大象去上学，却发现没有妈妈的帮忙，上学有点难。里奥对此非常投入，他帮助我思考大象会带哪些东西去学校，以及大象会选择谁作为他上课的搭档。当我为这头大象选名字时，我无意中选了一个能引起里奥共鸣的名字。

金：啊，我们还没有给大象起名字。我们叫他哈利好吗？

里奥：好的！因为哈利是我的朋友，他走了。他会打篮球，而且速度很
　　　快。（带着自豪）他比我厉害，因为我没那么厉害。

金：（匹配着他的活力）哇，听起来是一个特别的朋友。

里奥躲在垫子下面。

妈妈：想到哈利是不是有点艰难？

金：（更加轻声地缓慢地说）想到你的朋友，会不会让你觉得难过？他在
　　　学校里和你一起，然后他走了。想起哈利是不是很难过？啊，这并
　　　不奇怪。他离开了，他那么特别，他擅长篮球，什么都擅长，可现
　　　在他不在了。如果是我的话，我会有点难过的。

里奥：（从垫子下面出来）我想哈利了。

妈妈：（把她的手臂放在里奥身上，轻声地说）朋友们离开的时候就是会
　　　让人很难过，不是吗？

也许恐惧正在减少，而里奥也在以很小的步伐有了一些想要被他人理解的意愿。情感—反思性对话在情感上仍然需要更清晰地流露，但对话在发生。在进行这些更有情感联结的治疗之后，里奥常常需要回到由他掌控局面的状

态。有的时候他会模仿他能真实表现出来的失调状态，但这其实是试图在我们之间制造距离。他抗拒我们帮助他来调节的努力。如果他跑出房间，很少是因为真的痛苦，而是因为他需要重申他是那个掌控一切的人。里奥自己对此的深刻了解，在他后来与妈妈和爸爸的对话中表现得很明显。有时，他对于自己所做的事情的坦诚令人着迷。他还表达了自己对于做了这些事而感到沮丧。里奥正经历着内心冲突，一方面他想和我建立关系，让我帮他解决问题，另一方面他害怕让我接近他。而让我备受鼓舞的是，他越来越有能力允许父母来帮助自己调节，也越来越能容忍父母对他的体验的好奇与共情。在治疗室里的变化看起来似乎很小，但在家里的变化更加明显。

偶尔，我们也会有联结得更为深刻且更富有情感的神奇时刻。

我最深情美好的记忆，是治疗开始变得无比糟糕的一天。一开始我们三个玩了几个互动性的游戏，进行得还不错。有一项活动我在不合时宜的时间做了，而后，我们试着提供的滋养水平让里奥很挣扎。他尝试掌控局面的努力，恶化成了完全幼儿般地大发脾气。他的痛苦是真实的，而我们试图安慰他的努力被拒绝了。我们感到很无助，我和妈妈面面相觑："现在怎么办？"就在这时，一只乌鸦飞过窗户。里奥的注意力被吸引住了，而我抓住了自己的机会。我告诉里奥，乌鸦很担心他，来看看他是否还好。里奥很好奇。他站起来，走到窗边，这时乌鸦正好落在树枝上。我"替乌鸦说话"，让乌鸦来表达我的接纳、好奇以及我对里奥正在经历和体验的事情的共情。接下来，魔法就发生了：里奥用以假乱真的乌鸦叫跟乌鸦聊了起来，然后乌鸦也用叫声回应了他！这样的叫声不断往复，几次，我继续讲我的话，帮助里奥和乌鸦找到那种情感—反思性对话，而这正是他非常难以容忍与我直接进行的。当乌鸦飞走时，我说，乌鸦知道里奥现在没事了。因为这段体验，我们都能以被调节好的状态，回到之前的活动中。

随着我们工作的进展，我对里奥与之挣扎的神经发育困难有了更好的理解。作为一个善于表达的孩子，他经常把这些掩盖在他良好的语言能力背后，但他的父母和我开始意识到，他有更深层的语言表达和语言处理的困难。当阿普利尔和唐寻求帮助他的建议时，这个谜就解开了，我们也理解了为什么学校一直让他压力这么大。这也解释了为什么比起体验性元素，治疗工作中的语言性元素对他来说更困难。我学着去调整我和里奥讲话的方法，更加直白简单，也更多地去确认他已经理解了。

随着里奥对 DDP 工作变得更加开放和投入，我就能够帮助他，根据过去的体验来理解他目前的一些体验。他和妈妈在一起的安全感在不断增强，这在捉迷藏游戏的过程中也能看出来一些，里奥找他的妈妈——在一个小小的治疗室中藏起来并不容易，但其象征意义是清楚明确的。里奥现在变得更自在，允许自己当小宝宝并让妈妈滋养他。

在 Theraplay 活动的支持下，里奥在治疗中对于"共同调节"变得更加开放，但"共同创造"对他来说始终都还具有更多挑战性。我们会一起聊聊天，我们三个人，试着去理解一周里发生的大小事情。然而，在这方面取得的最大进展是在家里，很令人高兴地听说了他和妈妈之间的对话，这些对话表明他正在发展反思的能力，并且愿意和妈妈一起进行共同创造。这也显示他的羞耻感正在减弱，而对他人的共情、内疚以及懊悔变得更加明显。

我在其他地方写过一个我最喜欢的例子，是有关里奥在学校度过的困难的一天的故事（参见 Golding, 2017）。里奥成功地探索了他打另外两个孩子的事件，并在妈妈的接纳、好奇和共情的支持下，理解了这件事。于是里奥决定为这两个孩子们制作卡片，因为他不想让孩子们一整晚都难过，所以他迫切地需要马上把这些卡片带给孩子们。里奥正在了解，他是一个善良的男孩，事情可能会变槽，但他可以帮忙让事情重新变好。在他送完卡片后，他告诉他的父母，他"感觉很好"。

我继续与里奥和他的母亲一起工作，同时为家长双方提供养育支持，一直持续到里奥 7 岁的时候。他还是觉得很难放弃控制，如果事情没有按照他的计划发展，他会很快感到挫败和沮丧。然而，随着治疗的进展，对他来说，应对这一切变得越来越容易了。我注意到他越来越成熟，在他体验到困难的时候，也越来越有能力让妈妈帮助他去应对。里奥看上去在家里感到安全多了。

后记

虽然我们的治疗结束了，但旅程还在继续。当里奥 8 岁的时候，他想要更全面地理解他的人生故事，在他的要求下，我对他做了进一步的短暂干预。在爸爸妈妈的支持下，我们一起探索了在他和亲生父母一起生活的五个星期里发生了什么。他的成熟和对此的参与度令人印象深刻。之后，他描述了他的悲伤，他想，也许他不应该问这些问题的，但总体来说，这在他理解和发展积极的自我认同感的过程中，是积极的一步。

撰写本文时，里奥已经 10 岁了。他在家庭中的安全感持续在增长，但令人遗憾的是，适合他的学校难以找到，寻找工作仍在继续。

妈妈描述了最近发生的一件事，这件事能够诠释里奥所取得的进步，我将用她的话来结束这个案例研究。

更多的好消息——好吧，是只有存在依恋问题的孩子的父母才会认为的好消息！我们最近做了很多次旧物销售，数钱是我和里奥的工作。遗憾的是，我数了一下，在我离开房间的时候，里奥偷走了 6 英镑*。（这是上星期五。）星期天早上，他坚持要我们俩数他的钱。我觉得很奇怪，因为我知道他只有大约 1.40 英镑。总之，他把钱包拿了进来，然后数出了 7 英镑，正准备

---

* 英国国家货币和货币单位名称，可按实时外汇牌价兑换成人民币。——译者注

开始数铜板的。我问他这些额外的钱是从哪里来的，一开始他就生气了——无疑是一种羞耻的迹象。我告诉他，当他可以谈论这件事的时候，我会陪在他身边。大约 30 分钟后，他过来告诉我，他拿了那些钱。他一直在内疚中挣扎——想要把他有的全部都给我以作弥补，但我只是不断地重复说，每个人都会犯错，而他来告诉我这件事，让我多么骄傲，以及这样做一定非常艰难。说实在的，他现在超级震惊，因为我增加了他的零用钱，但他必须通过完成指定的工作才能得到，也就是说他在能够纠正错误的成熟度方面表现出他已经为此准备好了。我无法告诉你我有多么为他感到自豪——对于任何一个把事情弄得一团糟的孩子来说，这都很困难，但他取得的是飞跃似的进步……！我早上刚把他送到品尝师那里，他能够告诉我他很害怕，不想让我离开。太让人惊叹了！所以，治疗性的养育确实有效……只用了八年半的时间！

结　　语

　　良好的开端，是有效地进行更多认知信息共享的过程，它为随后创造了一个觉察共享和目标互补的背景环境和氛围。这使父母的工作和治疗的过程能够聚焦在情感联结以及在需要时为行为设置必要的限制上。治疗中会把叙事线索编织起来，成为一个故事。治疗之外的情节有很多，而且不同的故事间相互联系。治疗可以被看作是找到能够把故事联系在一起的线索的过程。其中一个线索是治疗师和父母之间进行的工作。另一个是治疗师、父母和他们的孩子共同承担的工作。在任何时候，这些线索都会以不同的方式交织缠绕在一起。治疗师与父母和孩子之间的工作线索可能会持续很长时间，也可能会来来去去。决定模式的，是治疗师与家长之间的联结性，通过这种联结性，治疗师能够使父母有能力最好地帮到他们的孩子。随着孩子长大成人并做出选择去发展自己的故事，这种模式有时也包含治疗师和孩子之间的线索。

第六章

与家长的复合型
治疗联盟

在与有发展性创伤的儿童的家长一起工作时，治疗师扮演着多种角色。治疗师必须专注于与家长的关系，以确保家长在与治疗师打交道时是安全的、开放的、投入的。在此之后，她必须准备好成为家长和孩子所需的顾问、教师、治疗师、支持人员、教练和导师。一直以来，治疗师与家长的互动方式，和家长与孩子的互动方式——或家长与孩子将来的互动方式——相似。当和治疗师在一起逐渐感到安全时，家长就会开始进入互惠性交流，这种交流会逐渐发展为叙述故事。这些故事包括关于养育孩子、关于家长自己的童年，以及他们生活中关于骄傲和羞耻的故事。此后，治疗师便能够了解家长对自己的看法以及家长自己的叙事。有了这个基础，治疗师就开始与家长一起寻求可以共同帮助孩子的方法，来解决与发展性创伤有关的主题，并且围绕着孩子与父母的关系发展出新的主题。在涉及治疗联盟发展的这个复杂旅程中，治疗师与家长之间的关系可能有时会破裂。也许家长会在某种程度上感到被责备了，也可能会因为孩子还没有接受治疗而感到沮丧。在这些时候，治疗师要努力修复与家长的关系，这样他们才能一起为了满足孩子的需求而共同努力。

发展与家长的治疗联盟

本节将探讨在信任和理解的基础之上治疗师与家长建立关系的重要性。这为相互尊重奠定了基础，对于支持持续干预至关重要。治疗师会对家长采取 PACE 的方式，帮助他们反思自己的依恋史，并帮助家长唤醒任何显然存在于心中、却被阻断了的（对孩子的）关爱。

了解家长

治疗师最初会聚焦于家长对孩子的体验。促使家长们来见治疗师的正是这些体验，所以家长们需要一个空间来分享他们遇到的所有挑战和挫折。了解家长的过程就从这里开始。他们的谈话可能始于愤怒，沮丧，恐惧，甚至羞耻。你只需要不带任何评判地倾听，理解和等待，只需要有趣、接纳、好奇和共情（PACE），也可能不需要太多的"有趣"。当他们讲述故事的开始时——这可能是最难的部分——他们需要知道你明白这有多艰难，明白这对他们有多重要。你可能会从中发现一个暂停的时机和探索的开始，去探索他们几年前决定成为父母时所怀抱的希望和梦想。这可以帮助父母感觉到自己是从一个比他们目前面临的挑战更广阔的视角被理解了，体验到治疗师是真正地了解了他们。家长的疑虑是他们的希望和梦想也许不会实现，而你所做的这些可以帮助他们更加安全地表达这种疑虑。从这里开始，他们也许会变得脆弱。他们现在没有责怪，没有愤恨，只有痛苦。当家长开始分享这种痛苦时，当你能听到、理解、共情家长而不是评判他们时，他们可能就会开始信任你。

这些早期的对话中，家长需要感受到的是，治疗师感受到她或他是一个尽其所能关爱孩子的好人。当后期治疗师开始探索以及质疑家长处理孩子挑战性行为的方式时，治疗师对于家长的积极意图和品质的主体间体验将会降低家长产生防御心理的可能性。

在治疗开始时，家长相信治疗师珍视他们的动机和为孩子所付出的努力，这一点至关重要。治疗师体验到家长的勇气和他们所面对的挑战，并主体间地交流这种体验，以使家长感到安全，这一点也至关重要。治疗师和家长需要成为一个团队，相互合作，相互信任，一起尽最大努力满足孩子的需求。有时这可能非常具有挑战性。治疗师想保护孩子，当家长讲到一些后果不断升级的故事和在不适当的时候几乎不带着对孩子经历的同情心地干预孩子时，就很可能会触发治疗师自己的警报系统，并使治疗师产生纠正和说教的欲望。而恰恰就是在这些时候，治疗师最需要牢牢把握住 PACE 产生改变的可能性——一种需要贯穿所有互动的存在方式。

被阻断的关爱

养育一个长时间有多种挑战性行为的孩子是非常有压力的。在照顾遭受过发展性创伤的孩子时，最大的困难之一是孩子似乎对家长的关心和照顾没有回应。受过创伤的孩子的家长经常说，他们觉得孩子只是寄宿在他们家里，或者感觉孩子只要不跟他们住在一起，住在哪里都行。

亲密关系，无论是伴侣之间还是家长与孩子之间，在他们是互惠的时候，才在神经上和心理上效果是最佳的。在我们大脑中，负责养育的和负责依恋的是同一个系统（Hughes & Baylin, 2012）。孩子的依恋行为包括想要与家长亲近，与家长在一起时感受到快乐，熟练地解读家长的社会—情感信号，以及珍视构成他们之间互动的日常惯例和仪式的意义。这些依恋系统由照料者大脑中的对等系统激活。当养育者开始放弃并且无法回应时，依恋行为会减弱。孩子则会更进一步远离对联结的寻求，而养育者发起互动和回应孩子的渴望和意愿也会减弱。家长会变得不那么愿意靠近孩子，不再那么享受与孩子在一起的时间，也不再那么有兴趣解读孩子的社会—情感信号，在他们的日常惯例和仪式中体会到的意义也减少。孩子"被阻断的信任（blocked trust）"导致了父母"被阻断的关爱（blocked care）"。这并不是自私的标志；

相反，它代表了家长对于持续被拒绝的痛苦的自然反应。

帮助家长理解和认识被阻断的关爱的神经心理学状态，有助于家长理解那些使他们充满羞耻感的体验。他们可能已经开始不喜欢、而且开始不停责备他们的孩子，反复做出努力要去对孩子施加越来越大的控制，或者最终放弃。他们的神经使得他们处于一种长期的自我保护状态，几乎没有给孩子留下什么空间。

当家长正在体验被阻断的关爱时，向家长提供心理教育，让家长理解被阻断的信任和被阻断的关爱的本质，是很有价值的。这可以帮助家长记住，她的孩子还是个孩子，不是一个成年人，帮助家长对孩子的成长经历抱有同情心。这些信息可以使家长比较少地把孩子的拒绝体验为是针对她或他个人的，并且对孩子的行为更有耐心。

有时此类信息还不足够。那么家长依赖于治疗师的关怀便至关重要。治疗师可以帮助家长反思，自己是否可以依靠另一个成年人，比如伴侣或最好的朋友，和自己以互惠的方式相处。如果家长自己的依恋倾向能够成功允许另一个成年人来照顾她，那么她就更有可能体验到她自己对孩子的关爱和照顾的意愿再次被激活。下面的例子展示了被阻断的关爱以及治疗师的回应。

"有时候我真受不了他！他看着我就好像我是透明的，像我不存在一样——就好像我对他来说什么都不是！收养他是我这辈子做过的最差的决定！"

詹妮尔 3 年前收养了她 7 岁的儿子内森尼尔。从那以后，她的生活越来越糟。她与家人和朋友越来越疏远。在其他人看来，内森尼尔是一个安静、可爱、温柔的男孩，他可能是大多数父母理想中的那种孩子。当詹妮尔表达自己因为内森尼尔与她的距离感和对她的冷漠而感到沮丧而挫败时，人们通常惊讶于她居然在抱怨她的儿子。当她的沮丧逐渐演变成了愤怒，这种惊讶也逐渐变成了反对，因为她好像在拒绝自己的儿子。甚至连詹妮尔的丈夫吉姆也开始说，她的期望值可能太高了，她需要接纳内森尼尔本来的样子。

凯伦，一位双向发展心理治疗的治疗师，詹妮尔在 4 个月前联系了她。在詹妮尔说的时候，凯伦一直在听。两个月前，在联合治疗刚刚开始的时候，詹妮尔对治疗能够马上带来变化充满希望。但现在她不相信有什么能够带来改变。

然后，凯伦说："你一直在付出，付出，付出——一个好妈妈就是会这样做。而他似乎在拒绝，在拒绝你。就好像他并不想要一个妈妈，只想要一个能满足他生理需求的人，可能任何人都行。"

詹妮尔回答道："是啊，我做错了什么啊？我怎么了？我难道不比他的第一个妈妈强吗？她整天喝酒睡觉，只有在因为内森尼尔打扰她然后冲内森尼尔吼叫的时候她才跟他说话？

"你已经那么充分地准备好去给予他第一个母亲不曾给过他的一切——那些可能在他还是蹒跚学步的婴儿时就极度渴望得到的——可他却好像在说，'别麻烦了！我不想要！'"

詹妮尔哭了出来，"**他不想要我！**"

凯伦用她的表情和声音表达了她对詹妮尔的共情，匹配着詹妮尔的痛苦，和詹妮尔一起体验她的痛苦。当詹妮尔的哭声逐渐变得缓和时，凯伦静静地跟她坐在一起，自己眼里也含着泪水。凯伦轻声说，"我看到了你是个什么样的母亲。我必须要帮助内森尼尔让他也看到。也许这样就可以帮助他不再害怕让你做他的母亲。"

"他为什么要怕我？"

"他害怕当他开始需要你的时候，你会不喜欢他的依赖、他的哭泣、他的需要——然后你就不再想要他了。他真的不相信他对你很重要。而你也不相信你对他很重要。"

"我们怎么做才能让他知道他对我很重要呢？"

"首先，当他不停地说他不想让你做他的母亲时，我要帮助你找到你的力量，让你坚持做他母亲的力量。接下来我们就要接纳、理解并共情内森尼尔的孤独感，他不断把你推开的这个行为背后的孤独感。然后我再来帮助你保持住你的力量，继续做他的母亲。"

"凯伦，我能相信你不会放弃吗？"

"当然。"凯伦带着信心和关心说道。

"那告诉我接下来我们该怎么做。"詹妮尔回答道，在她的声音里带着一点凯伦的自信。

依恋史

当我们为人父母时，我们自己的依恋史比我们没有处于养育关系中时更活跃。在各种不同情况下提供关怀，可能会激活我们对自己被照料时的类似情况的记忆（有意识的或无意识的）。孩子的行为也可能会激活对我们自己童年行为以及童年时父母对我们的回应的记忆。如果孩子由于发展性创伤的经历而表现出非常有挑战性的行为，就可能会激活一系列来自于我们自身依恋经历的记忆。如果在我们自己的成长经历中有未解决的（或部分解决的）创伤性体验，而我们的孩子正好以会触发那些未解决的体验的方式行事，那么我们就有可能会变得失去调节能力、解离以及出现防御性或攻击性反应。

当治疗师询问父母自己的依恋史时，他们可能会感觉自己受到了威胁，所以最好以一种开放和投入的方式来处理这个主题，以 PACE 的态度来回应任何的防御。我们要向家长说清楚，所有的父母都会被问到他们的依恋史，因为我们在抚养孩子的过程中都会受到我们自身经历的影响，而孩子非常具有挑战性的行为使我们自己的经历更有可能被激活。此外，治疗师可能会让父母知道，仅仅是反思自身经历，看到我们自身经历与我们当下对孩子行为的反应之间的联系，往往就足以减少这种行为对我们的影响。通过反思和理解，我们通常能够克制住自己对行为的反应，理解孩子的行为，然后选择最佳的回应方式。当然，有时父母依恋史中未解决的体验可能需要更多的时间和努力来解决，然后父母才有能力在联合治疗中为自己的孩子提供安全感。在这种情况下，父母可能需要在与孩子进行联合治疗之前或同时，进行自己的心理治疗。

克里斯持续表现出充满挑战性的行为，他的父亲格雷格对治疗师对此的想法越来越不耐烦："好好好，我明白了。他失去了他爷爷，他很想爷爷。但这都四个月了，他必须知道生活还是要继续的，他有他的责任。他的爷爷也是我的爸爸啊，你明白吗，可我已经开始继续我的生活了。"

治疗师回应道："我听到了，你在表达你理解儿子失去爷爷的悲痛，你担心这种悲痛可能会变成他不去做他需要做的事情、不去负该负的责任的借口。你想要支持你的儿子，而你担心我这么长时间一直为爷爷去世而聚焦在PACE上会阻碍儿子去面对他的责任。"

"对对对。我觉得我们都应该告诉他，他需要的只是前进。"

"这就是你在他这个年纪时得到的信息吗？我记得你的双胞胎妹妹在你11岁时去世了。你还记得你的父亲后来是用什么方式帮你处理事情的吗？"

"过了一个月左右，他说，你不要再想这件事了。他告诉我如果我能集中精力在我的家庭作业和家务上，或者也许多花点时间跟我的朋友待在一起，就会好一点。"

"他是怎么应对女儿去世这件事的呢？"

"我不知道。我们从没聊过这个事情。他看起来没什么不同。你知道，我就记得我很希望我们哪怕有一次能坐下来一起难受。那样就不会看起来只有我一个人在难过了。"

"如果你的父亲能和你坐在一起，也许搂着你，跟你一起回忆妹妹，会发生什么呢？"

"我会哭，真的会哭。可能他不想那样。"

"为什么呢？"

"我不知道。可能会让他难过，他不确定自己能不能承受。"

"你有和你的儿子那样坐过吗？"

"我觉得我可能一直以来都在害怕跟他一起坐下来。我怕我可能会开始哭，而那对他不公平。"

"对他不公平，是因为？"

"因为他需要看到我很坚强，这样他才能坚强起来，在生活中遇到像这样的事情时能够处理好。"

"你是担心你们一起难过会让你们俩都更脆弱吗？"

"我想那是我爸这些年来教给我的东西——如果你让自己悲伤，你就会变得软弱，然后你就没法像你需要的那样坚强。"

"这就是你想教你儿子的吗？"

"我不知道我想教他什么。"

"这样教他怎么样呢？如果你们一起为这个对你们两个都很重要的男人的离去而悲伤，并且互相安慰，你们也会一起变坚强，而不是你试图独自处理你的悲伤，通过让悲伤消失的方法。"

"也许我想教他这个。也许我不确定我是否能做到。"

"也许我能够帮你，让你感到足够安全地去跟儿子一起难过。也许你父亲的去世能帮你学到一些他在世的时候一直不知道如何教给你的东西。"

"那就太好了。"

对父母的 PACE

当我们以 PACE 的态度来回应父母的脆弱或防御行为时，我们既在他们感到痛苦时支持他们，又在他们与孩子产生联结时帮助他们理解这种痛苦——对**他们（即指父母）**而言正在发生什么。这将是我们的第一次体验，对 PACE 及其价值的体验。这种对 PACE 的直接体验，比我们陷入仅仅对 PACE 的描写、告诉他们、甚至也许是对他们讲授 PACE 以及训诫他们为什么应该对他们的孩子做这些的那一种窘境相比，其产生的影响要深远得多。

无论治疗师是提供养育支持，还是帮助父母为和孩子一起的治疗做好准备而与他们面询，PACE 都将是工作的核心部分。如果养育支持是以 DDP 为指导的，PACE 就会始终伴随着问题解决的过程。治疗师与父母形成了情感联结，这支持着他们对养育任务或养育决定所进行的共同反思。治疗师会聚焦于与父母一起进行充满好奇的探索，这自然而然地会降低想要解决问题以及在没有首先理解发生了什么的情况下就想要获得快速解决方案的渴望。对父母和他们的经验抱有深切的好奇，且这种好奇由对所发现的一切的接纳以及对父母的挣扎与挫败的共情所支持，使父母也进入一种更加反思的态度，由此他们能够开始去重新发现他们的孩子。这种更加反思的姿态也可能会帮助父母调节他们在情绪上的对孩子挑战行为的反应。

融入了 PACE 态度的谈话，能够在不涉及问题解决的情况下带来改变。这就是通过彻底的接纳带来改变的悖论。当治疗师和父母一起探索行为、困境及其引发的反应时，父母常常会意外地发现前进的道路。

通过 PACE，治疗师首先理解父母对孩子的养育体验。养育对他们有什么影响？他们什么时候失去共情能力，或者觉得很难保持接纳？他们对孩子的行为有什么恐惧？这对他们有什么意义？这些都帮助父母去探索是什么触发了他们进入对孩子的防御性反应状态，帮助他们去打破"被阻断的信任"与"被阻断的关爱"两者相遇之后的恶性循环。这种充满同情心的、协调合拍的探索，使父母得以发展他们尝试新事物的灵活度和能量。

接下来，治疗师可以帮助父母也去理解孩子的体验。一起去思考和探索现在什么可能正在发生在孩子身上，以及这如何与过去相联系。随着这种理解越来越深，父母将有能力更好地与孩子联结。在开放和投入的联结的基础之上，治疗师和父母可以一起思考如何养育孩子。养育变成了一个建立联结和行为支持的过程，这增加孩子的安全感，相应地也让孩子的反应变得更加灵活。

随着父母建立起对治疗师的信任，治疗师就能够开始去探索父母各自最艰难的经历。治疗师将接纳并共情父母可能感到的羞耻感、愤怒、恐惧、绝望或无望。他将为父母提供共同调节——当父母自己不再被评判，他们就能够不再需要责备孩子，而更有能力反思自己的体验并理解孩子的行为。关于如何养育孩子的具体思考，将从这种安全和好奇的探索中产生。家长们会发现，他们需要为孩子所提供的纪律管教、结构化的安排和行为上的支持，将被 PACE 赋予力量。纪律管教，将以理解和接纳为支撑，为孩子提供引导和教育。孩子会以不同的方式来体验这种纪律和管教；它会令孩子感到意外，然后随着时间的推移，帮助孩子变得更加开放，更加信任别人，同时越来越相信父母的好意，越来越有把握于他们无条件的爱。PACE 将他们所有人都带回到一个能够开始去信任这份他们正在共同构建的关系的地方。

一位治疗师正在与一位养母会面，为她提供一些养育支持，以度过她孩子人生中的一段困难时期。

> **治疗师**：看到她又一次变得这么紧张这么愤怒，已经很艰难了。在情况都已经平静得多了之后又回到这种状态，我猜一定很难。
>
> **家长**：是的，在某种程度上，这比她一直这样的时候还要更难。我们那时已经习惯了，那时是每天都这样。这一次让我很惊讶。她那么生我的气，我根本不知道该拿她怎么办。她说的那些话，有些我真的没法不管她。
>
> **治疗师**：是的，我能明白这有多难。我在想这其中有些东西一定很伤人。
>
> **家长**：太对了。就好像我们完全一点进展都没有。她现在不想跟我们住一起，就像她刚搬进来的那天一样。
>
> **治疗师**：是的，我知道那有多难。你一直那么努力帮她能感觉到安全，现在却感觉完全没有进展。我想知道，最困难的是什么呢？
>
> **家长**：我觉得自己很没用，像一个彻头彻尾的失败者。我那时怎么就觉得自己能养育孩子呢？

治疗师：我记得，我第一次认识你的时候，情况有点相同。那时你也觉得自己没用。你还记得吗，我们想到过所有你曾经接受过的生育治疗，当时失败的时候你觉得那是你的身体在告诉你，你不能成为一个母亲。

家　长：是的，我还记得我们想过，这可能还要往回追溯到更早之前，我妈总是把我当成一个没用的女儿，现在，我就觉得自己是个没用的母亲。我回到那个同样的情况了，不是吗？我其实本来没有想过，但是当雅子开始对我大喊大叫的时候，她跟我说我没用，她再也不想要我当妈妈了，那个时候我就真的又回到当初的情况了，不是吗？为什么我就没意识到呢？

治疗师：这我能理解。处在其中的时候是当局者迷的。她确实给了你精神打击，不是吗？当她让你觉得自己那么没用的时候，你很难对自己或是对她保持开放。

家　长：但那是我必须要做的，对吗？不是关于她生气我要怎么惩罚她这件事，对吧？而是我应该如何保持心态开放，这样我才能触及她愤怒背后的东西。谢谢你提醒我。

深化及扩展治疗联盟

当父母们学会与治疗师进行开放和投入的对话时，他们也就明白了与孩子进行这种对话的价值。随着他们渐渐能更自如地进行这样的对话，他们就会发现自己的人生经历、知觉、价值观和信念对养育过程有很大的影响，而孩子的生活经历极大地影响着他的日常行为。通过在治疗师的头脑和心灵中被安全抱持的体验，家长逐渐开始理解孩子也被抱持在他们的头脑和心灵中的价值。通过与孩子的治疗师之间的关系，父母发现了为什么他们与孩子的关系，是孩子可能会取得任何进步的关键因素。

　　信任建立起来之后，家长就能够依靠治疗师来直接学习新的方法，促进孩子在治疗中和家中的参与度。当父母不防御的时候，他们就可能会积极地回应治疗师对他们的指导、为他们做的示范、和他们一起进行的实践练习，并允许治疗师在他们提升自己对充满不信任感的孩子的照顾技能这一旅程中，充当自己的依恋对象和导师。家长可能会和治疗师一起进行角色扮演，去尝试在冲突中与孩子相处的替代方法。他们可能会以治疗师为榜样来学习如何表达对孩子行为的好奇，同时保持必要的开放和投入以及接纳的态度，这就有可能让孩子愿意进入对话，与父母谈论令大家困扰的行为或他们脆弱的恐惧。家长可能愿意接受治疗师对他们的指导，克制自己对于孩子挑战行为的防御性反应，这样家长就能够保持开放和投入。他们也可能直接学习，在为让孩子安心或者为解决问题而做任何努力之前，如何先对孩子的痛苦表达共情。

　　一旦治疗师判断父母能够积极地参与和孩子一起的联合治疗，孩子就会被带到治疗中来，双向工作就可以从这里开始了。这自然是治疗师开始直接了解孩子的一个机会，一直以来她都只是听说关于这个孩子的事情；这也是一个观察亲子关系并更细节地理解亲子关系内部的力量和脆弱的机会。父母治疗和双向治疗穿插进行，父母就有机会开始探索他们对于治疗的反应，提出任何关于治疗的疑问，并且根据和孩子一起在治疗中的实时体验来接受进一步的指导。对于在治疗中所观察到的父母的表现，比如关于调谐、PACE以及安抚和乐趣，父母治疗也让治疗师有机会以具体的例子给予父母直接反馈，这将支持父母去加强他们帮助孩子成长的技巧和存在方式。

　　当父母有能力在提供PACE和安全感的治疗中与孩子在一起时，他们的参与就将做出巨大的贡献。他们的出席会帮助孩子处理他们的创伤、整合他们的经历以及加强亲子间的情感纽带。家长开放而投入的参与能帮助孩子在探索恐惧和羞耻的主题时感到安全。他们可以共同调节孩子难以应对的情感状态，同时帮助孩子对所经历的事件形成新的理解。当孩子探索创伤性事件时，家长能够以治疗师做不到的方式给孩子提供安慰。这样的安慰进一步加强孩子对他们的依恋。当孩子表达怀疑和不信任后，他们充满 PACE 的回应会增加孩子对父母及他们之间亲子关系的信心和信任。

从不信任到信任——与祖父母的工作

下面的合成案例是一个与祖父母一起工作的故事。经历过发展性创伤的儿童，常常与亲人一起居住，来代替寄养机构。这个故事的灵感来自于金曾经服务过的很多家庭，但这个故事中的人物均为虚构。

当我放下电话，我感到心中涌起一种满足感和希望。当我在电话中听到家长处在痛苦中，她的挫败和对事情不会发生改变的恐惧情绪需要发泄时，这并不是我通常的反应。不过，对我来说，娜奥米也并不是一个普通的家长。我有幸与许多寻求心理专家帮助的父母一起工作。然而，娜奥米只是因为她害怕不这样做的话会失去她的孙子才和我产生了联系。她来自一个旅行者（罗马）社区，她一直不信任外部服务及这些服务可能给她带来的影响。我有幸被允许进入她的生活，这样，信任就可以按照她自己的节奏慢慢建立起来。她是 7 岁的史蒂夫的祖母，也是他的亲属照料人。她花了 9 个月的时间才建立起足够的信心给我打电话，向我吐露她觉得事情很棘手。这份信任来得很慢，而在慢节奏的干预中维持支持体系运转，一直以来都是一个挑战。

我回想起我第一次参加支持体系会议讨论史蒂夫的时候。他从外表看起来很难对付，其实是掩饰着内在的焦虑。史蒂夫是一个很有挑战性、很考验养育者能力的孩子，被他的祖母娜奥米和继祖父威廉带大。他们第一次开会就缺席了，这很惹人注目。这个支持体系很分裂，关于史蒂夫接下来该怎么样，每个人都有很强势的想法。史蒂夫很少按时到校，有时候根本不来学校，学校工作人员很艰难地应付着这个在课堂上制造混乱的孩子。他们认为史蒂夫的家庭对史蒂夫的影响不好，希望史蒂夫能搬到当地政府的寄养照料机构那里，远离他的家庭。家庭支持人员赛瑞斯感到很沮丧，因为她发现想要与史蒂夫的家人沟通是很困难的，而且担心史蒂夫有太多时间在没有监护的情况下在祖父母家和娜奥米的妹妹安妮家之间来来去去走动。安妮住在离娜奥米两户之隔的地方。她也担心史蒂夫和他父亲约翰之间那种"偶然"的非正式碰面，而社会照料团队并没有批准他们会面。社工盖瑞坐在我对面。我之前跟他合作过，并且相信他的判断。他表达了一些担忧，但他觉得史蒂夫理当有机会在家庭中成长。他坚信史蒂夫应该在他的旅行者社区里成长，他觉得娜奥米和威廉也愿意为此投入，尽管他们的一些养育方法让人担心。盖瑞想让我与娜奥米和威廉一起工作，让史蒂夫能和他们待在一起。

我对他们这个支持体系感到好奇。我想知道对娜奥米来说，按时让史蒂夫到学校为什么这么困难；我也思考了安妮能够给娜奥米提供的支持。但这种好奇并没有得到回应，反而被这个支持体系中成员的焦虑以及他们希望看到事情发展得更快的意愿所遮掩了。我毫无进展，所以转而去共情他们对孩子的担心及他们想要为史蒂夫做正确的事情的愿望。这其中有一些我们都承认的共同目标。在社工的支持下，我建议由我去尝试让娜奥米和威廉得到一些养育方面的支持，但我也提醒这个进展可能会很缓慢。有人担心我不会为史蒂夫提供治疗。我解释说，除非祖父母更能接受我们的帮助，理解并能接受 DDP 模型，否则对史蒂夫的治疗不太可能有用。依恋关系是史蒂夫困境的关键，他需要他目前的依恋对象能够完全投入到所有的干预中来。虽然不情愿，他们还是同意尝试一下我的提议，并且参加后续和我的会面。对干预而言，这并不是一个最吉利的开始。

当我第一次家访去见娜奥米和威廉时，我的精神更加低落了。他们住在自己家里，离地方政府提供出租的房屋地点不远，其他家庭成员和社区成员都住在那里。我也知道有几个家庭成员跟他们住在同一条街上，包括安妮。我能想象，仿佛看到有人在拉动窗帘，站在窗后看着一个陌生人出现在这个关系紧密的社区里。当我站着等待的时候，我能听到门后狗叫的声音。我自己脑中想象到的是猎犬或者是斯塔福德郡斗牛梗（一种英式短毛犬）。我意识到我必须要质疑自己的刻板印象，并决定在我的督导里提出这个来讨论。原来那是两只西部高地梗，是一对母女。当门打开的时候，我简略地回想了一下围绕着史蒂夫的这个牢固社区，感到一阵悲伤，因为这通常不是英国现代生活的特征。

不出所料，第一次会面很棘手。娜奥米把我带进他们非常整洁的客厅，很有礼貌，但充满猜疑和戒备。我不知道她是否因为我的拜访收拾过，不过我接着自嘲是我把我的标准强加给了这位女士。我猜想，清洁对她来说有着很重要的价值。我看见角落里有一盒玩具，墙上贴着史蒂夫的照片。史蒂夫在这个家里是有一席之地的。我听见威廉和他已成年的儿子托马斯在谈论他们的废金属生意，不过他们一直在厨房里，我看不见他们。我知道最近当地教堂发生了一些铅管失窃事件，这被归咎于是旅行者社区。我能理解他们现在不欢迎外人来家里。

接下来的 9 个月是一个与娜奥米和威廉缓慢建立信任的过程。我试着从他们的角度来理解他们的家族史，也试着去共情他们因为娜奥米的儿子、史蒂夫的父亲约翰而经历的困难。娜奥米 16 岁时嫁给约翰的父亲，她的婚姻并不幸福：我怀疑有家庭暴力，尽管直到我更了解娜奥米时，这一点才得到证实。约翰和默茜在学校相识，16 岁时结婚，默茜怀孕了。他们尽了最大努力，但他们那时非常年轻，史蒂夫的需要经常被忽视。约翰很容易生气，而默茜则陷入了抑郁。娜奥米当时已经嫁给了威廉，她尝试去支持他们，娜奥米和威廉也经常照顾史蒂夫。然而他们却无法阻止默茜和约翰越来越严重的药物成瘾。默茜和约翰也许是用这些来应付不断恶化的心理健康状况，而不寻求外界的支持。不幸的是，默茜在史蒂夫 3 岁时死于一次药物过量。史蒂夫在非正式地安排下来与娜奥米和威廉住在了一起。威廉和托马斯尝试让约翰参与到生意中来，但约翰变得越来越麻烦，越来越失控。当约翰对史蒂夫的肢体虐待越来越明显时，儿童保护方面的问题就被提了出来。史蒂夫被送到寄养照料机构待了一段时间，同时对于娜奥米和威廉的评估也在进行中。正式的亲属安置是一次对他们承诺照顾史蒂夫的信任投票，但他们必须同意约翰不可以来他们家，而只能在社工安排的联络会中与史蒂夫见面。他们也知道史蒂夫可能会在任何时候被与他们无关的系统带走。难怪他们对我的来访充满怀疑。

我不带评判地倾听，对于提供建议谨慎而犹豫，努力去理解一种与我自己的生活不同的文化，努力去理解一份个人生活史，它反映着成长在一个遭受很多歧视的少数群体中所面临的诸多挑战。在他们紧密的家庭纽带和强烈的价值观中，我发现了许多值得钦佩的地方。其养育方式中过多的吼叫和也许过高的期待让我担心。我观察到当地的孤立和多疑正在使这个群体变得更加封闭和弱势，我怀疑这也在一定程度上导致家庭暴力和药物滥用的增加。我注意到，围绕史蒂夫的支持体系中，没有一个人来自这个旅行者社区。因此，我引荐了一位寄养照料者凯莉，我以前与她一起工作过。凯莉是一位非常受人尊敬的寄养照料者，她也来自这个社区。看到她能为这个家庭提供帮助我非常开心，我也很乐见她能够为娜奥米参加支持体系的会面提供支持。

慢慢地，我觉得娜奥米开始期待我的来访了。她似乎更放松了，我们找到了可以一起笑的事情。她取笑我不喜欢喝茶，这是在侮辱她的好客。我到他们家的时候威廉给我倒的水成了我们之间的一个笑点。虽然我并不直接跟史蒂夫一起进行工作，但我有时会看到他放学回到家。他接受我的存在，理解我是在帮助他的祖父母，以便他们能更好地照顾他。娜奥米和威廉对史蒂夫温暖而滋养；但我有时也看到他们在养育孩子时更严厉刺耳的一面，我猜测正是这一点造成了威廉对于可能会失去他们的焦虑和恐惧。

渐渐地，娜奥米开始吐露她在抚养史蒂夫的过程中感受到的疑虑和恐惧。我们一起探讨了史蒂夫高度的分离焦虑，正是这种分离焦虑使得带他去上学这件事变成每天的噩梦。史蒂夫极端地需要别人的关注，而当他去安妮家喝茶或和安妮的孙子孙女们玩的时候，他的家人才能得到片刻喘息的机会，他的家人也非常需要这种暂时的休息。娜奥米知道约翰要顺道来看史蒂夫，但她害怕这会制造麻烦。我好奇这些计划外的见面是否会让史蒂夫感到焦虑。娜奥米愿意去考虑这种可能性。她会及时让社工帮她处理这件事，让约翰的到访更有计划性，这样也有人能支持史蒂夫，帮他和父亲保持良好的联系。

史蒂夫经常在挫折和愤怒中爆发，娜奥米和威廉认为这是顽皮和对他们的不尊重。但他们慢慢开始接受我提出的其他可能性，这也促使他们决定尝试一些不同的养育方法。我帮助他们学习如何用 PACE 来进行回应，史蒂夫对他们提供的好奇和共情是开放接受的。然而，这往往并不持久，娜奥米还是会重新采取她之前以惩罚和胁迫为基础的方法，而威廉则会撤出。他们非常不愿意承认其实自己应对不了，我猜测当史蒂夫发脾气的时候他们二人都体验到了某种触发因素，这个触发因素至今对他们来说仍是禁区。他们仍然高度焦虑，担心史蒂夫会被从他们身边带走。

娜奥米的电话在某种程度上代表了这项工作的转折点。我倾听、接纳，且不做评判，尽管娜奥米期望我给她评价。她泪流满面，几乎要崩溃。当她有强烈的挫败感以及对自己的失望时，我看到了"被阻断的关爱"出现的可能。我还注意到威廉对他的生意越来越投入，在家的时间越来越少。我增加了对娜奥米的拜访，威廉也愿意加入其中的某些面谈。

在接下来的几个月里，我们一起探索他们自己的依恋史，一起去理解当这些依恋经历被激活时他们对史蒂夫的行为，以及他们对彼此的行为。娜奥米意识到，她自己高度完美主义且苛刻的母亲，留给了她要把事情做对的强烈需求。史蒂夫的一些行为触发了她的失败感，这应和了她经常从母亲那里体验到的失望。同样地，威廉也认识到自己受到了父亲那种模式的影响——只要家里出现不和，他的父亲就会离开家几天或几周的时间。虽然威廉没有离开家，但如果事情变得困难，他就会在情感上退缩，这种模式增加了娜奥米的脆弱性和那种"她做错了"的感觉。

在这段时间里，盖瑞一直在支持我，当这个支持体系中的其他人抱怨我还是不为史蒂夫提供治疗时，他就是我的盟友。然而，整个支持体系都在发生变化，我们作为一个团队似乎做得更好了。赛瑞斯提供了许多必要的实际支持，娜奥米和威廉也更接纳这种帮助，因为他们从赛瑞斯那里体验到了更多的接纳和更少的评判。我很高兴看到凯莉能成为娜奥米的朋友，为娜奥米提供情感上的支持和实际的帮助，比如参加会议，以及在娜奥米遇到困难的时候给她提供一些喘息的机会。

经过这一番探索后，我注意到娜奥米用不同方式养育史蒂夫的决心越来越大了，我也能看到史蒂夫对此有所回应。威廉成为支持娜奥米的更大来源，但是安妮和娜奥米之间的关系日益紧张。认识到安妮对娜奥米的重要性之后，我邀请安妮也来和我会面。安妮对此的猜疑没有让我感到惊讶，但值得赞许的是她同意了，我们也进行了几次非常有益的三方会谈。

虽然对娜奥米、威廉和史蒂夫来说情况改善了很多，但这条路并不容易。史蒂夫仍然高度焦虑，他的调节能力只是在缓慢提高。他的分离焦虑确实减轻了，这使得送他去上学变得容易了一些，他失调的状态发生得不那么频繁了。

学校工作人员对一些培训课程持开放态度，这些课程的目的在于帮助他们理解史蒂夫发展性创伤的经历对其行为和学习能力的影响。当他们根据所提供的支持做出调整时，史蒂夫在学校的参与度也提高了。他们持续需要建议和指导，但他们正在学习如何帮助史蒂夫在课堂内外自我调节，他们也帮助史蒂夫成功地跟一小群朋友交往。他们还注意到，史蒂夫还是会和老师以及同龄人产生冲突，但史蒂夫开始能够跟他的支持人员谈论这件事了。然而，他在学校对关注的需求并没有减弱，因此团队中又增加了一名支持人员，这样他们就都不会因为他持续不断的需求而疲惫不堪了。

在我与这个家庭首次接触的两年后，娜奥米和安妮有信心一起加入我们的一个"培养依恋"小组（Nurturing Attachment groups）。这将在来年的学期中为她们提供每两周一次的支持，并帮助他们进一步体验反映在"养育的房屋模型"（the house model of parenting, Golding, 2014a）中的以 DDP 为指导的养育方法。威廉因为他的生意太忙了，不能加入小组，但他会参加几次晚间的会议，来更好地理解娜奥米和安妮正在探索的东西。我对此满怀希望，有了这样的支持，我就可以减少我在其中的参与度。我们讨论了对史蒂夫的治疗，但我们都一致认为现在他们有足够的事情去做。这在未来仍有可能，特别是当史蒂夫开始问关于他自己家庭的问题时。我相信娜奥米和威廉会保持开放心态对他坦诚相待，也相信现在他们在需要的时候觉得能够去寻求帮助。

结　语

考虑到孩子的损伤领域是继发于发展性创伤的，以一种满足他的成长需要并且能够对他"被阻断的信任"产生影响的方式抚养他，可能会是非常具有挑战性的。DDP 治疗师通常需要付出重大努力，去确保父母愿意并有能力为孩子提供他们所需要的照顾。这些努力始于与父母建立治疗联盟，而这个联盟基于相互的尊重和同情，以 PACE 原则为支撑。为父母提供他们所需要的支持，以便他们能够很好地照顾孩子，通常是成功治疗孩子的关键要素。

随着治疗联盟内部信任的建立，治疗师将为父母提供示范和训练以及教学和指导，使他们能够积极地参与到治疗中来。父母也获得知识与支持，来帮助他们在家里也能为孩子提供良好的照顾。如果使孩子参与治疗的方式与孩子在家中参与（日常家庭生活）的方式是一致的，则要有效得多。

这种在治疗中和在家中为父母提供的双重支持，与为孩子提供的 DDP，它们是基于相同的指导原则。创伤是会传染的，照顾受创伤的孩子的父母很可能和他们的孩子体验着许多同样的感受——有关于他们自己作为父母的——我在这段关系中是个失败者，我什么都做不对。在 DDP 中，父母和孩子都参与到发展故事的过程中，它们是希望和复原力、慰藉和欢乐的故事，这些新故事会成为一个相互交织的完整叙事，将父母和孩子抱持在一起。

Healing Relational Trauma
with Attachment-Focused
Interventions

第七章

养育有发展性
创伤的儿童

Dyadic Developmental
Psychotherapy
with Children
and Families

正如在治疗中，有趣、接纳、好奇和共情（PACE）渗透在孩子与父母和治疗师的体验中，PACE 同样也渗透在孩子的家庭生活中。父母对孩子的内心世界感到好奇，试图理解并与之联结。他们接受孩子的想法、感受、愿望、恐惧、信仰和欲望，而不试图去改变它们，并对孩子的这些经历和体验进行共情。他们在适当的时候提供乐趣（playfulness），使孩子能够在与他们的关系中体验到快乐。在 PACE 中，接受治疗的孩子越来越擅长于互惠性的对话，而这些对话创造新的故事。这个孩子在家中也与父母一起深化并扩展着这些故事。通过这种方式，一个更整合的自体感出现，其引导着发展出连贯一致的叙事。

PACE 的养育态度会支持孩子正在发展中的安全感以及对自我和他人的探索。为了保持这种态度，父母需要有合理的心智化（Fonagy, Gergely, Jurist, & Target, 2002）和情绪调节能力。心智化的一个关键能力是"理解心智"（mind-minded）：能够理解并考虑到他人的心智状态（Meins et al., 2002）。当一个家长能够理解或猜测孩子的内在体验时，家长就更容易在情感上与孩子建立联结。

乔纳森刚过完 8 岁生日。他今年的表现很好：他打开礼物时很开心，没有任何失望，而且能够应对家人为了庆祝他生日而举办的家庭聚餐。然而，在接下来的两天里，他情绪不稳定，一直在生闷气，无法配合别人提出的要求。他曾经那些更需要关注的行为又出现了，他的爸爸妈妈已经有一段时间没见过他的这一面了。今晚轮到爸爸来哄乔纳森睡觉了。妈妈不在，乔纳森也很不开心。爸爸心想，乔纳森今年的生日表现得那么好，也许这就是他现在行为的根源，乔纳森在恢复到正常状态上可能遇到了困难。也许不再被特殊对待触发了乔纳森旧有的、对于自己不够好的恐惧。爸爸很高兴想通了这些。这实际上是向前迈进了一步。爸爸看到乔纳森在过生日时表现出了一些试探性的萌芽的安全感，他和乔纳森也谈了这一点，他对于乔纳森生日过得很开心表达了自己的喜悦，也表达了他对于乔纳森的理解，理解乔纳森现在对于事情正在恢复正常这件事可能会有些动摇。

请注意，在这个例子当中，当乔纳森的父亲在试图了解儿子的状况时，他的情绪是保持在可调节状态的。情绪调节能力也是秉持 PACE 态度的重要组成部分。调节能够提高反思功能：能够调节自我的父母，或者能够注意到自己正在失去自我调节能力、并能够使自己恢复自我调节能力的父母，将会更加稳定地与孩子在一起。如果自我调节能力或者自我反思能力较弱，那么 PACE 也就会很弱。这是一个循环过程。自我调节和反思能力提高了 PACE，而使用 PACE 能够进一步提高自我调节和反思的能力。

DDP 指导下的养育概述

如图 7.1 所示，DDP 指导下的养育方法，以 PACE 贯穿其核心，依赖于父母给他们的孩子提供安全基地的能力。这是通过对依恋理论的理解而得出的。在有权威的养育方式下，父母将帮助孩子建立安全的关系，提供无条件的爱和接纳。所有这些都为支持孩子的行为提供了坚实的基础，同时帮助孩子保持安全感。这些核心思想将在本节中进行探讨。

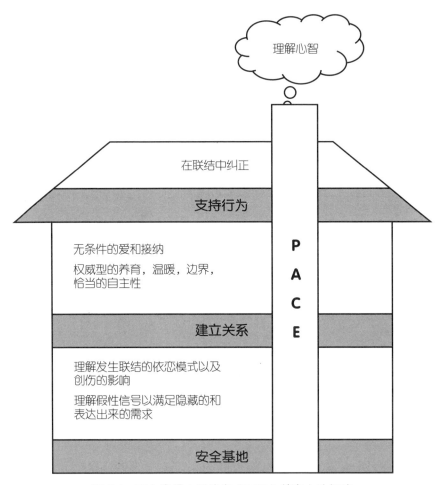

图 7.1 双向发展心理治疗（DDP）养育方法概述

(Figure 7.1 has been modified from figure 3.6.4 in *Nurturing Attachments Training Resource* by Kim S. Golding, 2013, p. 331, with permission from Jessica Kingsley Publishers.)

寻找安全基地：依恋理论

在双向发展心理治疗（DDP）中，养育方法是根据依恋理论发展而来的（Hughes, 2009）。该理论解释了有发展性创伤的儿童身上所常见的一系列依恋创伤主题。

1. 这些孩子认为爱是有条件的，而不是无条件的；他们不相信父母"无论如何"都会在他们身边。孩子们感觉自己不够好，预期自己会被认为是有欠缺的。

2. 因此，在这些孩子的预期中，父母会拒绝他们。他们预期自己会被拒绝的原因，不仅在于他们的行为，还在于这些行为背后的一系列的想法和感受。

3. 因此，这些孩子预期自己将会被遗弃。当他们需要父母时，父母是不会在场的。

4. 这些孩子通过接管责任来处理这些恐惧和信念。他们变得自力更生，或者会强制性地控制一切。他们无法期待会从父母那里得到安慰、支持或引导。依恋破裂经常发生，而对这些破裂的修复却并不明确。

5. 没有安慰、支持和关系修复，这些孩子将无法获得他们所需的依恋体验。他们无法以同样的速度像其他孩子那样发展出情绪调节的能力或者反思的能力。通常情况下，他们与同龄人相比在情感上是不成熟的。

将这一系列依恋创伤主题联系在一起的占据支配地位的主题是：家庭让孩子感到不安全。因此，孩子不会明确地表达他们的需求。父母可以通过理解孩子如何使用不恰当的信号表达需求，来理解孩子的依恋不安全感。

在缺乏安全感的环境中长大的孩子，学会根据父母的期望来调整自己的行为，而不是根据自己的内在体验来调整。这意味着，他们发展出表达和隐藏需求的模式，是因为他们要应对预期中的父母的不可预测性和不可获得性（Dozier, 2003）。如果父母仅满足他们表达出来的需求，他们将强化孩子表现出的不安全依恋模式。相反，父母需要既满足表达出来的需求，也要满足隐藏的需求。这是一种敏感的养育方式，但也带着一些温和的挑战。这些孩子对于"父母是不可预测和不可获得的"的预期会被挑战，这样孩子才能够开始去相信父母——当需要的时候，父母会在自己身边。

　　10岁的克丽丝朵刚刚经历了一次失望。她的父亲出国了，本该这个周末回来的。她刚被告知父亲推迟回国了。她似乎对此漠不关心。她回到自己的卧室，妈妈找到了她，她像往常一样专心地读着她的书。妈妈坐在克丽丝朵的床上，温柔地探索着她的感受。"我很好。"克丽丝朵说道，一边继续读她的书。妈妈坚持着，但克丽丝朵生气地告诉妈妈，让妈妈不要打扰她。当克丽丝朵去学校的时候，妈妈在她的枕头上留了一个纸条；妈妈感谢克丽丝朵勇敢地应对了对爸爸推迟回国的失望。她还写出了自己的评论，克丽丝朵做了特别棒的周末计划来迎接父亲的归来，以及这多么令人失望。后来，妈妈发现克丽丝朵在她的卧室里安静地哭泣。这次她允许妈妈来安慰自己。

建立关系

　　我们从纵向研究中知道，儿童以后在社会、行为和心理健康方面的调节适应能力以及自尊的提高，与他们所经历的养育方式有关（Baumrind, 1978）。这项研究显示，高度专制的养育，严格的纪律，导致年轻人很难显现主动性。当他们从这种养育经历的枷锁中解脱出来时，他们很难管理自己。而高度自由放任的养育，松散的纪律，会导致年轻人可能很冲动以及很难将计划进行到底；由于在早期生活中缺乏结构，使得他们在长大成人后很难给自己提供内化了的结构。一些孩子被忽视，体验或无情或松懈的养育，没有得到多少来自父母的温暖或帮助。在长大过程中，这样的孩子在调节适应方面的问题最大。调节适应能力最强的孩子长大后会变得自主、自信、社交能力强；这就是我们希望孩子能拥有的一切。研究发现，这些孩子的父母不仅温暖、能够滋养孩子，同时也为孩子提供明确的界限和结构。他们为孩子提供适当的自主机会，但这也与孩子所处的发展阶段有关。这些父母被描述为权威性的父母。

就是这种类型的养育方式，是我们希望 DDP 指导下的父母具备的：父母温暖且滋养，能够对孩子保持好奇心，并因此能够与孩子在情感上联结，接纳孩子的内心生活，即使是在给孩子的行为设置边界和限制的时候。但是，对于养育遭受发展性创伤的儿童来说，这里还有另一个方面需要考虑到。这些孩子经历过的养育方式正是权威型父母的健康养育方式的对立面。他们已经学会了不信任父母，经常处于信任被阻断的状态（Baylin & Hughes, 2016）；他们怀疑自己是否讨人喜欢，因此体验到高水平的羞耻感；他们害怕进入互惠的主体间关系；通过发出不当的依恋需求暗示信号，他们适应了这一切。遭受发展性创伤的儿童的父母，需要提供治疗性的健康的环境以及权威型养育。DDP 指导下的养育方法考虑了儿童的这些额外需求。

安慰、好奇和快乐

处于信任被阻断状态下的孩子，会持续对关系感到愤怒或与之隔绝。他们隐藏自己更脆弱的状态，避免悲伤和羞耻的体验。他们无法从父母那里得到安慰。安慰意味着他们很脆弱，孩子们不惜一切代价躲避体验到脆弱感。他们没有足够的安全感去让自己体验悲伤。

孩子们持续保持警惕，仔细地只专注于更多的危险迹象。这意味着他们失去了对世界更广泛的好奇心，同时也失去了能够在人际关系中放松并体验到乐趣的愉悦感。

（失去）安慰、好奇和快乐，是有发展性创伤的儿童在应对一个对他们而言本来就不安全的世界时做出的巨大牺牲。父母需要帮助孩子放松他们的防御反应，这样他们才能变得敞开并参与社会关系。在这些关系中，当有人提供真正可触及的安慰时，儿童就能发现脆弱是安全的；当他们能够和父母一起探索这个世界时，就会发现好奇心的神奇；而当他们能够在玩耍中放松下来并享受与人交往的时光，他们就会发现在关系中感到快乐的乐趣。

这些是父母为遭受发展性心理创伤的孩子提供的关系。父母提供权威性养育的寻常体验：既温暖又有结构和边界。与此同时，这也是一种非凡的体验，它能够在有危险的地方提供安全感，在孤立无援时提供安慰，在有痛苦的地方提供欢乐。孩子们学会信任父母，并与安全的父母进行社交互动。主体间关系让人感觉到安全，依恋需求得到满足。

支持行为：在联结中"纠正"

联结

所有的孩子都需要情感联结。安全的孩子从出生起就得到这种联结：远早于父母必须考虑纪律和管教，他们就与他们的孩子联结着，给孩子提供着无条件的爱与滋养。孩子会体验到父母对他们的需求是敏感而有积极回应的。他们学会信任父母，并发展出坚定的信念：自己是被爱的。

婴儿成长为蹒跚学步的幼儿。带着行动自由和好奇心，这些年幼的孩子们出发走向世界，不断学习和试验。他们需要被保证安全；父母在提供牢固联结的同时也提供纪律。

当儿童的世界不断扩展，安全的儿童在婴儿期发展出的信任感也在前进，包括行为支持以及联结。他们相信自己是可爱的，即使是在父母对他们的行为加以限制时，也继续将父母体验为在无条件地爱着他们。孩子们相信父母是好意的。信任父母的孩子会测试边界和反抗限制，但最终，在父母的引导下不断学习成长，他们会发展出亲社会行为。儿童就是以这样的方式学习调节自己的行为，并内化他们所生活的文化中的价值观。这是建立于健康的依赖基础之上的健康的不依赖（独立）。

遭受发展性创伤的儿童从婴儿期开始就没有机会去感受与父母在情感上的联结。这是他们创伤的根源。他们需要联结，反而得到的却是恐惧、痛苦或沉默；爱是有条件的。行为支持即使有，也是混乱的，或僵化的，或二者兼而有之。当孩子怀疑自己是否被爱，就会产生不信任感，也就不再期待父母的回应和帮助。当儿童试图自己为自己的安全感负责时，婴儿期互惠关系的缺失，就会变成幼儿期及以后的控制性行为。孩子们不相信父母的善意，他们的大脑（神经系统）于是为了适应一个充满社交危险的世界而被塑造和构建起来。这些导致了信任被阻碍。

父母改进自己，或者孩子搬到新的、更健康的家庭中。然而，孩子仍然处于一种信任被阻断的状态。他们不相信他人提供的联结。他们把任何一种纠正，无论多么温和，都当作是说明他们不够好、没有被无条件地爱着，以及他们总有一天会被父母抛弃的标志。

金（Kim）曾经给一个遭受过发展性创伤、被收养的9岁男孩读过一本简单的儿童读物。这本书叫《噢，不，乔治！》（*Oh No, George*, Haughton, 2014）。这个故事是关于一条顽皮的狗，任何它知道它本不该做的事情，它都忍不住去做：吃蛋糕，弄翻垃圾桶，等等。它如此努力地忍着不去做这些充满诱惑但却被禁止的事；顽皮的乔治！主人回来了，我翻开下一页，读道："接下来会发生什么？"快如闪电般，这个孩子就告诉我，主人会赶走乔治。

这些孩子永远都有被抛弃的恐惧。

行为支持

为了帮助儿童获得情感健康及发展，儿童需要情感联结，并结合敏感而协调的行为支持。这为孩子提供了情绪调节，以及不同的被养育体验。行为支持建立在规则和情感联结之上，让孩子们虽然受到限制也能够从父母身上得到安全感。情感上的联结让孩子能够发展出信任和依恋安全感，同时降低从早期经历中承袭的羞耻感。

这是养育的两只手，丹尼尔·休斯将之称为"在联结中纠正"。父母拥抱对他们充满不信任感的孩子，这样他们的孩子就能够在情感联结中感到安全，并且不再害怕行为支持。

与传统养育方式的比较

以依恋为中心的养育方式，不同于以社会学习理论为基础的养育方式。社会学习理论指导父母根据外部发生的事情（诱因和结果）去理解行为。然后，父母利用这些来试图确保某些行为会发生而另一些不会发生。例如，他们可以奖励他们想要其增加的行为，或者忽略他们希望其减少的行为。通过这种方式，他们可以控制孩子的行为，确保孩子的行为发生在可接受的范围之内。这种行为管理没有考虑到孩子所感受到的安全感或焦虑感的程度。它不能为在早期关系中受到创伤的儿童建立依恋安全。当行为被控制、而内在体验不被理解时，孩子在情感上去建立联结、对自己感觉良好以及减少羞耻感体验的能力都无法提高。

在 DDP 中，我们更多地关注行为背后发生了什么。DDP 强调与内在体验建立情感联结的重要性，并在提供行为支持的同时，提供这种情感联结。

养育的房屋模型

金·戈尔丁发展了**养育的房屋模型**，作为视觉指南，来理解 DDP 指导下的养育方法（Golding, 2014a）。在这里，我们用这个模型来探索如何用 DDP 的方法养育有发展性创伤的儿童，这种方法的建立基础是 PACE 原则。所有的儿童在体验到情感联结和行为支持时都会茁壮成长。只有当遭受发展性创伤的儿童体验到这些时，他们才能够开始从发展性创伤中恢复。养育的房屋模型正是围绕这一基本原则而建立的（图 7.2）。

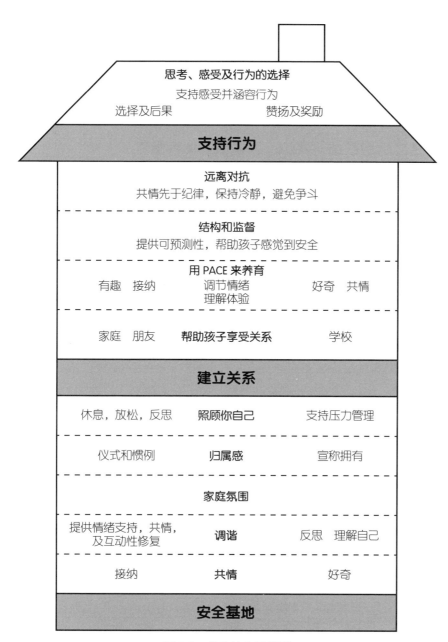

图 7.2　养育的房屋模型

(Figure 7.2 has been modified from figure 2.1.1 in *Nurturing Attachments Training Resource* by Kim S. Golding, 2013, p. 142, with permission from Jessica Kingsley Publishers.)

安全基地

安全基地代表了父母为他们的孩子提供的安全感。安全感必须清楚明确地表现出来。在整个房屋中，最能够清楚传达这一点的养育态度就是 PACE。

建立情感联结：共情、调谐以及关系修复

所有的儿童都需要来自于安全的父母所提供的调谐。这就是安全基地，从这里出发，儿童能够安全地探索世界，并在需要的时候返回。当家长体验共情时，他就会将自己调谐至与孩子同频。情绪可能会不同——孩子是沮丧的，家长是安慰的——但感受是匹配的。感受是情绪的非言语或身体表达。当父母对孩子的情绪是敏感的，能够体验到对孩子共情，并且能够匹配孩子那种情绪的感受性表达时，孩子就可能感觉到自己被理解，然后变得不那么沮丧，并更多地得到调节。这就是调谐，在深化主体间联结的体验之中共享感受。从防御性反应转变成为开放和参与的状态，在这种状态之中，体验才能够被理解。

安全依恋的儿童可能有很多情感调谐的体验；对于来自他人的共情，他们感到舒服且期待。安全感来自于联结，这种联结始终如一，并在不同情况下给孩子提供不同的回应。

在早期关系中受过创伤的孩子不太可能有过这些经历和体验。对于调谐，他们会感到不适，也认为很难去相信共情。这些孩子需要别人温和地帮助他们去发现这些。如果孩子很抗拒，接纳孩子的抗拒。接纳，以及持续温和而坚定地在场，会随着时间的推移帮助孩子容许更多调谐和共情的体验，尽管她可能还需要一些时间，才能开始在感到有压力时主动寻求它们。

关系修复

有时，父母会发现很难保持调谐和共情。父母也会变得充满防御性。随着家长和孩子各自对彼此的反应，他们陷入了防御不断扩大升级的循环当中。

在这些时候，父母需要注意并想办法回到开放投入的回应状态。如果家长能够对自己有接纳和共情，这会很有帮助："这很难，孩子很受伤，他有这样的反应是能够理解的。"带着这种对自己的同情，家长就能够再次专注在孩子身上。

这种回应的一个重要部分是关系修复，这是家长的职责。父母需要传递给孩子的是，无论他们之间刚刚发生了什么，他们的关系仍然是安全的。孩子是被无条件地爱着的，而家长会找到方法让事情再次变好。

在父母对孩子的某个行为有一定的限制时，调谐也可能会丧失。孩子将限制体验成了调谐的丧失，而这会引起羞耻感。当孩子因为自己不够好以及预料会被抛弃而体验到恐惧时，这种羞耻体验会迅速累积，导致行为的不断升级。当父母在管教之后提供一次快速修复时，这可以使行为不断升级的孩子平静下来。它减少了羞耻感，并帮助父母和孩子再度回到调谐的状态。家长的做法表明关系永远是第一位的，孩子预期中的（"被爱"的）条件性就被抵消了。孩子被无条件地爱着。随着时间的推移，不断重复的调谐—破裂—修复并再次调谐的循环，能够帮助孩子减少羞耻感体验。

现在，孩子们将有能力体验到内疚和悔恨的感觉。他们会寻找自己的方式来修复自己可能破坏过的关系。孩子们将学会如何处理冲突和错误以及自己进行修复。他们将体验到对他人的共情，并发现协调合拍的关系带来的舒适感。

海莉兴高采烈地从学校回来了。他们在课上一直在研究第一次世界大战，她想和她的寄养人丽兹分享她学到的东西。她说个不停，丽兹听着，对海莉的热情报以微笑。然而，随着海莉说下去，丽兹就变得心事重重了。她不知道这个话题对海莉来说是否会是一个挑战，因为海莉经历过丧失和分离。丽兹觉得生气，因为没人提醒过她这个话题会出现。她突然意识到，海莉正在问她是否可以参加学校组织的去法国的旅行。"哦，我觉得不可能，海莉。你没有护照。"海莉勃然大怒；丽兹用尽全力才控制住了海莉。直到她终于把海莉哄上床睡觉后，她才开始反思这次谈话。她意识到，（她对海莉）注意力的丧失以及随之而来的一个突然的"不"，可能会触发海莉对自己不够优秀的巨大恐惧。第二天，丽兹和海莉谈了谈。她告诉海莉，当海莉谈论自己所学到的东西时，她觉得自己没有很好地在听。她表示她也很失望，没有护照意味着海莉要错过很多东西了。当听到这句话，海莉依偎在丽兹的怀里。丽兹继续对海莉待在寄养机构里时有多么艰难进行了共情。然后她告诉海莉有一个小惊喜要给她。她找到了祖父在战争期间用过的旧防毒面具。海莉被这个迷住了，急切地问她明天能不能把它带到学校去。丽兹很乐意同意这个要求。

调谐和共情，是 PACE 指导下的养育方法的重要组成部分，可以使家长在情感上与他们的孩子建立联结，并使家长能够在暂时迷失时重新回到联结中。

家庭氛围

一个安全、相互尊重、令人愉悦、可预测的家庭氛围，对于帮助孩子感到安全和安心是很重要的。在这样的家庭中，互惠性的互动令孩子们体验和感受到舒适自在。孩子过去的经历并不一定总是这样的。孩子们可能更习惯于紧张、敌对、恐惧和孤立的气氛。在这样的家庭里，孩子害怕互惠性的互动，拒绝他人的影响。他们发现，控制才是通往安全的途径，尽管这种安全是僵化和孤立的。

孩子对家庭氛围的抗拒可能会带来一些挑战。孩子可能会试图制造一种充满敌意、相互指责的氛围。这感觉起来更正常，也更符合孩子关于自己是谁的感觉。人们很容易被拖入这种更消极的气氛中。父母变得防御，冲突增加，这唤醒了孩子过往的经历，他的恐惧感就会增加。他会加倍用力去掌控家里发生的事情。

尽管并非感觉起来总是这样，但最终，其实还是要由父母来掌控家庭氛围。他们希望对于所有家庭成员来说这都是积极的体验。即使经历孩子最糟糕的控制性行为，父母也可以选择继续提供这种积极的氛围，邀请孩子加入，但在他选择不这样做时，也接纳。这样，就不会变成斗争，而是孩子生活的一个背景衬托。父母将氛围保护好，这样，当孩子准备好接纳这种氛围的时候，它就在那里。孩子会发现，这个家和他之前的经历是不同的，也会发现，虽然事情有可能会出错，但只要一起努力就可能让事情再变好。互惠性互动的世界和安全感，向孩子敞开了大门。

帮助孩子在家庭中感受到归属感

在艰难的早期经历后，孩子可能很难在家庭中感受到归属感。孩子们可能会觉得自己不被需要，感到自己被拒绝，或者只有以某种特定方式表现才能被接纳。归属感是他们必须为之努力的东西，而不是被权利赋予他们应得的东西。"你只有在……的情况下，才会属于我们"和"无论如何，你都将永远属于我们"的感觉是截然不同的。

当丧失和分离早已成为过去家庭生活的特征时，这一点就变得尤其困难。孩子们以惨痛的代价认识到自己不属于任何地方。加入一个家庭而非成长于其中，可能会带来一系列的挑战。特别是，孩子们不会内隐式地发展出对家庭的惯例仪式及家庭内部运作模式的理解。他们不确定自己如何融入，未来会发生什么，以及他们应该如何应对。

父母需要很努力地来帮助孩子获得归属感。他们需要明确家庭的仪式传统和日常惯例，这样孩子才能理解和享受这一切。也可以引入新的惯例仪式，让孩子参与到建立新惯例、新仪式的过程中来。

父母可能要特别注意表明孩子属于这个家的方式。照片、选择卧室的装饰、拥有自己的物品以及分享家庭物品，都能让孩子知道他属于这里。参与家庭活动，甚至帮助给新的家庭宠物起名字，都会继续增强这种归属感。孩子存在于规划中的未来家庭生活里，与此有关的对话和故事，将建立起持续的安全感。

也要记住，对于一个很晚加入到家庭中的孩子来说，听到其他家庭成员对他们往事的回忆，有多么艰难。当年幼的孩子对早在他之前就存在的年长手足毫不关心时，事情就会变得更加艰难，因为如果他出生于这个家庭的话，他当时就会在那里。对艰难感受的共情和接纳，对帮助孩子成功应对这些家庭故事非常重要。

玛丽是一位寄养家长，她准备了一本纪念册，作为庆祝丈夫60岁生日的一部分。在他们计划好的家庭聚会上，这对他将是一个惊喜。玛丽让养子山姆一起来做这本书，并且很小心地确保了书中有作为家庭成员的山姆的照片。当这本书最终被呈现出来时，玛丽惊讶和失望于山姆似乎认为这件事很艰难。山姆在参加庆祝聚餐时表现得很好，甚至在送礼物时也成功表现得很兴奋，而这对他来说一向都是很困难的。然而，这本书似乎触发了一些问题，最后的结果就是这个特殊的日子几乎被毁掉了。过了几天，玛丽温和地跟山姆谈了谈，直到这时玛丽才理解他。山姆因为自己没能跟玛丽夫妇的亲生孩子一起成长而非常难过。他在亲生孩子十几岁的时候突然出现在这个家里，这让他产生了强烈的不是这个家庭的一部分的感觉。

照顾自己：自我关爱以及被关爱

这是提供安全基地的最后一部分，对于如此关注孩子安全感的父母来说，这可能会让他们感到惊讶。然而，对于整个家庭的安全来说，这是一个必不可少的部分。如果父母不关爱他们自己，他们就不可能有情感能量来继续关心他们的孩子。照顾自己要靠自我关爱，为自己做事。它也包括别人的关爱，在你的生活中找到能给你提供关爱的人。

自我关爱

自我关爱包括休息、放松和用来恢复的时间。要在繁忙的养育生活以及同时还要承担的许多其他责任中为自我关爱找到时间，可能是很困难的。然而如果没有自我关爱，情绪上的复原力将很快枯竭。当自我关爱匮乏时，父母对孩子的关爱被阻断的风险就更高。他们也更有可能对孩子"被阻断的信任"做出防御性回应。

父母需要用PACE的态度对待自己：有时间娱乐，也有时间让自己反思；对于自己给予他人包括孩子的回应保持好奇心；对自己所遭遇的任何困难体验，都接纳和共情。

爱好和兴趣是情绪健康的一个重要组成部分，尽管这些在日复一日的养育任务中可能只能是很低调简单的。父母也能从良好的体育锻炼、睡眠、饮食以及其他自我关爱的例行日常活动中受益。

当自我照顾匮乏时，父母对孩子的关爱受到阻断的风险更高。"被阻断的关爱"这一术语描述了当养育一个孩子非常有压力，有时还伴随着生活中的其他压力时，父母可能体验到的困难（Hughes & Baylin, 2012）。父母"被阻断的关爱"与孩子"被阻断的信任"二者密切相关。在经历"被阻断的关爱"时，父母更有可能对孩子的"被阻断的信任"产生防御性回应；他们要保持开放和投入的状态去接近或者去喜爱他们的孩子会很费力。父母如何照顾自己以及他们如何寻求他人的支持，将会影响到他们能否免受"被阻断的关爱"的困扰，以及当其出现时能否很容易恢复。

当父母在他们自己的依恋经历中有未解决的困难时，尤其是当他们所抚养的孩子表现出的行为唤醒了他们曾经的体验时，关爱被阻断的风险就会更高。这就是为什么父母对自身依恋经历的理解，被视为有能力养育遭受过发展性创伤的孩子的重要组成部分。

其他关爱

其他关爱包括在父母生活中有良好的社会支持。父母需要有跟朋友见面的机会，也需要有离开孩子与伴侣相处的机会。

有些朋友很适合让人暂时忘记孩子。他们提供机会做一些生活中成年人的事情：美食、戏剧、分享兴趣。拥有能够倾听的朋友也很重要，父母可以坦诚地向他们倾诉自己所面临的挑战。最好的朋友类型，是在讨论这些挑战时，并不急于安抚让他们安心或提供建议。这样的朋友也有 PACE 的态度；帮助父母感到自己是被理解的，对他们正在经历的事情予以共情。当父母想要对他们的孩子进行反思的时候，这些朋友可以作为他们的共鸣板。共同的好奇心可以带来更多的理解，这又带来更深的接纳和共情，对父母和孩子来说都是如此。当父母正在经历被阻断的关爱时，支持性的朋友和家人也是重要的支持来源。如果没有这一切，从"被阻断的关爱"这种状态中恢复的可能性就小得多。

正念

正念练习正在逐渐成为一种流行的自我关怀的方法，并且有很好的研究基础（Siegel, 2010）。正念是以一种接纳而不评价的方式有意识地将注意力集中在当下的感觉、想法、体验上的能力（Kabat-Zinn, 2004）。在正念中，要放下任何想要去控制到达意识层面的东西的努力。没有这些在精神上试图改变或控制的努力，我们就可以更加充分地觉察所意识到的那些内容的品质和意义。这使我们对自己的内在体验有更好的理解，并发展对内在体验的"理解心智"的能力。对内在体验的反思，能够增强"理解心智"的能力，而这正是父母想对孩子使用的。

从孩子带来的挑战中暂时休息

对于遭受过发展性创伤的孩子的父母来说，找到时间离开孩子可能是件很困难的事。暂时休息，通常是寄养家庭或收养家庭生活中的一个特点，虽然这个词本身可能有些问题，且往往不会被用在生物学意义上的原生家庭中。孩子可能会把家长需要暂时休息这件事看作是对自己的评判，父母试图粉饰这件事也会让他们感到不诚实。找到方法用正常和健康的方式来获得这些休息时间很重要。

　　给自己留点时间很重要，但是离开孩子的时间会增加孩子的不安全感以及对被抛弃的恐惧感。同样，对孩子们来说，花时间和亲戚或朋友相处可能也是有挑战性的，就算是别人主动提出来的。父母必须找到微妙的平衡。把孩子交给别人照顾，是家庭生活的正常组成部分。孩子们会去看望祖父母、外祖父母和其他家庭成员；对孩子来说，和朋友一起过夜可能是一种冒险，同时也是给父母他们非常需要的属于自己的时间。稳定且可以信赖的保姆可以是家庭关系网的重要组成部分。当养育一个充满挑战性的孩子时，所有这些都可能更加棘手。朋友和家人可能试着帮几次忙之后就没空了；保姆可能很难找到。去别人家过夜的邀请可能不会收到，即使有，这种机会也可能会被拒绝，因为对孩子来说，应对这件事可能过于具有挑战性。然而，父母的坚持是值得的，在需要的时候寻求可以获得的支持，是照顾自己的重要部分。把这作为稳定正常的一部分融入家庭生活中，对孩子也是有帮助的，这为父母或孩子提供离开和再回来的体验，能够强化孩子在家庭中的归属感，并减少孩子对父母可能有一天不再回来的恐惧。

　　关心自己和被照顾，是家长发展和保持情绪复原力的重要部分。虽然要为此找到时间可能很难，但这就相当于在帮助别人之前先给自己戴上氧气面罩；这是养育遭受过发展性创伤的儿童必不可少的部分。

建立关系

　　帮助对人际关系怀有恐惧的孩子，可能是充满挑战的。孩子们在家里形成了控制性的应对方式，而且这可能扩展到家庭之外的人际关系中，导致持续的艰难。在家中，父母在对孩子的关系中引入安全感；帮助孩子在联结中找到舒适感，并向孩子展示，即使是在冲突中，这种联结也不是必须要失去的，这样的关系体验能够帮助孩子成熟并且走出去，进入更广阔的关系世界中。

发现人际关系带来的快乐和舒适

帮助孩子在人际关系中发现快乐和舒适，是给父母提出的挑战，他们的孩子到目前为止只在人际关系中发现了痛苦和恐惧。信任被阻断意味着这些孩子适应了用防御的方式对所有关系做出反应。作为维持这块防御盾牌的一部分，社会交往被牺牲掉了。孩子变得很强硬，注意不到关系可能提供的安慰，因为他们压抑了所有自己曾经体验过的社会性的痛苦。当孩子们努力维持着对他们生活中各种关系的控制，且同时并没有真正社会性地参与到这些关系中时，可怕的孤立就是他们付出的代价。

帮助孩子在人际关系中找到快乐和舒适是一种需要有耐心的练习。接纳孩子对关系的抗拒的同时，持续提供这种关系，是很难的。然而这恰恰是父母需要做的。他们一遍又一遍地证明，即使孩子现在不想要这种关系，父母也会继续向他提供这种关系。

玩耍和娱乐可以提供一些轻松的时光，但父母需要耐心。孩子可能短暂地参与一下，但随后需要重新建立距离。当父母与孩子愉快地相处一段时间后，却发现自己被拒绝了，继而再次感到受伤，而这时接纳程度就可能被延展。通过持续不断地提供这样的体验，并接纳孩子有时对拒绝的需要，孩子会发现父母的坚定，发现父母是真正和他们在一起的。他也许会敢于享受关系，当这样的经历不得不结束时，他会让自己在痛苦面前变得脆弱，因为他已经开始更加自信，相信有人会在他需要的时候安慰他。

父母需要慢慢来。开始时要安排一些低调的活动，把重要的日子排除在外，直到孩子在人际关系中的复原力更强为止。当孩子感觉困难时，父母要注意到，并要提供共情与安慰。如果太直接地提供这些，对于当下程度太过强烈的话，那么可以间接进行。比如，父母可以在孩子能听到的情况下，向另一个人表达对孩子的共情。如果没有其他人在场，宠物或者柔软的玩具都可以是有用的替代品。家长向孩子表明，他们感到这一切很困难的原因是可以理解的，并且抱持着希望，在未来这些会变得越来越容易。

家庭之外的关系

帮助孩子处理家庭内部的关系可能很困难，但至少父母可以对孩子的经历和体验保持一定的控制。兄弟姐妹之间可能会表现出强烈的嫉妒和攻击性，但父母确实有机会为这些互动提供监督和结构化的安排。

当孩子走出家门时，这个难度会上升一个等级。看着孩子想要友谊却不知道如何建立或保持友谊，会让人感到心碎。这些孩子可能已经错失了那种自然地发生在家庭里面、受到父母支持的、与同龄人逐渐接触的机会。他们在情感上可能还不成熟，还没有准备好与实际年龄相仿的同龄人交往，但却被迫参与其中，因为学校体系只以相同年龄的群体来组织安排。他们处理人际关系中的困难的方式通常不被同龄人接受，后者会迅速离开控制欲强、专横的孩子，而更喜欢找到社交上成功的朋友。这个孩子在社交上就被孤立了。在家庭之外与孩子在一起的成年人，他们可能是老师、教练或同龄人的父母，通常他们对于经历过发展性创伤的孩子的情感和社会需求都不熟悉。这些成年人可能会对孩子的行为抱着不切实际的期望，他们可能会以一种让孩子产生焦虑和羞耻感的方式与孩子发生联系，进一步使孩子的行为更加不稳定。

父母可以通过确保与学校教职员工紧密合作的方式来帮助孩子。他们要确保别人知道孩子所面临的挑战，尤其是要注意那些需要社会支持但表面上却表现出自信假象的孩子。

在校外，家长可以找年龄更小、情绪（成熟度）上更加匹配的孩子来和自己的孩子交往，还可以找一些有结构化安排的且有人监督的活动让孩子参加。如果父母能与这些孩子的父母建立关系，帮助他们理解自己的孩子在拜访朋友时需要多一点的结构化的安排和监督，就会很有帮助。这可以帮助孩子们获得与同龄人交往的成功体验，将他们在家庭中新近发现的自己进入互惠性关系的能力，向外扩展到与这些潜在朋友的交往上。

养育中的 PACE

要尽可能多地在养育中运用 PACE。PACE 可以帮助父母与孩子调谐和联结。当需要纪律规范时，PACE 为孩子提供支持。PACE 随后仍继续存在，提供着返回到调谐状态的联结，帮助修复关系。父母要学会注意到自己在什么时候失去了 PACE 的态度，以及要学会找到恢复 PACE 态度的方法。

PACE 是能够协助父母改变他们对孩子回应方式的一种方法，这之中并没有动机要立即去改变孩子。PACE 不是一种技术，而是一种彼此在一起、与孩子在一起的方式。PACE 旨在建立联结以提高安全感，但是并不带着一种孩子将会改变的预期。想直接改变孩子的意图意味着接纳的缺失，因此也就不是 PACE 的态度了。当孩子将 PACE 体验为反映了父母对他改变的渴望，也许父母对他好是为了操纵他去"变好"时，孩子可能会将这体验为父母对他的失望。他可能会以权力斗争和更强烈的控制欲作为回应。

在适当的时候让孩子参与到 PACE 中来可能会很有帮助。例如，父母可能对孩子感到好奇，来加深自己对孩子的想法和感受的理解。然而，许多孩子无法参与进来。这可能是因为他们高度的羞耻感，那么首先就需要调节这种羞耻感。或者，他们可能还没有处在能够加入到父母这种好奇探索的（心智）发展阶段。但无论如何父母都要采用 PACE 的态度，在他们对孩子的期待中，要注意孩子目前的状态和发展阶段。

结构化安排及监督

父母需要确保给予孩子适当水平的结构化组织安排和监督，要注意年龄和发育阶段。正确的组织安排和监督可以为孩子建立安全感和信任感。这也减少了需要用到纪律约束的场合。

经历过发展性创伤的儿童需要更高水平的结构化组织安排；他们与自发性作斗争，受益于父母亲密温和的存在。创伤破坏了意外和惊喜。可预测性以及知道接下来会发生什么让这些孩子感觉安全得多。孩子的一天越有计划，孩子越能够在心理上跟父母一起把所预期的事情经历一遍，这一天可能就过得越成功，尤其是当孩子将要遇到新事物的时候。

通常，当孩子的行为恶化升级时，父母可以通过增加结构化安排和监督来提供帮助。随着孩子变得更有安全感和更加信任父母，就能够给他们提供更多的选择和自由。然而，父母需要小心，不要过快地增加选择和自由，因为比起因孩子无法应对而后再增加安排和监督，在一开始就提供好要更简单。家长需要记得，给孩子提供结构化安排和监督是作为帮助孩子感到安全和让孩子成功的一个礼物，而不是作为一种对"坏"行为的惩罚。

有了与孩子的发展年龄相匹配的良好的结构化组织和监督水平，孩子将体验到更多的安全感和更加成功的家庭生活。

远离对抗

当和控制欲强的孩子生活在一起，就很容易被拖入到对控制权的斗争中。对控制的需要代表了防御性反应和信任缺失。当我们试着照顾一个习惯以这种方式进行回应的人时，我们很容易防御性地以同样的方式去回应。当孩子控制欲强时，父母需要非常努力地保持自己开放和投入的态度。只有这样才能逐步降级和缓解防御性的反应模式，否则它们会互相助长。当父母是开放而投入的，这就是一个对孩子开放的邀请，邀请他们也进入到这种状态。这能缓和情势，并提高孩子的安全感。

因此，通过冷静的、共情式的回应以及始终如一的 PACE 态度，来远离对抗，是帮助孩子降低他对控制的强烈需求的重要组成部分。这能够帮助他们信任互惠性的关系，帮助他们在父母安抚性的存在面前更加开放。

支持行为

尽管联结对于养育经历过发展性创伤的孩子来说是一个重要的焦点，但这些孩子也需要任何孩子都需要的所有典型的纪律和管教。在提供限制、约束和后果的同时，保持并恢复到联结状态，是养育一个需要从创伤中恢复的孩子的重要组成部分。虽然（对行为设置）后果是必要的，但当父母记得，对期望的设定需要符合孩子的发展年龄，同时需要有程度适当的监督和结构化安排时，父母对后果的使用可能就会减少。

思考、感受及行为选择

对于父母来说，无论使用任何行为支持，重要的都是要了解想法、感受和行为之间是如何相互关联的。理解行为背后的动机可以帮助父母保持此刻的共情。当共情先于管教时，孩子体验到的限制会更柔和。与内在体验的联结提供了调节的能力：减少愤怒，平息情绪，并帮助孩子再次感觉到他们的行为是可以控制的。这也会降低孩子的羞耻感水平，因为孩子可能会感到懊悔，想要做出补偿。行为的后果是孩子和父母之间合作制定的，允许孩子在父母的支持下承担与年龄相符合的责任。通过这种管教方式，孩子可以学习处理挫败感和冲突，并有更多的安全感来为此寻求支持。当父母理解行为的动机，理解孩子为什么做了某些事情的原因，父母就能很好地知道什么样的后果（如果有的话）最适合这个特定的孩子和特定的情况。知道原因并不等同于给孩子找借口。相反，这帮助父母选择一个合适的行为后果，并带着对孩子内在挣扎的共情来提供这个行为后果的规定——这就是在联结中"纠正"。了解行为的原因还可以帮助父母审视自己的支持是否足以帮助孩子成功。父母很可能会提供一个改变环境的后果，可能改变结构化安排和监督，而不是增加或取消对孩子的奖励。

选择及后果

有发展性创伤的儿童在自己行为上的可选择范围要（比其他孩子）小得多，因为他们非常容易在情绪上变得失调。孩子们需要别人帮助他们来调节，这样他们会更容易应对他们的行为所带来的自然后果。在此过程中，父母努力维持的联结会增加孩子的安全感，并帮助孩子运用父母提供的支持。这是以调节为基础的行为支持，而非以羞辱为基础的行为管理。

那些有过不可预测、反复无常的早期养育经历的儿童，常常感到很难理解因果关系。因此，他们可能很艰难地努力去理解行为和随之而来的后果之间的联系。不是从后果中学习，这些后果只不过是证实了他们一直相信的事情：其他人都很随意且刻薄。孩子会受益于高度可预测的养育方法，匹配他们的情绪成熟水平，同时帮助他们去理解行为和后果之间是如何联系在一起的。

赞扬及奖励

给予赞扬和奖励是养育的一个重要组成部分。我们希望孩子们自我感觉良好，希望孩子能因他们的成就而得到奖励。从根本上说，赞扬和奖励是有帮助的，因为孩子们想要使他们的父母高兴。但当孩子不信任父母时，情况就不一样了。赞扬和奖励很容易成为他们被评价的标志，其结果就是孩子会增强他们的防御性反应。孩子们也可能会被驱使着，用可以避免获得赞扬的方式，或者用可以让别人确信他们"是不招人喜欢的"的方式去行事。行事是为了确保别人不会给予自己赞扬，这对我们中的很多人来说可能是令人费解的，因为我们习惯于孩子的行事动机是为了感到被爱和获得认可。

最好的赞扬，是我们表达出对于孩子的积极体验，而不是对她作理性评判。孩子们将受益于描述性而非笼统的赞扬，以及低调有节制的奖励，只要焦点始终放在帮助孩子们去体验关系中的联结。当孩子们发现自己是可以被父母接纳的，开始信任父母，并在父母的养育中感到安全时，他们就能够从聚焦于后果／影响、赞扬和奖励的这种非常正常的养育方式中受益。

结　　语

双向发展性养育是帮助儿童从发展性创伤中恢复和治愈的一个重要组成部分。这有赖于父母使用养育的一双手，既去建立情感上的**联结**，同时又由共情引导，通过行为支持来进行**纠正**。PACE 是建立这些联结的中心态度，这样孩子们就能够在过去体验威胁的地方体验到安全感，在他们只学会了不信任的地方开始去信任。家长不能改变孩子，但可以改变自己对孩子的回应。当孩子真正被当作他这个孩子本身而被接纳，当孩子所做的事情能够被共情地理解，然后信任和安全感就会建立起来。只有这样，创伤才会愈合，孩子才会得到帮助，开始去参与互惠性的对话并发展新的故事，而新的故事能够让他发现自己是谁以及他能成为什么样的人。

第八章

提供安全环境：
双向发展实践

遭受虐待和创伤的儿童最需要的是一个健康的社会群体，以缓冲早期创伤给他们造成的痛苦、悲伤和丧失。任何能够增加儿童人际关系数量和质量的做法都能治愈他们。对他们来说有帮助的是持续的、有耐心的、重复的、充满爱的关心。

——布鲁斯·佩里（Bruce Perry），医学博士无论是否接受治疗，经历过发展性创伤和依恋关系破裂的儿童通常都需要一系列服务，其中包括社会关怀、儿童心理健康、教育和寄宿照料。这些服务的提供，与双向发展心理治疗（DDP）——以依恋为焦点，以疗愈创伤为指导，与发展紧密相关，具有系统性——的原则和干预措施完全相结合，被称为双向发展实践。

双向发展实践的核心，是探索与孩子有关的每一个人说什么或者做什么，是对孩子及其家庭最有帮助的。究竟什么会对孩子的生活及其重要的人际关系产生最积极和持久的影响？

开展双向发展实践的原因

亲子双向发展实践对于受创伤儿童的治疗和恢复很重要，其原因有很多。

1. 抚养一个有发展性创伤的孩子对他的父母来说是非常具有挑战性的，包括他的寄养父母，收养父母，或其他的主要养育者。虽然支持父母是 DDP 的核心，但他们可能也受益于各种综合服务，以便能够在稳定的治疗方式中发挥作用。当不提供 DDP 本身时，双向发展性实践可能是维持孩子在家庭生活中的成功的主要因素。在孩子的生活中，DDP 执业者通常必须是儿童生活中的很多成年人的顾问、培训师、导师和支持人员，无论她或他是否也是孩子及其父母的治疗师。

2. 在 DDP 中，孩子的安全感以及对父母和治疗师的信任在发展。但当孩子发现在自己日常生活的其他人际关系中出现的压力和冲突具有创伤性时，这份安全感和信任会受到破坏。如果没有支持，好心的老师和社会工作者在与这些孩子打交道时可能会在不知情的情况下唤起恐惧感和羞耻感。双向发展实践鼓励所有专业人员发展共同的理解框架以及共同的方法，此方法强调发展性创伤的普遍影响，以及在一种深刻的、以依恋为基础的关系中重视安全感的必要性。DDP 和以 DDP 为指导的养育方式所涉及的变量，在双向发展实践中也很重要。这些变量包括情感的共同调节、互动式修复、发展互惠性对话的技巧、发展新故事以取代孩子在创伤中所发展的那些（旧）故事，以及理解先探索孩子行为的意义再决定如何做回应的必要性。

3. 经历过人际关系创伤的儿童会以一种防御性的方式与他人进行交往，这种方式往往会在他人心中唤起平行[*]过程。感到自己没有希望、无法改变的孩子，可能会以一种引发别人也越来越坚信他永远都不会改变的方式，去和他人交往。如果发展性创伤在孩子心中唤起一种愤怒状态，这样的孩子则会以一种导致他人也陷入愤怒的方式与人发生联系。在遭受过发展性创伤的孩子中，平行过程最好的例子是这一事实：孩子信任被阻断的体验使父母处于关爱被阻断的风险中。社区支持体系中的人也有关爱被阻断的风险。在心理治疗中，作为一种重要的动力，这种平行过程的事实是众所周知的。如果治疗师的督导师不帮助治疗师对其保持觉察，那么治疗师就有陷入这种动力中的风险。而其他专业人员可能没有接受过此类培训和督导，这就增加了这种平行过程可能会发生的风险。如果不密切关注这些过程，儿童周围的支持系统将变得具有反应性而非反思性，断裂而非整合。

---

[*]　指相同或类似。——译者注

4. 分裂是另一种心理现实，它会影响到那些为经历过发展性创伤的儿童提供服务和照顾的人之间的关系。当一个人很难掌握或整合对立或矛盾的情绪、想法、信念时，分裂就会发生。自我和他人要么被视为好，要么被视为坏。这些孩子的关系模式常常引发不同的意见和冲突。与遭受发展性创伤的儿童展开工作却没能取得任何进展的专业人士可能会开始因为自己的失败感而体验到羞耻感。人类用来避免羞耻的最常见的模式之一就是在自身之外寻找失败的根源。老师会认为，如果父母把孩子抚养得好一些，孩子就会做得更好。寄养者认为，如果社会工作者做出不同的决定，孩子就会做得更好。社会工作者认为如果治疗师水平更好，孩子就会做得更好。治疗师认为，如果老师更了解创伤，孩子就会做得更好。围绕着失败的是羞耻感和分裂，而羞耻感和分裂每发展一步，服务所需要的整合性和全面性就离实现更远了一步。

5. 考虑到平行过程和分裂的现实，儿童周围的支持体系中的专业人员之间有可能会发生冲突。每个人都可能对经历过可怕创伤的孩子抱有极大的同情，且每个人都可能越来越相信，他们的洞察力和计划将比其他人建议的更有帮助。由此产生的风险是，那些为孩子提供服务的人的防御性会增强，工作关系会破裂，并且会偏离由短期、中期和长期目标所组成的连贯一致的共同计划。双向发展性实践努力让那些参与其中的人能通过有趣、接纳、好奇和共情（PACE）彼此产生联系。当成功实现时，不同的个体就可能会对彼此保持开放和投入的心态，去探索分歧的现实，相信每个人都在做她或他认为对孩子来说最好的事。PACE 提高了相关人员对彼此的技能和观点持开放态度的可能性，他们持有不同的观点，同时尝试努力找到共同的思路来一起工作。PACE 是一种在孩子的支持团体中与他人建立联系和发展情感联结的方式，这将成为主要沟通方式。

比如，在一个支持体系的会议上，DDP 执业者注意到一位社工已经为一个寄养儿童搬了三次家，但孩子的行为仍然非常具有挑战性，这让她（社工）

感到很恼火。通过好奇这件事对她而言是怎样的感觉，DDP 执业者帮助她避免责备孩子。与此同时，DDP 执业者对这位社工害怕再次出错表达了共情。或者，班里三十个学生都对老师的教学方法反应良好，当老师被要求要保持开放的心态，为了一个孩子去尝试不同方法的时候，老师可能会感到耗竭，以及受到指责。有了DDP执业者的PACE和共情，老师就有可能再坚持一下，再尝试一次。

6. 发展性创伤可能会对孩子的发展产生重大影响。可能最有效的服务是与孩子的发展年龄相匹配的服务，而非与他自然生理年龄相匹配的。教育者尤其能从有关发展性创伤对孩子的社会、情绪、认知和神经系统的影响的培训中受益。

要确保组织性干预和团队干预是以关系为基础的，DDP 执业者要强调这一点的重要性。DDP 执业者与其他人建立联系所遵循的原则与在治疗中的相同，强调 PACE 并非工具或技术。它是与他人相处并建立情感联结的一种方式，会成为人们所熟悉的交流方式。这同样适用于养育者、服务经理、助教、社工或治疗师。每个人都需要理解孩子行为的意义，以及这些意义是如何嵌入到孩子对安全感的缺乏、在互惠性交往中的困难、其充满恐惧与羞耻的故事以及破碎的自体感中的。

双向发展实践的背景

有一系列的干预措施，可以作为双向发展实践模型的一部分被应用。这里将简要讨论这些措施。随后我们将给出其中一些更详细的示例。

- 支持体系咨询或围绕孩子的团队会面，包括父母和来自服务机构以及与孩子和家庭有关的支持体系的代表。

- 与学校工作人员和其他关键教育专业人员合作，建立针对创伤的、以依恋关系为核心的教学环境。

- 对一系列组织、团队和专业人员，包括地方当局、学校、寄宿学校、寄宿之家、精神卫生专业人员、社会关怀团队和社会工作者，进行培训、督导和咨询。

- 以个人或小组的形式，为家长和专业人士提供 DDP 指导下的养育培训项目。（ Golding, 2014a, 2017 ）。

- 单独与父母进行的，或与父母的支持社工一起进行的家长咨询，如第五章所述。

- 双向发展心理治疗，如第四章所述。

虽然上述任何一种干预措施都可以组合使用，但它们本身都是可单独使用的干预措施。图 8.1 描绘了这些不同的干预是如何通过一个简单的同心圆模型相互联系起来的。当围绕孩子及家庭的每一个同心圆都是以 DDP 为指导时，在父母支持下对孩子的治疗就有可能更加成功。

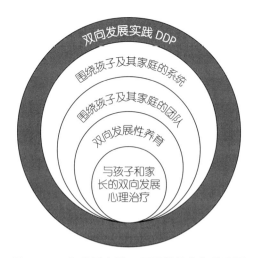

图 8.1 双向发展实践：干预措施之间的联系

(Figure 8.1 is used with permission from Julie Hudson, DDP Network website, 2013.)

双向发展实践示例

现在我们将更详细地探讨双向发展性实践模型在支持体系、学校和在组织中用于干预的不同方式。

支持体系咨询

在支持体系咨询中，DDP 执业者聚焦于发展互动和干预，用以支持父母、寄养照料者、寄宿工作人员、教师或社会工作者去照顾孩子或与孩子一起工作。这包括使用"PACE"——一种"关系优先"的态度，在为令人忧虑或不适当的行为设定限制之前，与儿童发展互惠性的主体间互动，建立情感联结，并确保关系能够得到修复。要努力确保预期和结构化安排是适合儿童的发展年龄，而不是生理年龄。

咨询要邀请与儿童有关的所有服务机构的代表以及儿童的养育者。结构明确的一次性咨询有可能会成功，而如果能够提前规划好一系列会议，安排好明确的主持，并就具体个人在现实时间框架内要采取的行动达成一致，则定期咨询最为有效。

支持体系咨询的重点，是在更广泛的社会、文化和系统背景下了解儿童的具体情况。参与者要考虑孩子的当下，理解孩子的行为、孩子与他人相处的模式，以及过去的经历是如何影响它们的。这种理解可以为支持和照顾孩子带来新的和共同的想法。DDP 执业者可能会在所了解的背景中考虑个体因素，例如虐待是如何发生的，遭受过性虐待的儿童是如何被有效地禁声的，以及原生家庭的成员如何能够爱着孩子却同时忽视并伤害着孩子。

通过由外向内来进行工作（见图 8.1），在支持体系达成一致的家长支持模型框架下，提供不间断的家长咨询或家长团体工作；学校也要包含在这个计划中。如果提供了 DDP，则双向发展实践就创造了一个彼此相一致的背景，在这个背景下进行以关系为基础的治疗。治疗的潜在影响，例如在校偏差行为的增加，就能够被预测和被理解，而不会被视作学校要求停止治疗的合理理由。如果目前尚无治疗计划，则会在支持体系中进行讨论，并为那些希望快速开始治疗的人提供解释。一个有指导的支持体系，可以就何时开始治疗以及如何开始治疗做出正确的决定。

当支持体系中有尽可能多的人参与了进来，大家都知道自己的观点和看法被包含在内和被认真对待，安全感就会增加。在支持体系成员之间的所有关系中，DDP 的 PACE 原则都是最核心的。

DDP 执业者会考虑如何告知孩子和如何把孩子包括在内。小宣传手册可能会有用，且应该包括照片以及与孩子发展水平相适应的文字。DDP 执业者可以给孩子写信，给父母一份副本，并提出一个拜访时间，以便父母能够直接了解现在的计划。面谈结束后，可以给孩子一份咨询摘要，或者是写一封以孩子为中心的信件。根据孩子的意愿，可以邀请他参加部分或全部面谈，让孩子看一看会发生什么。

双向发展心理治疗是一种叙事方法。分享故事可以带来共同的理解和共同的前进道路。咨询者使用 PACE 的态度，能够促进安全的环境，在这样的环境中共同的故事才能出现。支持体系咨询的书面摘要，是通过共同创造关于孩子、父母和体系的叙事而获得的，这些叙事在咨询过程中是共享的。对于 DDP 执业者来说，把孩子放在心中而准确无误地撰写会面记录是很有挑战性的。书面记录应是非评价性和非判断性的。这要花很多心思；但花这些时间是值得的，因为在信息缺失以及变动频繁的情况下，这些工作是很有价值的。

以下是一份支持体系咨询摘要的简短摘录，这份摘要发给了未来的收养父母，同时复制发给了其他参与人员以及其他主要专业人士。

在设定行为限制之前，保持一种镇静的威信和接纳的家庭氛围，并建立情感联结。

你们两个都明白，也能感受到在家庭中这样做的重要性。但是，"说"比每天二十四小时地"做"要容易得多。当这一切变得过于艰难，而你感到所有的一切都要滑落时，最重要的是你们俩都知道该找谁帮忙。为了你们的自我保护，我们考虑了很多在工作时间之外可能为你们提供支持和建议的人。你们决定谁是让你们感到最有帮助的人，我们为你们提供他们的联系方式。

咨询可以集中在一系列不同的主题和注意事项上。以下是一些例子：

- 商定干预模式和合作方式。
- 决定由谁组成支持体系团队。
- 讨论临时照料的利弊。
- 决定联系人及方式。
- 尊重导师和提供服务者的独立性，同时让他们参与支持体系的决策。
- 当情况看上去足够好而不是高度令人担忧的时候，做出寄养安置决定。
- 就收养中断进行讨论。
- 提供联合机构融资决策的理由。
- 讨论变动或过渡的问题。
- 当孩子不符合基于诊断类别的参照标准时，做出转诊决定。

教育中的双向发展实践

希安·菲利普斯（Sian Phillips）博士，加拿大人，是一位 DDP 训练师、咨询师和执业者。她总结了早期关系创伤带来的影响，为本节贡献了如下内容：

早期的关系创伤会对大脑结构的发展产生巨大的影响。经历过虐待和忽视的儿童确实很难发展出健康的大脑。这些孩子会上学，而不幸的是，我们目前的教育模式对他们的理解和服务都很差。我们学校的任务是传授知识和学习技能。很不幸，对于那些经历过创伤和被忽视的儿童来说，他们的大脑并不能在皮质水平上平稳流畅地运作。这些孩子通常是由他们的交感神经系统驱动的，这使他们对危险和任何可能的脆弱点保持着高度警觉。又或者，他们处于解离的状态。这两种状态都不适合学习。对正在遭受虐待和忽视的孩子来说，学校、学习、同伴和老师都可能代表着危险。

因为恐惧感仍然很高，情绪调节能力很差，这些孩子表现出偏差行为就很正常了。肢体攻击、言语攻击、偷窃、说谎、社交困难、违抗、注意力困难、无法从后果中学习、缺乏悔改之心，这些都是具有混乱型依恋关系的儿童所常见的。

我们的教育系统通常会通过停学、开除和管制的回应方式进一步羞辱孩子。教师、家长、儿童、精神卫生工作者和保护工作者因为这些回应的无效而感到沮丧。行为或认知－行为方法只对具有安全依恋并且皮质资源充足因而能够拥有自我意识和他人意识的儿童有效，但对于有复杂发展性创伤的儿童来说，行为或认知方法几乎没有作用（Dozier & Rutter, 2008）。受政府照料的孩子（children in care*）在学校里成绩要差得多。他们在所有认知和社交方面的表现都更差，通常会提早辍学，在学习和心理健康方面也有困难。

帮助建立一个以依恋和疗愈创伤为导向的学校

对于 DDP 执业者来说，学校工作人员是儿童支持体系的组成部分，他们将被邀请参加支持体系咨询。除了参加协商，DDP 执业者还可以为教育人员提供有关发展性创伤的在职培训，展示如何从依恋视角来看待关系和行为。

以下是 DDP 执业者在与教育工作者合作创建一所以依恋和疗愈创伤为导向的学校时可能做出的贡献：

---

* 在英国，由政府负责照料遭受家庭暴力等问题的孩子。——译者注

- 理解儿童在家庭和学校之间的不同行为，例如，一个孩子在收养家庭里表现出暴力和反抗行为，但在学校里却是模范学生。在缺乏基于创伤－依恋的解释的情况下，家长可能会被学校工作人员视为应该受到指责和问题的根源。

- 帮助学校给可能不符合或不遵守学校核心原则——对所有学生一致的限制和同等的行为期待——的孩子设计个人计划。老师可能会合理地提出，"我们不能区别对待这个孩子，因为这就会对班上其他同学不公平；我们会失去对我们威信的掌控"。这些论点很重要，但在考虑如何帮助一个遭受发展性创伤的孩子来达到学习所需要的专注和镇静时，这些立场是没有帮助的。

- 当孩子告诉学校工作人员她的寄养父母或收养父母有虐待行为时，要考虑到所有的可能性。这一点不是要暗示父母并没有伤害他们的孩子；相反，这是在承认，孩子们告诉助教、老师或学校看管人员自己的父母有多坏而这其实并不反映现实（前面提到的分裂），这种情况是很常见的。孩子这么做可能有很多动机，这可以从创伤－依恋的角度来理解。

- 在假期间，帮助年龄较大的小学生记住学校的工作人员；这里，工作人员要意识到并接受这样一个事实：孩子无法坚定地相信当自己回来时，老师还会在那里。老师可以在学校假期中间给孩子寄明信片和照片。

- 支持助教，考虑他们对帮助和培养孩子能力的重要性：度过学校的一天，调节至能够坐下来学习。

- 需要注意的因素包括助教休假、生病或离职对孩子的影响，以及拥有两名助教的价值，即能够减少压力带来的影响。要考虑由谁来督导助教，这非常重要，这样助教才能得到帮助，比如说，帮助助教在孩子们讲述自己过去或现在的家庭生活并让助教不要跟其他人分享时理解孩子；理解到自己对于孩子来说是特别的；理解他们不能信任其他的任何人。助教可能会认为自己处在一种特别的独享的关系当中，而当事情发生变化时，如果没有帮助他们从创伤－依恋的角度理解孩子这样的行为，助教可能就会感到被欺骗和尴尬。

- 当晚上的情况很难应对时，要考虑与学校有关的后果持续到了晚上而对寄养照料者产生的影响。

- 考虑信息在学校和家庭之间的传递方式带来的影响。这包括校门口的聊天，书包里的家校联络簿，或者邮件。

- 从小学过渡到中学后，在中学的第一学期，安全感需求和情感需求会增加。考虑这些需求如何能够在每天两次向固定指派的工作人员"签到"的时间中得到满足，比如到校时和午餐结束后。在课堂间迷路的可能性，以及无法组织自己、书本和作业的可能性，都需要事先想到，并为孩子提供非指责性的支持。因为有很多不同的老师需要去了解孩子，孩子的"这就是我"的笔记本或卡片对那些还不了解孩子个人需求的老师来说是很有帮助的。为老师们事先准备好这些拿给他们看，而不是被视为借口，这会很有帮助。

- 与寄宿学校合作；例如，处理好寄养家庭和寄宿学校之间的过渡，寄养或收养家庭与学校之间对以依恋为焦点的照料的不同期望，比如如何管理就寝时间（关于寄养照料的更多内容将在第十章中介绍）。

路易丝·米歇尔·伯默尔（Louise Michelle Bombèr）是英国的一名教师、培训师和治疗师，她写了大量关于依恋友好型学校的核心特征以及相关策略和实用工具的文章（Bombèr, 2007, 2010; Bombèr & Hughes, 2013）。这本书的附录收录了两个学校项目，作为双向发展实践的例子：一个在加拿大的金斯顿，另一个在英国的诺丁汉。

以双向发展实践作为一个组织的核心服务供应模型

在英国，一些儿童和青少年心理健康服务（child and adolescent mental

health services, CAMHS）为护理项目、寄养项目、收养项目中的儿童采用了以 DDP 为指导的模型，还有一些将"**发展性创伤（developmental trauma）**"这一术语纳入了转诊途径。

英国的一些地方政府和独立机构将 DDP 原则整合到他们的核心服务模式中。伦敦和英格兰北部的地方政府已经委托了 DDP 1 级和 2 级人员培训，使团队能够在 DDP 培训师或顾问的咨询下实施双向发展性实践以及 DDP 指导下的养育。地方政府的工作人员也接受了助导师（facilitators）培训，可以实施以 DDP 为指导的养育方式，例如小组工作项目（Golding, 2014a, 2017）。

一些地方当局机构会雇用或聘请临床心理学家或其他治疗师来提供以关系为焦点的治疗，用于照管规划、法庭工作、儿童照管服务供应，以及寄养和收养支持团队等。

本书附录中收录了以双向发展实践作为组织的核心服务供应模型的实例。它们是：英国伦敦的一个地方政府；收养加（Adoptionplus）——伦敦一个发展社会关怀服务的收养机构；玩转肯尼亚（Play Kenya）——肯尼亚内罗毕附近提供儿童之家的机构。

组织认证

双向发展心理治疗研究所（The Dyadic Developmental Psychotherapy Institute, DDPI）董事会已经建立了一个健全的机构认证过程，通过这个过程，收养及寄养支持机构和寄宿教育机构的组织和机构就能够成为被认证的 DDP 机构。

"始终以儿童为先（Always First）"是英国伍斯特郡（Worcestershire）的一家寄养机构。附录中将这个机构作为了认证机构的例子。

双向发展实践的一个扩展示例

直到 5 岁之前，卢克都和他的父母住在一起，两个人都有药物滥用问题，5 岁时因为被父母严重忽视，卢克被送到了寄养机构。从卢克小的时候开始，他们家庭的一位男性朋友经常在卢克父母不在家的时候照顾卢克。这个成年人从卢克两岁起就经常对他进行性侵犯。卢克长大后，这个人告诉他，如果有人发现这件事，卢克就会进监狱。在卢克搬到寄养中心之前，这个人告诉卢克，他永远都能知道卢克住在哪里，如果卢克把事情告诉任何人，他就会过来杀了卢克的父母。很明显，卢克在情感和身体上都被严重忽视了，卢克也曾向他的寄养人说起过被打的事情。有很多迹象表明卢克可能遭受过性虐待，但一切都不清楚。卢克从未跟任何人说过关于性侵的事。9 个月前，8 岁的他搬去和卡罗尔住在一起，卡罗尔是他未来的养母，也是一位单身母亲。因为在家里的攻击性行为和性化行为，卢克被转诊了。

支持体系咨询

爱丽丝是一位 DDP 的执业者，她安排了与卢克相关的所有机构和团队进行了一次支持体系咨询。这有助于在卢克过往经历的背景下去理解他当下的行为。他们考虑用干预措施来帮助卡罗尔养育卢克以及设立限制。他们准备着，也许会有那么一次，卢克可能会多聊一些自己被虐待的经历，包括可能的性侵。各种假设都会被提出，没有假定卢克一定被性侵过。PACE 中的好奇能帮助大家确保每个人都持有开放的心态，每个人都会去探索卢克令人困惑的行为的每一种可能解释。爱丽丝非常谨慎小心，确保针对卢克的幼儿园行为及其生理表现的所有其他解释都能被考虑到。让当地儿科医生参与最初的支持体系咨询也很有帮助。

在支持体系咨询中，爱丽丝引导并要求在场的人分享自己所了解的与严重忽略和虐待（包括被性侵）有关的发育、行为、生理、情感因素方面的信息。这使得卢克支持体系中的人可以一起对卢克当前的行为做出尝试性的猜测。在了解了成年人如何小心地训练孩子、如何用威胁的方式让孩子沉默的情况下，人们开始思考，如果这些事情真的发生过，对于卢克来说，要讲述这些经历该有多么困难。这也有助于人们理解卢克为什么会有和其他孩子发生性行为的风险。

支持体系咨询要考虑的另一个因素是，当儿童从原生家庭转移到寄养和收养家庭或寄宿机构时，关键信息会大量丢失。

在与卢克的支持体系以及卡罗尔一起工作之前，爱丽丝要求获取了所有可用的关于卢克过去的信息，并阅读和整理了所有的信息。她请求允许她阅读对卡罗尔成为收养者的评估。一开始卡罗尔并不确定，但是当她听到为什么这样做有帮助时，她同意了。

爱丽丝与支持体系中的人面谈，一起思考事件的时间顺序，一起去理解一长串能够表明卢克小时候可能一直遭遇性侵的令人担忧的行为。这包括回顾卢克在幼儿园时性化行为的程度。卡罗尔的收养支持工作者联系了之前的社会工作小组，问了具体的问题，并邀请卢克的社工参加下一次支持体系咨询。会议的时间也考虑到了这一点，体系中的人同意灵活安排时间，以便社工正好能在下次来见卢克的时候参加会议。卢克还没有被正式收养，社工会来看望他。

在咨询过程中，使用 PACE 进行交流，使卢克的老师感觉自己是被支持的，说出了当她在看到卢克在休息时间出现在女厕所附近时未能表达出的担忧。围绕着通过增加结构化安排和监督而不让卢克感到羞耻来保护卢克和其他学生的安全，大家和这位老师分享了很多想法。

考虑到卢克对卡罗尔的攻击行为，以及考虑到卢克可能会多聊一点自己的早期经历，支持体系提前为支持卡罗尔做好了计划。可用的措施包括商定为卡罗尔一对没有小孩的夫妇朋友提供资助，让他们能够定期在他们自己家还有卢克家照顾卢克。尽管很难为资助提出充分理由，但大家还是理解并且同意了这个请求。人们认识到，做出让卢克这个年龄的孩子与单亲家庭一起生活的决定是要负责任的。人们还认识到，这种程度的额外支持需要尽快到位，而且不能作为卢克任何问题行为增加之后的后果被引入。在卡罗尔的朋友们开始照顾卢克之前，他们接受了充足的指导和干预，以提高他们为卢克提供适当照顾的能力。

大家同意的措施还包括一项校内安全计划，明确了卢克在休息时间的哪些行为是可以被接受的。卡罗尔、卢克的地方收养支持社工以及学校的代表就向卢克解释这个计划时的用语达成了一致。

支持体系咨询的摘要由爱丽丝撰写，并分发给了在场的每个人，包括相关的团队经理、班主任和独立审查人员。爱丽丝很注意保密。她使用了商定好的说法，包含了 PACE，列出了一系列行动措施，以及谁同意采取哪一项措施。爱丽丝每次写报告、信件和总结摘要时都始终设想着卢克未来读这些东西的场景。

DDP 指导下的养育

由 DDP 执业者引导的家长咨询使成人能够考虑如何照顾孩子，家长咨询的重点在于对父母和孩子提供始终如一的支持、安全感和自我调节能力。团体培训项目也能提供这些（Golding, 2014a, 2017）。家长咨询为父母提供了稳定的关系，安全感会通过这种关系发展起来。

爱丽丝定期与卡罗尔进行会面，也时常与卡罗尔的收养支持社工进行会面。

爱丽丝从卡罗尔的收养评估中得知，她的父亲很严厉，有时还打她。在她 10 岁时，父母离婚了。卡罗尔告诉爱丽丝和社工，上中学的时候她被男生欺负，她觉得自己不能告诉母亲，以免母亲生气。卡罗尔突然意识到，卢克对她的威胁行为让她想起了学校里的一个恶霸。这有助于她理解为什么卢克说的某些话会让她心烦。后来她说，这种联系似乎增加了她给卢克设立限制的信心。

卢克开始更多地在家里跟卡罗尔聊他小时候挨饿、被打、一个人被放在家里的经历。卡罗尔完全不知该如何回应卢克。卢克用一种非常就事论事的态度聊着自己被打的事，卡罗尔觉得这让人感到不安。如果卡罗尔问卢克问题，卢克就会沉默下来。使用 PACE 回应卢克时，考虑了要使用的特定词句。卢克的其他可能经历以及卡罗尔可能被唤起的反应，都被考虑到了。卡罗尔被帮助着学习如何与卢克的体验建立联结，接纳卢克可以观察到的行为背后的所有的愿望、想法、感受、渴望和动机。卡罗尔一边养育卢克，一边学习如何"替他说话"。

卡罗尔学习了 DDP：如何和卢克一起思考他可能的想法和核心信念，让卢克知道如果这些想法和信念是真的，也不会伤害他们的关系。卡罗尔逐渐变得更加自信，在情感上接纳卢克的体验，围绕着卢克的体验，使用 PACE 与卢克建立联结，无论这些体验怎样影响了卢克。卡罗尔学会了明确而一致地给卢克设立限制。设立限制后，他们的关系往往会很紧张。卡罗尔也学习了关于如何在关系出现破裂后修复关系的例子。当卡罗尔的一天过得不好想要大喊时，她会给收养团队的社工、帮助她照顾卢克的朋友，或者爱丽丝打电话。如果在忙的话，大家都会告诉卡罗尔他们什么时候有时间会给卡罗尔回电话。

学着爱一个后来才在人生中遇到的孩子，像卡罗尔学着爱卢克一样，往往伴随着一种难以抵挡的、经常很可怕的意识：孩子的痛苦成为了父母的痛苦。这一过程可能会成为另一个使孩子难以跟父母诉说自己过去经历的因素，因为他认为这些过去的经历会让父母难过。高度警惕的孩子会注意到父母的痛苦，并且可能只分享那些他们认为成年人能够在情感上承受的经历。这和因为担心父母不再爱他们而"不说"是两码事。往往没有人教给孩子，父母可以哭泣，可以为了孩子而难过，但仍然能够在感情上保持坚强而且想要再多听一些。孩子们不愿意多说话，是因为他们不想让父母难过。这样的想法和孩子们对于自己无论如何也不会被相信的信念相互作用，可以有效地继续让一个孩子保持沉默，尤其是对于性虐待的情况。

随着家长咨询的继续，卡罗尔谈到卢克如何开始告诉她更多关于他的经历，比如他被丢下而哭泣的记忆。然后，卢克用让她觉得不舒服的眼神看着她。咨询师帮助卡罗尔理解卢克对她情绪状态的高度警觉。卡罗尔的收养支持工作者也在家长咨询期间在场，这样当他们见面时，她就可以继续帮助卡罗尔应对有关卢克的不舒服的感觉。卡罗尔参与了个人化安全计划的规划和设计，比如朋友来时开门的规定，私下和公共场合手淫的规定。爱丽丝和卡罗尔更多地谈论了DDP所使用的模型，两人都觉得是时候开始爱丽丝和卢克与卡罗尔一起会面的咨询了。

双向发展心理治疗

与准收养家庭进行双向发展心理治疗对儿童和成人都有用。治疗的目的是帮助孩子感到足够安全，能够去探索建立联结和形成关系的新方式，能够去改变自己已经习惯的充满不信任的相处方式，通过新的相处方式能够开始足够信任地去试探性地探索主体间的关系。同时，DDP能够共同调节与过去创伤相关的情绪，并帮助儿童共同创造这些事件的新意义。随着创伤的影响减少，儿童对准养父母的依恋会增加，反之亦然。

专注于接纳、保持好奇，以及探索孩子当下的体验，能够使工作方式不会过早地集中于让孩子相信虐待不是他们的错。如果那样做得太早，就是在否定孩子的体验。重要的是去探索孩子是如何感到被虐待是他的错的，以及对孩子感到自己被指责让他的生活多么难熬表达共情，为孩子的生活曾经以及现在仍然持续如此艰难而难过。

　　卢克常常想，要怎样或要何时告诉他的社工和养母更多关于他早期经历的事。他不知道该用什么词，也不知道该从哪里开始。他知道，一旦养母知道了，就会发现他其实有多么烂。她会发现他曾经对托儿所的女孩们都做过些什么，那个时候他就不得不再次离开。卢克决定和新妈妈一起去见爱丽丝。他很想知道爱丽丝长什么样。他的妈妈经常和她见面，他想知道她们都聊些什么。

　　在治疗中，卢克一再确认，如果他开始多跟妈妈说一点，妈妈是不是还会让他住在那里，但他确认的方式对成年人来说有点令人困惑。

　　卢克：这不公平。我应该得到更多的爱。

　　爱丽丝：哇，这是一件大事。你应该得到比现在更多的爱？

　　卢克点点头。

　　爱丽丝：你认为妈妈应该更爱你吗？

　　卢克用毯子蒙住眼睛。他很快地看了妈妈一眼，又看向别处。

　　卢克：我爱她胜过她爱我。

　　爱丽丝：是什么样感觉？认为你爱她胜过她爱你。

　　卢克：很好。

　　爱丽丝：怎么会好呢？

　　卡罗尔：你把我弄糊涂了。

爱丽丝对卢克说：帮助我来理解一下。是不是你心里面有一部分在担心
　　卡罗尔不够爱你？

卢克点点头。

爱丽丝：因为你刚刚说，"我应该得到更多的爱。""更爱我。"

卢克：每个人都需要更多的爱。

卡罗尔：所以，感觉就是永远都不够。

卢克点点头。

卡罗尔：那一定很艰难。

爱丽丝对卡罗尔说：（语速慢下来，共情着）所以你觉得你给了他所有的
　　爱，而卢克感觉上仍然觉得这还不够。是这个难。

卢克钻进妈妈怀里，低下头，遮住眼睛。

爱丽丝对卡罗尔说：妈妈，也许卢克觉得，没有一个妈妈能足够爱他到
　　当她真正了解了他的时候还会继续爱他。（爱丽丝停了一会儿。）有
　　没有什么发生在卢克身上的事会让你不再爱他，想让他离开？

卡罗尔：不，什么事都不会。

爱丽丝对卡罗尔说：有任何卢克可能做过的事会让你想让他走开吗？

卡罗尔：不，没有。

爱丽丝对卡罗尔说：你认为卢克相信你吗？

卡罗尔：不相信。我知道卢克不相信我。他怎么能相信我？他认识我才
　　几个月，他被这么多大人欺骗过，那么多大人让他失望过、伤害过

他。他有时候跟我说他的内心很坏，没有人能看出来。我只希望有一天卢克会开始相信，他是那么让人喜爱。希望他能开始看到我所看到的。你知道，在那之前，我会一直这么告诉他。

让一位刚步入亲子之爱的养父母敞开心扉感受她爱着的孩子的痛苦，把自己的愤怒放在一边，以及没能在那里去保护孩子的愧疚感，是如此艰难。为了让父母能做到这一点，支持父母的专业人士也需要对父母的感受保持开放的心态。

爱丽丝：刚刚我们说到你小的时候学着怎么照顾自己，我看到你盖上了自己的眼睛，像这样（展示给他看），之后接着我又看到你再一次拿起了你的电话（卢克微笑），你知道我以为发生了什么事吗？

妈妈抱着卢克；卢克身上盖着毯子。

卢克：什么？

爱丽丝：也许你又有那种可怕的感觉了。你想让那些感觉消失。你试着去想一些美好的事情。我想知道我想的对不对？

卢克：对。

爱丽丝：这太说得通了。我提议，我们现在试着想一想那些可怕的感觉，这就是为什么妈妈要在这里，她会帮助你处理这些。我猜，妈妈因为你小时候她没有在你身边而感到真的非常难过；因为你曾经要学着照顾自己而难过。想一想你还是个小男孩的时候，你学到的是人们不会停止伤害你。没有人在那里帮助你。

卡罗尔点点头，她看着卢克，低声表示同意。

爱丽丝：想想你是一个婴儿，当你需要他们的时候，人们不会来到你身边。

卢克专注地看着爱丽丝。

爱丽丝：当你还是个小婴儿的时候，你在哭。

卢克转身看着妈妈，她亲了亲他的额头。他更紧地依偎在妈妈身边。

爱丽丝：你学会了自己应付一切。你只是个小男孩。那对你来说一定那么艰难。难怪，当你现在有这种感觉的时候，对你来说让妈妈帮助你是那么难。对她发脾气要容易得多。你找到了靠你自己应付它们的方法。你找到了渡过难关的办法。

在卢克下一次治疗前的那个晚上，在临睡前，他开始跟妈妈讲性侵经历的片段。他让妈妈转过身去不看他。当晚卢克的噩梦又回来了。他不愿上学，也不愿让养母离开他的视线。他同意妈妈在第二天会面时告诉爱丽丝。这是卢克逐渐开始讲述性侵经历的开端。

在与治疗平行进行的卡罗尔的父母咨询中，卡罗尔的收养支持社工一直都有参加，通过 PACE，卡罗尔的悲伤、困惑、怀疑以及绝望被听见、被探索、被接纳。相关的痛苦、丧失、伤痛、愤怒和恐惧被开诚布公地讨论。

随着卢克更详细地讲述自己的经历，卡罗尔在父母咨询中讲述了她如何努力控制自己难以抵挡的愤怒情绪。她想在肢体上伤害卢克的父母，还梦见去见他们去做这件事。她无法抑制自己收养了一个即将成为青少年性罪犯的孩子的想法。这些想法同样被以 PACE 回应，当她跟爱丽丝分享这些想法时，这些想法本来的样子逐渐被接纳，然后，他们就变得不那么可怕，不那么频繁了。

在治疗中，卢克开始聊起他受到的威胁：如果他告诉任何人，那个人就会来抓卡罗尔。他的行为一直摇摆不定，时而对母亲咄咄逼人，时而又不想离开她。家人的朋友经常过来照顾卢克，这样他的妈妈就有时间休息和反思了。

卢克逐渐体验到，没有人来杀他的妈妈。他了解到他的养母不希望他离开。他虽然会抗议，但还是接受了母亲和老师对他行为设置的严格限制。他体验到，老师仍然喜欢他，他的养母仍然很温暖很爱他。在卡罗尔像限制蹒跚学步的小孩子那样限制他之后，卢克开始慢慢地向卡罗尔寻求拥抱，而不是表达愤怒。

他在接受治疗时更多地谈到了自己被性侵的记忆。他同意社工来参加治疗面谈。他知道有一个特别的会议叫作策略会议，知道社工想让他和警察谈谈。他知道警察正在研究他们是否可以做些什么。他跟警察说话，他真的很害怕。警方告诉卢克他们相信他，但是没有足够的证据提起刑事诉讼。卢克觉得松了一口气。

卢克的攻击行为产生了波动，并逐渐减少。他坦率地说，他在学校里想去女生厕所的冲动已经不存在了。尽管如此，他接受在学校对他进行监督。

卡罗尔正式收养卢克后不久，支持体系咨询就结束了，治疗已经停止。卢克知道，如果再有需要治疗提供帮助的话，还可以再重新开始。家长咨询每两个月进行一次，因为卢克在家里和学校的各种问题仍然存在。

卢克现在 11 岁了。卢克的评估结果是他在中等教育时需要去一所特殊学校。经过爱丽丝、卡罗尔和健康、教育、学校等服务部门之间两年的合作，卢克开始在一所有住宿服务的学校上学。卢克现在是日班学生。爱丽丝与卢克的小学一起延长了卢克到特殊学校的过渡。去上学意味着每天一小时往返车程。学校除了为卢克提供标准帮助外，还为他分配了助教时间，对此其实很难找到充分的理由，因为认识到了所有这些孩子都难以静心学习，学校已经提供了小班教学。

卢克在学校上了 6 周课。他适应得非常好，被老师和助教视为模范学生。学校的教师团队认为他的需求没有得到恰当的评估，正在考虑这个额外的助教是否可以更有效地用在另一个孩子身上。

星期二早上爱丽丝收到了卡罗尔的一封电子邮件，学校刚刚告诉卡罗尔，卢克的助教在卢克身上发现了一把锋利的菜刀。当班主任问卢克这件事时，他说有三个男孩在课间休息时给他毒品以换取性行为，他说了不。他说，他已经告诉他们，他要告诉老师，在那一刻，他们威胁要打他，所以他要确保自己身上有刀来保护自己。他还告诉班主任，妈妈在家里跟他分享她的毒品，所以他不需要从学校的男孩那里拿毒品。

在随后的电话中，爱丽丝接纳了卡罗尔对此的担忧，以及卢克编造她有毒品的事情给她带来的伤害和困惑。卡罗尔感到很绝望，因为卢克到这所新学校上学被视为一个崭新的开始，希望他能在青少年时期成功完成自己的教育。

在与卡罗尔交谈之后，爱丽丝立即向班主任、卢克的收养支持社工、团队负责人以及当地社会服务转介和评估团队的负责人发送了以下电子邮件。

我把邮件抄送给大家，是因为现在的情况需要大家慎重考虑。我希望你们不介意。我通过电子邮件进行回应，因为我觉得这个情况需要对与卢克进行工作的所有团队给出一个回应。在这封电子邮件中，没有任何关于卢克或其他男孩所陈述经历的可信性的假设。这是对互动和过程的一种反思性回应。

贵校需要遵循他们的程序，社会服务机构可能会与我们所有人联络，讨论如何合作的问题。

记住我们上个月在学校咨询时说过的话可能会有所帮助。对卢克来说，这是一次全新的、激动人心的、也令人害怕的经历。这是他第一次在没有母亲在附近提供安全基地的情况下上学。卢克在上一所学校和同一个助教在一起了四年。他很了解她，也很喜欢她。他很想念她。

在他之前当地的学校，助教会在放学后和他的妈妈分享卢克的行为和情绪状态。虽然卢克多次抗议，但很明显，他正是依靠这个来确保那些关心照顾他的人能够一起工作以帮助他应对事情。

目前的情况对于卢克来说是一种新的体验，在你们学校，他的新助教和他的母亲并没有直接的关系，无论是在每天放学时，还是在校每一周的任何时间。这不是他所熟悉的情况。卢克说他喜欢这种变化，但是这种变化会带来焦虑感。他需要弄清楚交流是如何进行的，以及他对于学校、家庭和社工之间的信息共享有多少控制。

虽然不知道可能的真相到底发生了什么，有一种可能性是，卢克清楚地向所有学校教职员工传达了信息，他们需要去"了解他"以及他的全部，尽管他表面上对分享信息表示抗议。他需要看一看你们会如何对此进行回应，并且为自己去搞清楚（在他看来）贵校是否知道如何帮助他、理解他以及教育他。卢克对他生命中所有的陌生人都是这样做的。任何变化都会让他焦虑，有可能会重新使用曾经的应对方法，但那些现在对他来说是没有帮助的。

上个月我和他的助教见面时，我们讨论过这件事。有一种可能是，他最近的这种行为是用来核实我和社工上周跟他的助教分享了多少信息，以及助教是否跟教学人员说过，就比如您，他的班主任。卢克已经找到了一个有效的方法来核实这一切。

这也是一个快速向学校员工传递信息的方法，让他们知道他很特别，同时也向他们发出有关他需要一个助教的信号。这是他用来确保自己能继续拥有助教和有一个成年人一直为他着想的方法。

上周我们还谈到，要从别人的话里了解一个孩子有多么困难。最有效的方式，是通过与孩子建立关系的直接体验去了解一个孩子。正如我们所知，对卢克来说，等待是无法忍受的，因为这会带来如此多的焦虑感。我建议要尽快冷静而迅速地调查此事，得出一个意见一致的结果，并与卢克分享，即使得到的结果是我们不知道发生了什么。

卢克白天离家很远，从设法应对外部世界的角度来讲，这会降低他的安全感。他需要知道的是，在学校遇到的这些新的有趣的人能够真正理解他，并且能够照顾他。他也可能需要通过发掘你们大家现在如何回应他，来自己核实这一点。

如果有帮助的话，请随时要求我直接或间接参与进来。

一周之内，爱丽丝在学校组织了一次支持体系咨询。大家商量好了如何进行回应。爱丽丝与卡罗尔和卢克又见了四次面。人们发现，在事情发生的那一天，那些男孩去旅行了，没有来学校。卢克很快就告诉了卡罗尔和班主任，一切都是他编的。他说，他在学校经常感到害怕，为了以防万一，他不想放弃带刀子。大人们表达了对他的恐惧的共情，告诉他这是不可能的。

学校同意了不减少对卢克的支持措施。学校增加了卢克每天与选定委派的老师见面的次数，以检查一天的进展情况。卢克同意接受这个安全计划中对他的限制。

在 9 个月的时间里，爱丽丝每三个月重新组织一次支持体系咨询。

随着卡罗尔（和卢克）逐渐开始相信，学校既可以教育卢克也可以照顾他、是可以信任的，他们每天分开的时间越来越长，这意味着她几年来第一次发现，在这些"空闲时间"她能做些什么。当卢克一天都不在的时候，卡罗尔很想念卢克，很期待卢克回家。

在接下来的一年里，卢克令人担忧的行为减少了，他经常告诉卡罗尔自己在学校过得好不好。爱丽丝继续为卡罗尔提供了六次每月一次的家长咨询。当他们都觉得治疗可能会有帮助的时候，爱丽丝会与卡罗尔和卢克见面进行治疗。

这发生在卢克的噩梦重新出现之后，当卢克开始青春期后经历了身体上的变化时。爱丽丝和卡罗尔一起交谈，使用着 PACE，说着这对卢克来说该有多么艰难，因为卢克跟他的朋友们不一样，他的性发展混入了对小时候被性侵经历的记忆，卢克听着她们的谈话。她们为卢克感到悲伤，因为这太不公平，她们分享着这份悲伤，卢克接纳了这一切，并加入了谈话，他仍然对曾经发生的事情感到愤怒。爱丽丝和卡罗尔注意到，卢克现在可以对事情感到愤怒而不对卡罗尔产生攻击性。卢克点点头，微微一笑，说他还是会想到把一切都对卡罗尔发泄。卡罗尔和卢克想出了当卢克想伤害卡罗尔时他能让她知道、然后改变自己想法的办法。卢克同意了，他会尝试这样去做。

在接下来的 6 个月里，卢克的攻击性行为和性化行为明显减少。卢克现在会在感觉很强烈或刚有困惑的感觉时告诉卡罗尔。爱丽丝继续为卡罗尔提供了六次每月一次的父母咨询，偶尔会同时与卡罗尔和卢克见面。

结　　语

双向发展性实践的主要目的，是将焦点从孩子和父母，扩展到他们周围的支持体系或社区网络中。这个体系或网络可以根据儿童和家庭不断出现的新需要而扩大或缩小。因此，当有发展性创伤的青少年开始打他的父母时，在双向发展实践中，一位警察局的工作人员会被要求成为支持体系中的一部分，而不是单纯地报警，其目的是将警察局能提供的服务整合进已有的服务和帮助中。一个有发展性创伤的孩子所面临的挑战，会变成家长所面临的挑战，并且最终也会变成他所在社区所面临的挑战。双向发展实践是一种积极主动的方法，以一种整合的、以疗愈创伤为导向、以依恋为基础的方式，来处理这些复杂的挑战。加强所有与儿童有联系的个体与这个孩子之间以及他们彼此之间的关系，是双向发展性实践的目标。

第九章

对特定儿童和青年群体的干预

本章展示了对多种经历过发展性创伤的儿童和青少年群体使用双向发展心理治疗（DDP）所进行的干预。年龄范围从学龄前儿童到不想被父母呵护的大龄青少年。儿童和青少年所涉及的问题范围涵盖从学习和神经发育困难到对父母施暴或遭受过性侵或剥削。我们还选择展示 DDP 如何与另一种治疗方法——Theraplay（Booth & Jernberg, 2009）——进行整合。尽管 DDP 的核心特征保持不变，但其多样的具体表达方式要取决于儿童、家庭和社区环境的独特特征。

学龄前儿童

当治疗师来到家里做第一次家访时，两岁的莎拉正和她的准养父母站在一起。莎拉拿了一个包，包里面装着一些她的衣服，她拉起治疗师的手向门口走去。她的意思很清楚——我要离开这个家，我要和你一起走。这让她的准养父母感到很震惊，他们还一直都在想着事情进展得有多么顺利。

4 岁的哈利跟着他的寄养父亲来参加了他的第一次治疗，他们在一起已经 6 个月了。他的另一位寄养父亲本来也希望自己能来，但却因为工作被叫走了两个晚上。哈利坐在爸爸的腿上。然后他移动到了玩具屋的位置，挨着懒人沙发。几秒钟后，哈利拉开了懒人沙发的拉链，爬了进去，然后把拉链拉上。大人们坐到了地板上，继续着他们的谈话，他们的用词体现了对哈利的接纳，接纳哈利在新的地方遇见新的人时对安全感和温暖的需要。哈利说他的爸爸永远地离开了，他想要爸爸回来。

　　3岁的萨曼，刚刚去大城市的一个酒店过了一个轻松消遣的周末。那天是她准养父母的结婚纪念日，他们与家人和朋友一起吃了一顿饭来庆祝。萨曼回家时，她想知道自己什么时候可以改名字。萨曼确信自己离开家的这段时间见过法官，现在她已经被收养了。当她被告知事实并非如此时，她伤心欲绝。

　　对于只有两岁的儿童来说，双向发展心理治疗是一种有效的干预手段。由于创伤和依恋关系中断而遇到困难的婴儿和学步儿的父母，无疑也可以从DDP指导的养育干预中受益。在上述每一个场景中，都使用了DDP。学龄前儿童在感到安全、舒适并待在关心照顾他们的人的身边时，就很容易参与到讲故事和创作叙事当中来。和学龄前儿童进行工作，治疗师可以通过强调兴趣和热情的非言语表达，以及随之而来的顿悟，帮助孩子获得发展故事的动力。DDP治疗中要有一个舒适的沙发、靠垫、毯子、软玩具、木偶、纸、蜡笔、故事书，有时还需要音乐。这些对所有年龄段的儿童都可能有帮助，尤其是和学龄前的年龄组工作时特别有必要。

　　学龄前儿童容易用他们认为会取悦成年人的行为方式来表现，也会学成年人说话。这就是他们学习语言的方式。治疗师如果能注意到孩子自己的故事中用到的不寻常以及养育者或社工不可能会说到的词，比如说"眼睛像熊"或者"他闻起来像烟"，会很有帮助。在叙事中加入这些词或短语会有所帮助。

　　和学龄前儿童进行工作时，考虑他们的认知发展程度是很重要的。年幼的孩子理解信息的方式以及和我们交流信息的方式与大孩子不同。他们也更容易受到成年人的影响。然而，这并不意味着他们不能与治疗师一起共同构建体验。如果他们觉得和治疗师在一起很舒服，他们对于谈论事件的担心就会比大孩子少。允许他们自由回忆，这能帮助他们讲述关于事件的故事。这意味着要允许他们用自己的语言告诉我们他们记住的事，而不要受到太多我们的影响。对他们来说，事件需要有一些意义，如果有意义，他们就可以提供逻辑清晰、准确、而且令人惊讶的结构良好的报告。如果孩子有玩具可以用玩来表达，更可以进一步地帮助他们回想。使用玩具甚至可以帮助到一个最初对事件基本没有回忆的孩子。

比如，一个口齿伶俐的 3 岁男孩用一辆玩具拖拉机和一辆汽车讲述了他所乘坐的一辆汽车在行驶中陷入泥泞沟渠，车只能被拖拉机拉出来的故事。他在没有大人帮助的情况下讲述了这个故事，逐渐全神贯注于自己所讲述的故事中："拖拉机在泥潭里。用拖拉机把车弄出来。拖拉机把车拖出了泥潭。从泥潭里出来了。拖到了路上。我们进去了。在那儿。"

DDP 治疗师需要考虑如何与孩子交谈。长而复杂的问题和代词的使用会降低孩子讲故事的能力，但几个简短的问题能够帮到孩子。同样重要的是要记住，很小的孩子会受到词汇量的限制。例如，一个 2—3 岁的孩子通常会把两个或三个单词放在一起，传达一些基本的意思，但只使用有限的概念。如果你去听小孩子说话，你会注意到他们倾向于使用名词和动词（实义词），而忽略代词、冠词和介词（功能词）。儿童直到 5—6 岁时，才会在回答关于为什么、什么时候以及如何的直接问题时保持一致。例如你知道什么，记得什么，猜测什么，或者忘记什么，这一类概念在大约 6 岁前都会被混淆。这些年龄仅仅是个指导和参考，许多遭受发展性创伤的儿童是达不到他们实际年龄的成熟度的。

比起年龄较大的儿童，与学龄前儿童工作更需要使用对话式的语气，而不能语调单一不变地讲话。学龄前的孩子不到一分钟就会感到厌烦，当我们使用一种平淡、严肃的语调时，他们的注意力就会转移到别的地方去。他们需要优美的韵律，流畅的节奏，需要有停顿以及渐强和低语，这样他们才能被对话吸引，并愿意接受你的影响。

请记住，学龄前儿童在复述一个事件时，可能会忽略你认为重要的特征，但他们在用自己的话聊自己的记忆时，往往不会创造虚假的画面。在被询问的时候，他们通常会添加重要而真实的细节。他们更可能会错过一些事情，而非添加不真实的内容。他们很难详细说明事件发生的时间；而更容易回想起具体的感官记忆和视觉记忆，比如气味、是黑暗还是明亮。

3岁的莉慕和养母一起去杂货店。他们在挑选麦片时，莉慕坐在购物车的座位上，笑着。她突然尖叫起来，看上去很害怕。养母无法找出任何原因。养母抱着莉慕，安抚着她，用一只手推着车。莉慕平静了下来，但好似僵住了一般，她的眼睛四处看。5分钟后，同样的事情发生了。这次，莉慕感到很恶心。养母注意到了什么。跟刚才一样，有一个男人出现在附近，她又闻到了那个男人须后水的味道，是一个知名的味道很重的品牌。她记得自己学过，气味的影响力是很强大的，它的信息是由大脑最古老最原始的部分处理的。她知道莉慕小的时候被男人伤害过。她不再购物，离开杂货店回到家，安慰了莉慕。

这次经历被带到了下一次的治疗中，治疗师和养母一起保持着好奇，聊了这件事。莉慕的养母用温和重演的方式展示了事情的经过，没有提到须后水味道的事。莉慕看着她们，然后加入了进来。她恶心地皱起鼻子，说："恶心的味道，讨厌的味道。"养母之前猜对了，气味就是导火索。

双向发展心理治疗包括共同创造叙事，将当前和过去的记忆与行为编织在一起，以创造新的意义，并对体验进行探索，牢记使用发展的视角。学龄前儿童的核心信念和内心世界取决于谁在他们的生活中支持和帮助他们。他们对事件的描述可能与成年人有质的不同，特别是个人的特征，如年龄、身高和体型。对所有年龄段的孩子来说，记住特定声音的特征都很困难。而如果你最早的主要养育者是仅仅比你大四岁的哥哥，你发展起来的信念会反映出这一点。

一个孩子如何理解自己早期的经历，取决于那些照顾他的人传递出的言语和非言语信息。在你 3 岁时，你弄洒了你刚刚小心为父亲泡的茶，大人冲你大喊，对你说你是个没用的废物，这会对你如何看待自己、茶以及父亲带来巨大的影响。一个 4 岁的孩子，在尿湿裤子后被关在碗柜里一整天，什么食物都没吃，被独自丢在那里，一个人去处理自己羞耻的体验，没有任何修复，这个孩子很可能会相信自己一定非常糟糕。

在建立基本信任的过程中，年幼的孩子们倾向于相信，成年人是可以被信赖的，相信大人们会做对他们（指孩子）最好的事情。年幼的孩子极其难以理解，他们所信任的成年人可能会做出令他们感到不愉快不舒服的行为。对于 7 岁以下的儿童来说，权威人士可以被视为拥有"被服从"的权利，因为他们体型更大、更有权力、力量或地位，而且孩子们很少质疑这些成年人教给他们的规则。

一个孩子被大人要求不要把某一特定的事情告诉任何人，这样的经历和体验受他 / 她与大人的关系的影响，也受发展因素的影响。学龄前儿童不太可能学过有关违背承诺和保守秘密的社交期望。在一个安全的环境中，和信任的养育者在一起，学龄前儿童可能会忘记之前关于保守秘密的承诺。在谈论令人尴尬的、记不清的或秘密的事情时，使用直接问句会很有帮助。如果一个孩子受到过与谈论被虐待经历有关的威胁，比如，"如果你告诉别人，我就会知道，而且我会来找你"，这种方法就特别适用。特别有影响力的威胁包括"上帝会看到，上帝会告诉我"，或者孩子告诉谁他就会过来杀掉谁。

当与孩子们谈论他们对潜在虐待经历的感知和看法时，记住，不要对他们会如何理解你所使用的"好"事情和"坏"事情做出假设。对于 7 岁以下的儿童来说，对道德的定义通常是以相关行为的后果为基础，而不是以他人的意图为基础。送糖果或玩具的成年人很可能被小孩子判定为好人。一个轻柔但不妥当的触摸也许不会被理解为"坏的"，尤其是如果这个触摸孩子的成年人是一个被孩子信任的、因此也就是"好的"人时。这样的感知意味着，学龄前儿童可能会在有关日常生活的对话中自发地讲述受虐待的经历。虽然道德仍然可以与"亲切友好"紧密联系在一起，但直到孩子长到八九岁时才会开始理解，即使是被他们信任的成年人，其行为方式在道德上也不一定是正确的。尽管如此，他们仍然可能会继续相信，这一定是因为他们自身的坏品质才造成的。进入成年期后，即使当他们在理性上知道事实并非如此，这种信念仍然能够顺利地产生共鸣，带来影响。

　　双向发展心理治疗的目的是探索孩子的现实和信念——通过充满有趣、接纳、好奇和共情（PACE）的对话，进入儿童每时每刻的体验。这意味着学龄前儿童不寻常的记忆、想法和信念可以被探索和接纳，而不被评价、判断或被拿来与通常的预期作比较。一旦经过充分的探索，任何对旨在共同创造一个不同叙事的对话的理解，都可能对孩子产生更多的意义。

　　以下案例是本和他的准养母的治疗案例。这个案例基于多年前对一对母子的干预。这个家庭的家庭背景已经被改变，但很多表达仍然来自于真实的治疗过程，已得到家长和孩子的同意，这个孩子现在已经是一个青少年了。这个案例展示了 DDP 治疗方法是如何对学龄前儿童起作用的。

　　本，3 岁，9 个月前加入了他的准收养家庭。他在 11 个月大时离开了原来的家庭，先后有过两个寄养家庭。本和准养父母一起去看了他们的好朋友，在那待了一晚上，之后本来参加了治疗。他们从朋友那里回家之后，本又出现了攻击性，而且又开始做噩梦了。这份记录来自他们回家两天后的一次治疗。

本：我找到了一个可爱的妈妈。我永远不会挨饿了。我要把她放在笼子里关整整一年。

治疗师：她是一个可爱的妈妈，她抚摸你的头发。我想知道，你是什么时候知道这个妈妈会是一个非常可爱的妈妈的？你第一次见她的时候就知道吗？

本：没有。我当时希望她会是一个可爱的爱拥抱的人，她确实是。

治疗师：我真为你高兴，你找到了一个可爱的爱拥抱的妈妈。

本：厚脸皮的妈妈。

治疗师：她也很厚脸皮。

妈妈：我的厚脸皮是从你那儿学来的。

治疗师：你想把她关在笼子里。我想知道你怎么会想把你妈妈关在笼子里？

本：那我就可以永远留住她了。是的，不要走。

治疗师：如果你不把她关在笼子里，会发生什么？

本：她会变成小马。我的小马。

治疗师：她会变成一匹小马。

本：然后她会逃跑。

妈妈：我认为我不想要那样做。我为什么要那么做？我怎么会想要逃跑离开你呢？

妈妈很自然地试着安慰本。治疗师继续探索本的体验。

治疗师：本，这是妈妈们会做的事吗？他们最后总是会逃跑吗？

本：是的，她们跑啊跑啊跑，她们停不下来。她们总是离开。

治疗师：本，你知道吗？我现在坐在这里，我感到很难过，因为你的妈妈们都离开了。

本：是的，凯伦离开了。

凯伦之前是本的寄养者，她很爱本。

妈妈：这周你想关于妈妈的事想了很多。你这一周都过得很不好，你对
　　　"离开"感到非常害怕，然后因为要回家变得心情很不好。你哭得很
　　　厉害，因为你不想回家。

妈妈对治疗师说：我们为本感到很难过。

治疗师：你那时想和爸爸妈妈待在一起吗？

本：不。和汤姆还有菲奥娜一起（他们去做客并共度了一晚的那对
　　夫妻）。

治疗师：和汤姆和还有菲奥娜一起。

本：是的和他们。他们会是很好的妈妈和爸爸。

治疗师已经就可能有必要探索本的这段经历，以及这可能对他们来说情
绪上会有多么受伤，与本的养父母进行过工作。

治疗师：也许你认为是时候该有新爸爸妈妈了？

本：对，是时候了。

治疗师：你拥有现在的爸爸和妈妈已经有一段时间了。

本：对，我希望我有另一个妈妈。我希望凯伦妈妈是我的妈妈。

治疗师：凯伦妈妈再也不是你的妈妈了，太让人难过了。太难过了。也
　　　许这感觉就像是她变成了一匹小马然后跑走了。

本：凯伦再也不在那儿了。她再也不在那儿了。

治疗师：那是另一个离开了的妈妈，妈妈变成小马跑掉了，这对本来说
　　　太艰难了。

本：再一次机会。再给我们一次机会。给我个机会，妈咪。不要变成小
　　马，妈咪。不要逃跑，妈咪。

妈妈：我不会离开。

本：你会的。你会的。

妈妈：我不会离开。我会给你几百万个机会。

妈妈再一次自然地试着安慰本。治疗师继续探索本的体验。她会在这次
治疗结束后给妈妈打电话，因为对妈妈来说，听到这些会非常难受。作为新
父母，再多事先的准备和预料也不会让这种情感体验变得更轻松。

治疗师：妈妈，本认为你会变成一匹小马，然后逃走，离开他。

本：你会的。你会的。

妈妈记得，要去跟随和谈论当下的体验，要忍住过早地给予安慰和保证，
因为这会阻止本去探索和开放他的内心世界。她记得 PACE，也记得要接纳
本的感受。

妈妈：有时候你会说，"走开。"然后我就知道，你内心感到害怕了。我
　　非常非常爱你。你知道吗，也许有一天你不再有这种感觉，会真正
　　开始相信，我不会逃走，相信无论如何，我都会照顾你。

治疗师对妈妈说：天哪，你能想象有一个如此可爱的妈妈是什么感觉
　　吗？有一个可爱的厚脸皮的妈妈，却仍然相信她们会逃跑？

妈妈：那一定很艰难。

治疗师：也许有时候失去凯伦的悲伤感觉太大了。太疼了。也许本无法
　　忍受再一次体验那种痛苦，尤其是和这个妈妈在一起的时候，因为
　　她太可爱了。那么好的爱拥抱的人。

本：她连再见都没说。

治疗师：没有，她连再见都没说。

当本离开凯伦家时，凯伦在感情上无法和本道别。这对本来说是一个重大事件。讲故事的语气、接纳、好奇和共情，再加上叙事线，让他自然而然地把这件事融入到故事中。以前大人们试图去谈论它时，本总是一言不发，经常用手捂住耳朵。

治疗师：凯伦连再见都没说。

治疗师和本的妈妈继续着这个主题，本在听着。这是"说关于孩子的话"，本因为对凯伦的思念而感到很伤心，凯伦从未说过"再见"让他感到很受伤很困惑，治疗师和妈妈的这种"说关于孩子的话"表达着对本的伤心以及受伤和困惑的共情。伴随着本的妈妈摇晃着本，抚摸着本，一个故事线被共同建构了起来，用了本在说到笼子、小马和逃走时所用的词。本的妈妈也得以告诉治疗师，本多次告诉她，自己是个可怕的孩子，没有人爱过他；本认为都是自己的错。治疗快结束时，妈妈和本说：

妈妈：我永远不会让你离开。

本：我永远不会让你离开。我永远不会让你在睡觉的时候离开。我们要一直拥抱拥抱拥抱一晚上。

这个治疗案例开始于孩子带来了深深嵌在自己脑中的概念，一个笼子，它本身就很适合于发展出关于遗弃的主题。但情况通常并不是这样（容易）的，因此治疗师需要积极地发展故事，为学龄前的孩子及其父母共同创造意义。治疗师和家长把成长史、最近和过去事件的内容放在一起，去发展可能的意义。

例如，当一个被收养的 4 岁女孩咬了收养家庭中 2 岁的弟弟时，治疗师给出了这个事件的背景，并对她身上发生了什么事情导致她去咬了弟弟感到好奇。带着大大的疑问，高度的兴趣，制造着悬念，引入了一点过去的经历，使用"说关于孩子的话"的方法，治疗师是这样对养父说的：

> 治疗师：也许，只是也许，凯莉觉得你爱约书亚胜过爱她！她闯了祸惹了麻烦，得到的是被大人说不要做这些事。也许她看到了你拥抱约书亚，对约书亚温柔地讲话，而对着她时，她只听到了你严厉的声音。也许她觉得你对约书亚的爱比对她的多。她感到很受伤很生气，然后咬了弟弟。你得让她知道，这样做是不行的。而当你这么做的时候，也许凯莉会记起所有她觉得她的另一个爸爸更爱她（以前的）弟弟的时刻。对凯莉来说，有时候仅仅是和弟弟在一起，看到你关心弟弟，就已经非常艰难了。

有学习障碍的儿童和青少年

对于有学习障碍的儿童及青少年来说，双向发展心理治疗是适合的干预方式，因为其基础是：不管儿童在社交、情感、心理、认知、神经和身体功能方面的差异是什么，治疗师和养育者都需要理解这个独特的孩子，与其建立关系，引导并支持这个孩子。有学习障碍的儿童可能需要一种特殊的方式来和他建立关系、与他交流以及引导他的行为，但其实每个儿童和青少年都需要治疗师和养育者这样做。话虽如此，DDP 治疗师和养育者对有学习障碍的儿童或青少年有如下的假设：

- 学习障碍的程度可能会降低。它们可能是由发展性创伤导致的，随着发展性创伤的影响降低，学习障碍可能会减少。
- 学习障碍可能是永久性的。成功的创伤治疗可能对学习障碍几乎没有直接的影响。然而，DDP 原则可能会使儿童生活中的成年人有能力减少学习障碍带来的影响。
- 儿童或青少年有学习障碍这一事实，不意味着他的行为偏差只能通过外部强化刺激来解决。如果人们假设孩子不会从推理和认知技能的发展中受益，也不会举一反三，那么这些假设可能成立的原因就是我们在用很有限的方法"教授"这些技能。
- 与有学习障碍的儿童或青少年工作，可能需要额外聚焦于与安全感、情绪调节、将消极动机归因于他人、感到羞耻以及交流他的内心世界相关的议题。这些议题，对所有经历过发展性创伤的儿童都很重要，但对有学习障碍的年轻人来说可能更为普遍。

在为有学习障碍的儿童和青少年提供干预时，可以记住以下几点：

- 需要对个人的技能和所面对的挑战进行全面评估，这样我们就不会期望过高。这些评估可能包括言语和语言、感觉加工、认知功能以及适应性行为。学习障碍被定义为在适应性行为和认知功能方面有显著的损伤（在最低 2% 的人口中）。如果对年轻人的发展性创伤进行了成功的干预，并在反思性思维、心理理论、共情和冲动控制方面有改善迹象，就说明可能需要重新评估学习障碍这一分类。
- 干预措施最好从年轻人的优势开始，然后再增加其他干预措施，以支持在其他领域中的技能发展。因此，可能比较明智的做法是围绕感觉统合及关系依恋问题开始进行干预，并一点点地将 Theraplay 和 DDP 干预结合在一起。

- 治疗重点最好放在最近的具体事件上，因为时间线可能很难梳理。同时，养育者需要使用详细的记录和图片来记录孩子关键事件、行动及关系的历史。

- 需要少记住一些（要处理的）主题，多一些休息时间、可以做的事情或吃的东西。涉及创伤或涉及羞耻感相关主题的故事需要特别简短，如果要整合的话，需要给予很多支持。包括图像、照片、视频以及故事书（考虑到年龄更小的儿童）在内的发展性敏感资源可能具有很高的价值。

- PACE 对于产生安全感、注意力以及开放和投入的态度以防止或减少偏差行为，尤其重要。

- 有养育者和支持体系参与的双向发展实践，对于使有学习障碍的儿童能够体验到来自于关系一致性、恰当的期望和活动的安全感，尤为重要。

- 支持体系中的成员需要记住，除了发展性创伤带来的挑战外，还有与学习障碍有关的压力甚至创伤。我们需要帮助个体应对发展性创伤的影响，我们也不能忘记其学习障碍带来的日常挑战（挫败感、羞耻感、恐惧感、悲伤、孤独）的影响。

- 支持体系中需要有一位成员具备特别的专业知识，能够理解并应对有学习障碍的儿童和青少年的需要。

与有学习障碍的儿童或青少年一起工作，传递以非言语表达的方式所发展起来的故事的意义，可能比在通常情况下更重要。这包括面部表情、声音韵律，以及手势，这些都要与孩子的类似表达相同步。常常是随着治疗师建立起悬念、不确定性、主动的疑惑和思考，以及突然随之而来的以一种新方式看待事物的惊喜，对故事的兴趣和理解就会出现。这个惊喜既包括这个事件可能意味着什么（你的父母其实是不知道如何教你，而你以为是你应该挨打），也包括在解决一个问题时孩子和父母可能会有什么不同的做法。

治疗师：我在想……我在想……也许……也许……当你妈妈看到你准备要大喊大叫的时候……她可能……会转过身，睁大眼睛，用洪亮的声音说："要我为你大喊吗？"然后你会转过身，睁大眼睛，用洪亮的声音说："不！"她会转过身来，睡眼惺忪，小声说："那我能做些什么？"然后你会给她一个惊喜，说三件事中的一个："抱抱我。"或者"你从 10 开始倒着数，我从头开始数到 10。开始。"或者"我摸着你的鼻子，你摸着我的鼻子，我们一起数到 3。"

任何建议、解决问题的主意或信息，都必须以这种积极、投入的方式来呈现，而不能用单调的声音以一种理性的方式呈现。

我们需要时刻牢记安全感的问题，因为我们不能认为，有学习障碍的孩子在日常的冲突、失望、变化、惊讶和生活的变动中是感到安全的。在他们持续的非言语交流中，孩子生活中的成年人需要向孩子传达，他们（成年人）是安全的，孩子也是安全的。成年人需要努力地始终保持开放和投入的态度，这种态度向孩子传递出他们和孩子都是安全的。他们需要有用 PACE 建立联系的习惯。当他们度过辛苦的一天，带着怒气或没有耐心地做出不可预测的反应，以及当他们忙于其他责任，需要说"等一下"时，他们需要觉察到孩子的反应，并在麻烦刚一出现迹象时去修复关系。我们以非言语的方式越清楚地表达出对孩子的态度，孩子就越可能不会误解我们对他的想法和意图。

乔伊是一个 9 岁的寄养男孩，有中度到重度的学习障碍。他往往既会在变得焦虑时表现出冲动，又难以控制自己的日常行为。在他 6 岁进入寄养家庭之前，他一直被母亲性侵。他被转介给了 DDP 治疗师，因为每当他与寄养照料者有身体接触时，他都会出现触摸她乳房的强迫行为。解释、限制和对恰当的触摸的奖励都没有效果，寄养安置也处于危机之中。

在第五次治疗期间，他们聊了最近的一些愉快的家庭活动，之后，寄养母亲伊薇特开始平静而悲伤地讲述他们家的一个问题，与乔伊摸她的乳房有关。DDP 治疗师立即表达了就这个问题对他们两人的共情，并想知道这是如何开始的。乔伊和治疗师有很好的眼神交流，表现出对治疗师正在发展的故事的兴趣。治疗师想知道乔伊是从哪里得到的摸寄养母亲胸部的想法。在表达了更多疑惑之后，治疗师突然充满活力，他记起乔伊的母亲是如何想让乔伊摸她的乳房的，而乔伊一定以为所有的母亲都想要自己的孩子以同样的方式摸自己。治疗师一边保持着故事的情感强度，一边说着乔伊的妈妈错了，其他的妈妈不想让自己的儿子用这种方式触碰自己，还有另一种拥抱和表达亲密的方式，当他们学会这种方式之后，妈妈和儿子双方都会喜欢并享受它。在用其他几种方法提出这一点后，治疗师兴奋地问乔伊和伊薇特是否愿意学习这种其他的方法。他们都同意了，然后治疗师给乔伊展示了如何去拥抱妈妈或爸爸，他让乔伊和他一起练习。乔伊非常专注于此，非常认真地对待这个练习。当他们认为乔伊已经学会并准备好了时，他拥抱了伊薇特，用新教给他的方式。伊薇特表达了自己的喜悦，并要乔伊再多抱她两下。乔伊对他学到的东西感到兴奋和高兴，他问，自己是否可以用同样的方式拥抱他的寄养爸爸。他们约定，下个星期，乔伊只有在另一方在场，能够告诉他他是否做对了的情况下，才去拥抱他的寄养妈妈或寄养爸爸。乔伊喜欢这个主意，他经常在寄养父母都在场的时候主动拥抱。他一直为自己的新技能感到自豪，与寄养照料人之间的问题已经结束，他的痛苦看起来也缓解了。他再也不用担心会让她不高兴。伊薇特现在可以给他身体上的爱抚了，这对他而言很重要，他无须再为此感到担忧了。

有神经发育脆弱性的儿童和青少年

经历过发展性创伤的儿童，具有神经发育上的脆弱性的风险也会增加，原因有很多。创伤经历本身会对发育中的大脑和神经系统产生弥散性的影响：这往往会让孩子（的神经系统）处于"因应危险的连线（状态）"，而且在这个过程中，感觉统合、情绪调节和认知能力会发展得不充分（Cook et al., 2005）。孩子在社交世界中长大，而发展性创伤对儿童的社交世界有着重大的影响。作为社会动物，我们依赖于健康的社会关系，没有这些社会关系，影响儿童神经（健康）发育的重要体验就缺失了（Siegel, 2012）。对孩子来说，他需要支持性的家长和安全健康的抚触，才能够融合感官和情感体验。例如，一个孩子被拥抱后会得到安抚和调节，然后他就能更好地理解自己的体验。当抚触缺失时，或者当抚触与残酷可怕的体验联系起来时，安抚和调节就不会发生，而这会再次影响神经发育（Coan, 2016）。此外，母亲可能有影响胎儿发育的经历或服用影响胎儿发育的物质。药物滥用和酒精尤其有害。胎儿酒精谱系障碍（fetal alcohol spectrum disorder, FASD）和胎儿酒精效应（fetal alcohol effects, FAEs）是这方面的显著例子（Ross, Graham, Money, & Stanwood, 2015）。怀孕期间压力的影响——例如遭受家庭暴力——还会导致胎儿的皮质醇处于高水平。这种子宫内的经历会导致神经发育受损（Davis & Sandman, 2010）。最后，在那些艰难地努力想要成功养育孩子的父母当中，可能存在着程度更高的学习和神经发育困难。许多有学习困难的父母能成功抚养孩子，但由于他们自己的神经发育上的艰难，风险会增加（Cottis, 2009）。可以推测，这些困难能通过遗传的方式传递，这样，在这群儿童中就会表现出较高程度的学习困难。

因此，双向发展心理治疗干预需要从评估儿童神经发育的状况，以及评估他们发展依恋和关系的困难程度开始。全面的评估可以帮助父母了解孩子和他们所面临的困难的性质。

有一个问题经常被问到：孩子表现出来的困难，是由于依恋经历、自闭症还是胎儿期接触酒精造成的。临床经验表明，这个问题并不容易回答。原因是困难的发育之间存在着一种相互作用的关系，比如情感发育（包括依恋）和神经发育会相互影响。要分开这些关系是一项毫无结果的任务。然而，我们可以帮助父母了解孩子在神经发育过程中所表现出的优势和困难的模式，从而帮助父母根据需要来调整对孩子的支持。这也有助于指导孩子学校里的教职人员。当家长和老师能更充分地理解孩子的困难时，他们就不太可能认为孩子的行为是淘气的行为，因此就会调整自己为孩子所提供的支持。对于大一点的孩子来说，心理教育也很重要，可以帮助孩子了解自己的不同和困难，当他们无法控制自己的情绪和行为时，他们会感觉自己很糟糕，心理教育可以帮助他们减少这种感觉。我们可能永远无法知道孩子表现出的困难的确切原因或它们的相对影响，但我们可以制定干预策略。跟着孩子的节奏走是很重要的，如果没有什么收获，也不要生气或沮丧。即使困难的基础是与神经有关的，通过经历和体验取得进展仍然是可能的。

对于父母来说，理解孩子神经发育困难的本质，可能是孩子呈现给父母的拼图中非常有帮助的一块。DDP 治疗师也需要意识到这有多痛苦。父母觉得这个孩子（的病）是他们养育出来的，他们为这个孩子感到悲痛，同时也因为理解了他们对这个孩子的希望和梦想将永远不会实现而失望，这些复杂的情绪反应需要被治疗师充分理解和支持。不知道将来会发生什么，也不知道可能会有多大的进展，也是很艰难的。可以理解，父母会担心到达一定程度后将不可能再有任何更进一步的进展，这让他们担忧这个年轻人会一直需要依靠着他们，而他们必然将失去向往中的晚年生活，同时也害怕不知道他们死后将会发生什么。所有这些担心和恐惧如果没有被带着接纳和共情完全理解，它们就可能阻碍对孩子的治疗。

为了适应儿童的额外挑战，双向发展心理治疗将需要进行一些调整。治疗师将需要做出进展较慢的预期，而不能因为缺乏明显进展而灰心丧气。多在家长身上花一些时间是有帮助的，因为他们可以和治疗师一起来探讨治疗过程中发生了什么，并理解神经发育上的挑战在哪些方面影响了治疗的进展。家长们汇报了一些在家里的进展，但在治疗室里却没有看到，这也很常见，这能够让家长在一定程度上确信治疗是有益的。

例如，治疗师跟一个被诊断为自闭症的孩子进行工作。孩子很难做出相应的反应，总是主导治疗，讨论他特别感兴趣的昆虫。治疗师尽其所能以互动的方式回应这个问题，并以兴趣为平台，帮助孩子体验与父母之间的安全关系。然而，她在很多次治疗结束时，都在怀疑是否发生过任何有用的事情。因此，当她与孩子的父母见面，听到他们说自己与孩子在家里的关系变得更加亲密时，她感到很惊讶。他们体验到孩子跟宠物、兄弟姐妹以及他们自己越来越亲密，尽管这在治疗室内并不明显。

在 DDP 中，适当的调整可能会帮助有自闭特征的儿童参与到治疗中来。

DDP 治疗师需要理解并接纳这样一个事实，即自闭症儿童会表现出更多的固执和僵化，兴趣范围也会更小。这种接纳通常建立在一个基础上：无论孩子当前的注意力在哪里，都对孩子的非言语节奏保持敏感，并且能够进入孩子的非言语节奏。这种节奏包括同步的动作和活动，不断的小心协调，并给予比通常更大的空间。减少眼神接触和触摸也会有帮助。这种持续的小心协调使孩子能够感受到一种参与感，而不产生太多刺激或打扰。

有了这种接纳，治疗师就可以毫无挫败感地与孩子建立一些互惠的关系。她能够做出调整以迁就孩子的社交困难，记得要进行得慢一点，简单一些，并提供更多的解释，帮助孩子理解他在治疗时所经历的人际关系中正在发生的事情。孩子可能会提供较少的非言语线索，因此治疗师可能会更频繁地与孩子确认。在治疗过程中，孩子的独白可能尤其难以应对。然而，治疗师可以与孩子分享注意力，并努力将独白转换成对话。这将意味着让孩子慢下来，带着好奇打断他的描述，以特别生动活泼的方式来传达兴奋感，以此来帮助孩子注意到并投入到与治疗师的关系中。随着孩子越来越习惯这些互惠关系，他们就可以用这种互惠关系来探索当前的体验（"我想知道你为什么生妈妈的气"），甚至过去的经历（"我想知道，想到昆虫是不是能帮助你，让你不去想亲生爸爸打你的事情？"）。

　　探索一个孩子着迷的兴趣可以增强父母和孩子之间所感受到的联结：例如，兴奋地一起玩纸牌游戏，一起玩汽车，一起看洗衣机旋转。每时每刻的调谐或同频，可以给父母带来他们从未感受过的新鲜短暂的联结感，而这又让孩子第一次经历关系体验。治疗师可以帮助父母理解这些互惠时刻的重要性，无论它们感觉起来有多么琐碎或多么没有意义。父母在孩子身上渴望的要比这多很多，治疗师会接纳和共情父母的这些渴望，强调这些渴望是可以被理解的。父母理解他们把对长期变化的期望放错了地方，这一点很重要，这让父母能够体验到当下这个时刻本身的乐趣和喜悦。

　　有自闭症困难的儿童可能有一种特殊的兴趣，这种兴趣是通过他们对世界的可怕体验而获得的。然后这种兴趣自身就会变成强迫性兴趣，给孩子带来麻烦。例如，一个在家庭暴力氛围中长大的孩子对刀具产生了兴趣。围绕这种强迫性兴趣讲故事只会以一种不健康的方式增加这种兴趣。与孩子进行工作，用更健康的东西来替代这种兴趣，可能会更好；对于这个孩子来说，他可以为了超级英雄把刀换掉。

　　我们越来越清楚儿童在子宫内接触酒精可能会造成的损害。这可能是一种隐藏的残疾，不容易理解，但孩子们通常会在组织和使用信息方面有困难，尽管他们的智力水平正常。这可能会给儿童造成注意力困难，进而影响语言、记忆、计划和开始活动，以及情绪调节的困难。与自闭症儿童一样，这些儿童也需要 DDP 干预做出调整。例如，这些孩子通过大量的重复学习来帮助他们掌握新的知识。这样的重复会让成年人感到沮丧，但一定要带着热情和兴趣去这样做，而不是带着一种做苦差事的感觉，这一点很重要。

　　治疗师需要留心并接纳遭受胎儿酒精效应的孩子所面临的困难，但不要因此而退缩。这些孩子会对 PACE 和主体间互动做出回应。进展可能会更慢，当进展不明显时，父母和治疗师将互相帮助，以免陷入沮丧之中。对儿童的功能水平进行持续的评估和观察，帮助治疗师在与孩子工作时能够提供持续的成功体验。治疗师接受并确认这是孩子能够应付得来的水平，而不期望更多。但是，他们会以非常小的步幅引入一些小挑战。以这样的方式，治疗师邀请孩子尝试，同时接纳孩子不去尝试或者尝试然后失败，并支持家长在不表达沮丧或失望的情况下接纳这些努力。重要的是要记住，这些孩子可能会体验高度的羞耻感，会意识到自己的不一样，这与他们糟糕的早期养育体验相结合，会让他们感到自己的不足和糟糕。如果酒精暴露的影响不被承认和理解，这种感觉可能很容易被强化，尤其是在使用了行为策略时，因为行为策略聚焦于评价和强化偶联性（reinforcement contingencies），是为让儿童用成年人能接受但对孩子来说可能无法做到的方式行事而设计的。包含高水平PACE 的 DDP 模型能够很好地为这种艰难的体验提供支持，帮助调节羞耻感，并使治疗师更清楚地知道自己为什么在为这个孩子以及支持和养育他的人奋斗。

一般来说，当与神经发育脆弱的儿童一起工作时，治疗师可以预见到，儿童将很容易被情绪唤起，且调节能力匮乏。孩子可能会因为没有完全理解自己所经历的人际关系或他人对自己的期望，而体验更多的挫折。他可能也会觉得很难让治疗师和父母帮他重新调节情绪。更多的治疗时间会集中在发展调节能力，以及帮助儿童去信任父母可以在这方面提供帮助。这包括探索有助于安抚和调节孩子的关系性活动。儿童可能会受益于治疗中增加的结构化安排，有固定的开始和结束活动，以及为了应对进入和离开治疗的过渡提供的额外支持。与包括感觉统合和 Theraplay 在内的干预措施相结合也会有所帮助。治疗师将被建议不要太快地进入帮助孩子进行反思的阶段，但必须确保良好的日常常规和适当的调节性支持要首先到位。

随着治疗的进展，治疗师可以引入一些谈话，同时继续在谈话和体验之间移动，以减少对孩子的语言需求。"说关于（孩子）的话"是很有帮助的，能让孩子感到更多的距离，从而感到更安全。当孩子从话题的情感内容中脱离出来时，他倾听的时候就没有任何压力。要确认孩子是参与在治疗中，是比较困难的。因为孩子全神贯注地就如同他沉浸在自己的世界里，所以治疗师应该对那些表明他仍然参与在治疗中的微小的、通常是非言语的迹象保持警觉。"替（孩子）说话"也很重要，但时间要短一些，孩子可能需要更多主动的中断和休息。治疗师要牢记主题，在准备好时再回到这个主题。与孩子及家长的交谈和活动之间的切换，可以产生自己的结构以及与治疗合拍的节奏。

治疗师还需要知道孩子能够应对什么水平的情绪强度，当孩子能应对的情绪强度低于那些没有神经发育脆弱性的孩子时，不要气馁。找到一种尊重这种较低情感强度的方式与孩子建立联结，可能会有所帮助，例如，减少眼神交流。随着治疗的进展，治疗师有可能将能够在反思上停留更长的时间。治疗师需要密切关注孩子能处理多少事情，以及哪些额外的事情可以帮助他保持联结。这可能是感官支持，如抚摩背部或给孩子一些东西咀嚼，它们可以再由调节性的活动所支持，如画画或搭乐高积木。然而，请注意，对于一些孩子来说，触摸是不具有调节性的。这些孩子可能在与治疗师或父母保持一定距离的时候会有更好的反应，他们从成年人的声音而不是他们的触摸中体验到安慰和支持。

有了适当的调节，治疗师可以专注在与孩子和父母一起发展故事上。她需要注意自己的语气；有些孩子需要一种更强硬真实的语调，并伴随轻微的间接的共情，这样，他们很容易被触发的"战或逃"反应就不会被激活。其他的孩子对柔和的语调和更多的共情有更好的反应，这有助于孩子体验脆弱，和获得安慰。无论哪种是最佳方法，DDP 治疗中讲故事的语调都将是充满安抚性和调节性的。治疗师还需要确保她能给治疗带来一种有趣、活泼的气氛，因为比起悲伤，孩子可能更容易理解和应对快乐的互惠时刻。对于很难理解社会互动的孩子来说，活泼和乐趣是非常清晰的安全信号。

治疗师和父母对孩子困难的接纳增强了这种安全感。建议治疗师要警惕在一些可以理解的渴望面前失去接纳：渴望事情可以变得不一样，渴望孩子在世界上过得更轻松。通过治疗师"充满PACE"的支持，父母会在帮助下保持对孩子的接纳。随着对孩子感情的加深，治疗师也会容易失去接纳。督导时的 PACE 对于帮助治疗师继续保持在正确的轨道上将非常重要。

与有神经发育困难的儿童一起工作可能非常具有挑战性，因为这些儿童表现出的是复杂的社会情感问题和执行功能问题的混合。治疗师可能会感觉进展缓慢，所以小的成功需要被承认，被庆祝。最重要的是要信任这个过程，而且要以孩子能够应对的速度来进行。孩子们突然取得进步并不罕见，这其间可能会需要更多的时间来巩固。这可能让人感到好像几乎没有发生什么事情，但这些时期是很重要的。照顾患有神经发育障碍的孩子可能会让父母付出代价。他们将需要良好的情感帮助和现实层面的实际帮助，同时也需要帮助使他们能够更好地支持对孩子的治疗工作。

有 ADHD 的儿童和青少年

注意缺陷 / 多动障碍（attention deficit/hyperactivity disorder, ADHD）表现为个体在认知、情感和行为等各个方面缺乏组织、调节和整合，因此对儿童或青少年的各种功能运转带来了重大挑战。关于 ADHD 的病因有多种解释，而且真实的病因很可能不止一种解释。有一些研究证明了依恋紊乱和 ADHD 之间的关系（Green, Stanley, & Peters, 2007）。5 岁时的依恋紊乱预示了 7 岁时的 ADHD 症状（Bohlin, Eninger, Brocki, & Thorell, 2012）。上面提到的研究结果被发现是稳定的，在同一组的孩子中，在 8.5 岁仍然呈现依恋紊乱的孩子，一年之后被发现有 ADHD 症状（Thorell, Rydell, & Bohlin, 2012）。

当孩子开始失去调节能力时，由他们的父母来共同调节他们的情感表达，让他们平静下来，会对孩子大有帮助。有时，有 ADHD 的儿童有着这样的父母：会在孩子过度兴奋时通过挑衅或戏弄来侵扰他们。当这种侵扰模式与高度的家庭压力和混乱相结合时，ADHD 的发病率格外高。事实上，当这种侵扰性教养的因素与高度的家庭不幸和痛苦相结合时，"对 ADHD 症状的预测（能力）变得很强，使神经状态或气质类型的内源性测量变得相形见绌"
（Sroufe, 2016, p. 1004）。说到这里，对于 DDP 的执业者来说很重要的是，要
记住，许多儿童患有 ADHD 很可能完全是神经学原因导致的，与父母的因素
无关。

双向发展心理治疗，包括全方位的心理治疗、养育和实践，已成功地应
用于患有 ADHD 的儿童和青少年。在治疗过程中，DDP 治疗师会匹配青少
年和儿童的情感表达，从而共同调节经常激动混乱的认知、情感和行为状态。
DDP 治疗师可能会用活泼有生气来匹配扰动不安，并加入到孩子所表达的强
度和节奏之中。同时，DDP 治疗师将非常积极地集中他的注意力，在发起并
保持对特定主题或活动的聚焦上起引领作用。患有 ADHD 的儿童通常无法集
中注意力。治疗师的引领不是基于理性的指示或命令，而是基于热情和强烈
的兴趣。治疗师要引导孩子的注意力焦点，但也要善于根据儿童发起的主动
行为对注意力焦点进行调整。此外，当治疗师看到孩子开始脱离共同的注意
力焦点时，她通常可能会切换到另一个焦点。这样一来，治疗师就把孩子无
组织的注意力整合到治疗师有组织的注意力中。跟患有 ADHD 的孩子在一起
时，会有一种想要保持冷静的诱惑，但这往往会导致孩子更强烈的情感得不
到涵容。孩子最需要治疗师保持良好的调节能力，充满活力，而不是保持良
好调节能力并且保持冷静。

DDP 治疗师对两到四个主题和活动的充满活力的关注，往往足以吸引青
少年和儿童的注意力，并与他一起创造有意义的主体间体验。然而，这短暂
的时间往往不足以使孩子在一天中都能达到同样受到调节的注意力水平。重
要的是，他的养育者和老师都要采取类似的积极参与的方式。被动地跟随孩
子的注意力从一个事物或一个事件转移到另一个，只会造成更多的混乱无序
和骚动不安。然而，坚持让患有 ADHD 的儿童遵循严格的时间表，往往会造
成持续的力量斗争和反抗。养育者和老师需要对孩子有很好的了解，包括其
兴趣、注意力广度以及失调的迹象。患有 ADHD 的儿童确实需要重复和结

构——一个可以辅助他的心理和身体进行调节的外部组织，因为孩子的内部组织是微弱受损的。成年人需要积极主动地安排时间，带着非常强烈的兴趣保持注意力的焦点，然后在孩子接近他的极限时引导其转移到另一个焦点。

同样重要的是要记住，考虑到 ADHD 的症状，我们需要确保我们没有要求太多——太多理智、自我控制、延迟满足以及自我导向的活动。比起我们认为孩子在认知、情感和行为方面（应该）有能力做到的，我们要少一点预期和期待，而不是太多。

当儿童或青少年的 ADHD 症状影响到他在许多方面的功能以及他在家庭、学校、社区中的许多活动时，考虑其他干预措施可能也有价值。感觉统合疗法（sensory integration therapy）以及具体、重复、有节奏的活动或大运动活动，可能对注意力和调节都有价值。我们需要用 PACE 和巨大的努力来创造一个减少失败和羞耻感的环境，以应对孩子所面临的挑战。可能还需要考虑药物治疗。

最后，很重要的是，有时 ADHD 的外化症状可能代表了孩子为了让自己从焦虑、悲伤和羞耻中分散注意力而做出的努力，而这些都是虐待、忽视和丧失的继发体验。有时，对发展性创伤的成功治疗会在非常短的时间内显著减少 ADHD 的症状。然而，很重要的一点是，不要期待这样的变化，因为在很多其他孩子身上，尽管接受 DDP 的治疗后发展性创伤的影响肯定会减少，但显著的 ADHD 症状还是会存在。

对家长施行暴力的儿童和青少年

父母照顾有发展性创伤的儿童，不得不应对和处理一系列的困难，其中许多与儿童表现出的行为偏差有关。最有可能在家庭中触发崩溃点的行为是孩子变得暴力，特别是当孩子更高大更强壮、暴力变得更有针对性时。例如，塞尔温（Selwyn）和同事（2014）所做的一项关于收养的研究发现，收养家庭的破裂与高水平的暴力有关。离开收养家庭的青少年和儿童，他们的养父母中有 80% 的人把他们对父母或兄弟姐妹的暴力作为主要原因。青少年和儿童表现出的暴力程度带来了威胁和恐吓的感觉，破坏了支持体系。家长们说他们生活在恐惧中。由于他们所体验到的羞耻感的程度，他们常常难以将自己的经历告诉治疗师、其他执业者、朋友或他们的大家庭。

许多在青春期表现出高度暴力的儿童，在童年早期就会表现出高水平的失调和身体攻击。通常，这些孩子很难相信父母。他们会尤其抗拒被安慰，因为这需要他们处理脆弱感，并向父母传达这种感觉。如果儿童在童年早期面对脆弱感的同时伴随着恐惧、痛苦和沉默，他们长大后就会想方设法不去体验脆弱感，于是他们就不需要安抚；这些孩子没有足够的安全感去感到悲伤。其结果是，他们没有获得那些能够帮助他们学会如何处理挫折和其他痛苦感受的关系体验。他们不曾得到过来自于一个安全的成年人早期共同调节性的支持，因此他们的自我调节能力很弱。由于他们还学会了在苦恼或痛苦时避免或拒绝寻求父母的帮助和支持，他们从来没有弥补过早期所缺失的滋养。当一个孩子无法求助于成年人来帮助他管理和应对自己强烈的感受时，他最终会独自以非适应性的方式来处理这些艰难的感受，比如通过暴力。

父母可以在支持下采取积极的干预措施，防止这些年幼的、具有对立性反抗性的儿童发生暴力行为，这些儿童正在努力挣扎着控制自己强烈的情感。这包括使用 PACE 和其他 DDP 原则来帮助孩子们习惯父母的支持和共同调节，以便他们能学会如何管理和应对冲突和愤怒的感觉。父母可以支持孩子通过语言来表达感受，而不是通过行为来付诸行动。希望在这种支持下，孩子能学会信任，并在需要的时候寻求帮助，从而不会升级到更加偏差和暴力的行为。

比如，任（Ren）今年 8 岁，和他的姨妈、姨父还有妹妹小樱住在一起。他对挫折的忍耐力很低，尤其是在姨妈照顾小樱的时候。这往往会导致言语攻击和对房间的破坏，但还没有升级为身体暴力。姨妈在一位 DDP 治疗师的支持下，学会了以 PACE 和明确的行为限制来回应任。有一天，小樱占用了姨妈很多时间。当任告诉姨妈自己有多么愤怒时，姨妈很高兴，很接纳，而过了一会，任补充道，"而且我感觉很难过，因为感觉你爱小樱比我多。"姨妈更加高兴，更加接纳了。任没有把房间弄得一团糟，小樱终于睡着之后，他和姨妈一起度过了一段愉快的睡前时光。

因此，双向发展心理治疗干预可以在早期对抗和攻击行为明显时，成功地防止困难升级。在帮助下，父母会理解孩子的羞耻和不信任，用 PACE 和基于规则的行为支持来应对这一切。当孩子在情感联结中体验到被理解的感觉和安全感时，他们会发展出更多的信任和安全感，身体攻击的程度也会降低。这可以阻止青少年暴力继续发展下去。最重要的是，这些孩子可以学会在需要时向父母求助。在帮助下，他们能在父母面前变得脆弱，而当他们通过攻击来表达感情并因此感到羞耻时，他们会在支持下去调节自己所体验到的羞耻感。随着成长和发育，他们会体验到安全的依赖关系并能够利用这种依赖关系，尤其是在他们努力应对青春期独立发展的挑战的过程中。父母是安全的支持来源，可以根据需要提供帮助。

没有发展出信任和安全感的青少年，以及通过暴力行为把这些付诸行动的青少年，在家庭出现危机时可能需要 DDP 干预。当父母和孩子双方跟对方在一起都感到不安全时，DDP 治疗师会与父母和孩子一起进行工作。干预的首要任务是帮助父母再次感到安全，这样他们才能帮助孩子感到安全。这将需要高水平的父母支持，以及孩子和父母一起参与的治疗。在这种情况下，DDP 的干预力度可能会更大。每周一次或每周两次的治疗将提供进行家长单独治疗以及亲子治疗的能力。至少在干预的最初阶段，在这种支持之外，家庭可能还需要每天打电话予以补充。如果一名支持工作者正在协助一名治疗师提供这种强度的支持，那么在使用 DDP 原则时，两者保持一致是很重要的。在能够专注于孩子的内在体验之前，父母自身需要得到高度的以 PACE 为指导的支持。只有在这个基础上，父母才能思考如何调整养育方式，来适应这个青少年或儿童的需要。

心理教育将是这种支持的重要组成部分之一。了解创伤如何影响神经系统，进而导致高度警觉和高度的"战或逃"反应，将使父母和青少年或儿童更容易理解暴力行为。父母们也能注意到自己的神经系统是如何以同样的方式做出反应的，即更快失调的愤怒状态开始快速地被这个青少年或儿童所触发。

帮助父母获得这种理解的一个重要部分，来自于对依恋经历的探索，因为父母需要理解自己现在对孩子的反应是如何被过去的关系体验所影响的。愤怒，在父母自己的原生家庭中如何被表达或被否认，决定了他们是否能够很好地处理他们要去养育的这个孩子心中的愤怒。当父母难以应对愤怒的孩子时，他们就不太可能阻止事情升级为暴力。然而，当父母理解自己的反应与过去的经历之间的联系时，不断升级的模式就会被打断。现在即使在最困难的时刻，父母也能学着对孩子保持开放和投入。

心理治疗将有助于为年轻人和他们的父母提供一定程度的涵容以及探索。对于治疗师来说，与支持体系、父母和孩子讨论在治疗过程中会如何处理恐吓或攻击是很重要的，无论恐吓或攻击是针对治疗师还是父母。年轻人需要理解什么是可以被容忍的，什么是不可以的，以及限制会被如何落实。这对治疗期间每个人的安全感都是有帮助的。一个充满对抗性的年轻人可能会测试这些限制，所以这是可以预料到的，成年人要计划好如何去应对这些情况。一些年轻人可能会使用暴力来试图停止治疗，特别是如果他们曾经用其他方法这样做过的话。再次强调，提前计划如何应对将会很有帮助。

父母和孩子都可能感到高度焦虑，因为他们预期着下一次愤怒的爆发。焦虑值升高本身就会增加更愤怒的可能性。"如履薄冰"是父母们经常使用的一个词，他们用这个词来描述带着这些困难生活的感觉。DDP 治疗师也会受到焦虑水平升高的影响，会感受到帮助这些痛苦的家庭所带来的压力。对治疗师的支持性督导很重要，支持性督导可以帮助他们保持处于被调节好的状态，这样他们才可以帮助那些带有强烈情绪的家庭。

考虑到父母可能会对暴力行为产生复杂的情绪反应，他们很可能需要更积极的指导，以确保在治疗和家庭中保持 PACE 的态度。治疗过程可以帮助年轻人和父母恢复安全感，因为情绪是共同调节的，体验是共同创造的。

治疗师还需要密切关注年轻人或父母的羞耻感迹象，并需要努力加以调节。儿童暴力高发的家庭很容易快速地触发羞耻感，因为每个人都有一种失败感。年轻人会遇到很多暗示他"不能被接纳"或者"很糟糕"的人，这常常与他们对自己根深蒂固的信念产生共鸣。治疗师需要放慢速度，确保在有需要的时候提供调节，并注意到关系中的任何裂痕，对其进行迅速的、由成年人主导的修复。治疗师讲故事式的声音成为帮助充满不信任感的年轻人保持参与在治疗中的重要方式。可以在只有家长在场的治疗时间对这些互动进行深入探讨，帮助父母加深对孩子的理解，加深他们对孩子日常所需的支持的理解。

治疗师需要警惕父母关爱受阻断的迹象，并在需要时增加对父母的支持。治疗师和父母在一起，能够帮助父母即使在感觉最有挑战时也保持和孩子在一起。年轻人可能会拒绝这种"在一起"，并对父母的 PACE 态度表示怀疑，尤其是在干预的早期阶段。虽然他们不会经常表现出来，但年轻人会对自己显露出来的暴力感到难过，并认为自己不配（得到关爱）。在他们对别人暴力相向时得到照顾，可能会让他们感到困惑。父母需要得到支持，穿过年轻人的抗拒，到达他们努力实现的目标，并坚持下去，直到年轻人准备好加入他们。

DDP 干预面临的一大挑战是应对持续的暴力，对此家长需要直接的帮助。治疗师和家长需要一起制订计划，找到方法应对持续暴力出现的这些时期。家长要在帮助下运用涵容和安全策略。这包括支持父母以确保他们能提供所需要的结构化安排和监督。通常，由于年轻人带来的恐惧和恐吓，界限已经被打破。父母也要学习在这些时期结束后使用修复策略，这可能是沮丧的父母最不愿意做的事情。但这有助于减少年轻人的羞耻感，使他们更有可能体验到内疚、懊悔，并希望进行补偿。

父母需要支持：向他人求助，克服想要隐藏家庭内部情况的自然倾向。有可以来帮忙的人，可能是使情况得以缓解的重要部分。此外，如果这种支持是积极主动的，而不仅仅作为暴力升级的结果，就会很有益。这包括识别出一天当中的触发点，比如孩子放学回家时，这样帮忙的人就能够例行按时在家里提供帮助。父母通常会反对这种形式的支持。他们会觉得自己是朋友和家人的负担，觉得自己好像要求得太多了。治疗师会接纳并共情这些可以理解的忧虑，同时也会温和地鼓励父母。与父母和帮忙的人进行一次面谈可以让一些担忧得以释放，让父母对寻求短时期的高水平支持感到更加自在放松。如果这个支持体系也能够理解 DDP 原则，并且能够支持父母保持住PACE 态度，会很有帮助。

在暴力事件发生后，父母也需要帮助，来和年轻人进行交谈。有这种问题行为的存在，就特别难于保持与年轻人的体验同在一起、充分理解和接纳他们的内在体验，以及用好奇心和共情帮助年轻人也进行反思。（父母）自然的冲动是去直接讨论这种行为为什么是错误的，会有什么后果。年轻人已经有了很高水平的羞耻感，过早地谈论暴力事件只会强化这种感觉。那么年轻人就不处于有能力进行反思的状态，无法计划如何修正和弥补。它甚至会触发更进一步的持续暴力。而当年轻人感受到支持和对其内在体验的理解时，他更有可能对自己的行为进行反思，带来懊悔的体验，并希望做出弥补。现在他已经准备好进行补偿。父母需要去支持年轻人把他想采取的任何行动坚持到底，并帮助他修复那些可能因暴力而受到伤害的关系。与这类关系修复相关的结果，是帮助年轻人应对和管理暴力事件余波的重要部分。

通常，年轻人表现出的暴力行为也会出现在家庭之外，例如学校。教职人员也会需要帮助，以应对和管理这些情况，并和父母一样对孩子运用 DDP 原则。这也可以帮助家长和教师成为一个团队，为彼此提供支持。

临床经验表明，当年轻人开始从弥散性的羞耻感向初期的内疚和懊悔转变时，他们会开始对当前和过去施加于他人的暴力感到难过。这类似于对成年性犯罪者进行干预所产生的影响。当他们开始发展对受害者的共情时，为了他们的安全，常常需要在监狱里进行自杀监视。当年轻人与这些感受作斗争时，他们会面临更高的抑郁、自伤和自杀尝试的风险。

例如，莱希一直生活在一个无法相信自己能够被爱，不能信任母亲无条件的爱的世界中，为了在这样一个世界中生存下去，她习惯性地使用暴力。现在她正在开始远离这种习惯性暴力。她开始跟母亲建立健康的关系，在这种关系中，她开始允许自己脆弱，允许自己寻求安慰。随着这一切的发生，她被母亲手臂骨折导致自己被送到了寄养机构一段时间的记忆折磨着。这是对她新近建立起来的对于"自己是惹人喜爱的"的信心的考验。一天，她把母亲的家长权威理解为母亲已经发现她是个无可救药的坏孩子的迹象，这时她的恐惧越来越强烈，她猛烈地攻击了起来，无意中抓到了妈妈的眼睛。当她看到妈妈的那只黑眼睛时，这不断提醒着她，她又退回到了暴力之中。她恳求母亲杀了她，因为她对自己所造成的伤害感到无比难过，她无法忍受这种感觉。莱希正在迈向与她的过去截然不同的未来，但如果她想要到达这个未来，她将需要她的母亲能够给予她的所有帮助和爱的支持。

通常情况下，孩子对父母的暴力，止于父母进入一种面向孩子时调节性和降级缓和性的心智状态的能力。当暴力程度已经很高并且正在寻求控制暴力的策略时，进入这种心智状态对父母来说可能是一种挑战。帮助父母了解自己，并了解自己对孩子的反应，是帮助他们保持在可调节状态的一个必要部分，因此也是帮助父母去支持孩子降低暴力程度的必要部分。DDP 干预必须满足这一需要，包括对年轻人的直接支持，随着安全感的建立，治疗连同许多对父母和孩子有帮助的策略，就将有机会产生效果。它们包括在回应年轻人时的行为支持、调节性支持，以及不同的养育方式。

经历过性侵犯、性剥削或发生过问题性行为的儿童和青少年

人们普遍认为，恐吓、羞辱和暴力是不可接受的。性行为是否可以被接受，取决于背景、文化、人际关系、年龄、同意与否，以及权力的不平衡。当性行为被认为是不可接受或有害的时候，我们很难找到合适的词语来描述这种互动带来的影响。儿童性侵犯或称儿童性虐待（child sexual abuse, CSA）、强奸、问题性行为、儿童性剥削（child sexual exploitation, CSE）和儿童卖淫都是例子。本章使用的术语是性侵犯或性虐待。对于社区、服务机构和个人来说，要接纳性侵犯带来的影响是很困难的。我们把个体的体验，包括恐惧、痛苦、羞耻、侵扰和拒绝，分解成可控制可应对的部分。缩写词，如 CSA 或 CSE，可以使我们远离这些词所描述的体验。

有时重大报告或者公开调查会揭露之前公众不知道的具体的性侵犯事件，政府偶尔会在这之后拨出短期资金。最近英国有一个例子，在独立调查之后为儿童剥削服务机构的发展提供了资金。这样的做法有助于提高公众意识。它还可以作为对社会来说的一个保护因素，使人们错误地认为这种形式的性虐待是最近才发生的，而且仅限于某些群体。最近，英国的另一个例子是对儿童性侵犯的独立调查（the Independent Inquiry into Child Sexual Abuse, IICSA）。这项历时 5 年的调查范围很广。它的目的是调查英格兰和威尔士的公共机构和其他非国家机构是否在认真地履行自己的职责，保护儿童免受性侵犯。其下一步的目标是对未来的变化提出有意义的建议。

社会应对性虐待程度的能力仍在发展。实施性侵犯的人有效地使儿童和

青少年三缄其口，这是一个重要因素。性侵犯（的成功实施与持续）有赖于这种行为的隐蔽性，以及这种行为对于成年人来说具有难以置信性——当成年人可能看到了潜在的性侵犯迹象或者听到孩子讲述自己的真实经历，他们也难以相信。"隐藏在众目睽睽之下"这个短语，描述的就是最近被揭发的男性名人长期持续实施性侵犯的事件。

当 DDP 执业者的目标是在与经历过性侵犯的儿童一起工作时，记住这些更广泛的因素，以及性虐待如何涉及对信任的滥用，而信任滥用通常与弥散性的羞耻感的发展同时发生。缺乏基于性别的统计和研究数据，导致人们对性别差异缺乏认识。男性加害者如何使用基于性别的威胁，以确保儿童不会把自己受到的侵犯告诉任何人，在男孩和女孩身上是存在差异的。对男孩的强硬威胁包括对于同性恋恐惧症的使用，比如，"如果你告诉别人，他们会认为你是同性恋"。在一个对同性恋带有负面联想的社会里，这样做是行得通的。如果男孩在受侵犯时出现可见的性唤起，其他因素就会出现，因为恐惧和羞耻可能会与他们的性功能产生关联。PACE 中的接纳使我们能够试探性地探索这种基于羞耻感的体验，以及对自体所发展出来的核心信念，比如一个孩子相信"我一定一直以来都很糟糕"或"这是我的错"。

第八章描述了一个双向发展实践的案例，这个案例包括了对一个遭受过性侵犯的孩子的治疗。

当孩子们搬到寄养家庭、收养家庭或寄宿机构时，关键的信息可能会丢失。在 DDP 中，聚焦于"共同构建故事"使成年人能够帮助儿童发展敏感的、准确的、法律上合理的叙事，这样儿童就可以选择要把自己的经历分享多少。专业人士和父母害怕自己要么问得太多，要么问得太少，这些恐惧是很常见的。他们可能会担心，自己用 PACE 对开始谈论被侵犯经历的孩子进行回应时，可能会被视为将孩子引向警察。在英国，定期举行的多部门培训过去经常聚焦于与受侵犯的儿童一起工作。这样的培训使照料者和专业人员能够在与孩子交谈这方面内容时建立起信心，不引导孩子但也不会让孩子关闭心门。这种培训现在在英国几乎已经消失了，但有关由儿童发起的（关于性侵犯经历的）初始对话是否应该继续，仍然流行着各种不同的强烈信念和观点。

DDP 执业者可以通过参加策略会议来提供帮助。在这些会议上，警察和社会服务机构与家长和其他专业人士一起工作。他们会考虑如何在儿童受到侵犯以及新信息进入公众意识的情况下继续进行工作。DDP 执业者的作用之一是要确保那些最可能被孩子信任的人能够得到警察的支持，来帮助孩子以他们自己选择的任何方式来分享。另一个作用是以用 PACE 来挑战那些错误的观念，即一旦孩子迈出巨大一步开口说话，收集犯罪证据的过程就会变得比帮助孩子分享他们的经历更重要。公开讨论并接纳诸如此类的担忧是双向发展实践的一个组成部分。担心询问过去的性侵经历会造成伤害使得人们更有可能回避这个话题。使用 PACE 的 DDP 使父母和专业人员能够在与儿童交流的过程中一起安全地考虑所使用的词汇。

当"说关于孩子的话"以及"替孩子说话"时，始终要谨慎，避免把话语强加给孩子。带着试探性的好奇心探索孩子的记忆，无论这个记忆可能会是什么。所有的可能性都要被充满共情地接纳，因为这些体验对孩子来说，从过去到现在都始终无比艰难。

这对 15 岁的伊姆兰来说很重要，他记得在他 7 岁时，加害者对其他儿童进行性侵犯时，他被牵连其中。他把这件事告诉了他的寄养人。但他没有告诉她，他认为自己会被逮捕，因为他也是一个实施侵犯的人。这是加害者告诉伊姆兰的，这使得这种信念更有可能顽强地持续存在。他的治疗师主动地想知道：伊姆兰是否可能害怕，一旦父母知道了一切，他们就会抛弃他；伊姆兰可能会害怕自己要对这些行为负法律责任；这些信念一定是可以理解的；对伊姆兰来说，当别人告诉他，他不会被逮捕时，他应该会很难相信。他那时还是个小男孩，他相信这（指性侵）是所有家庭都做了的。

在所有导致发展性创伤的经历中，最常涉及信任滥用的就是性侵犯。对于儿童来说，可能直到后来，这一点才会变得明显，比如，当年幼的儿童被培养到已经能够相信性侵犯只是生活的另一个部分时。直到他们长大发现其他孩子没有经历过这一切时，其影响也许才会被感觉到。这可能会以令人困惑的方式暴露出来：例如，一个 6 岁的女孩搬到了一个寄养家庭，去了一所新学校，并在学校里出于友好而性侵犯了一个同学。

在和与其他儿童发生问题性行为的孩子一起工作时，双向发展实践可以提供很多帮助。一旦得知有这种行为，尽可能早地进行干预是非常关键的。在对孩子设立清晰的行为限制，比如明确什么是可接受的、什么是不可接受的行为时，没有什么比把以依恋为焦点的干预措施和由养育者提供的情感联结两者相结合起来更为重要。特别重要的是，在治疗的同时还应进行支持体系咨询，并与警方和社会服务机构密切合作。

如果一个孩子跟自己所出生的家庭住在一起，并与家庭中的另一个孩子发生了这样的行为，比如兄弟姐妹或堂 / 表兄弟姐妹，经儿童原生家庭同意，可以安排寄养照料，这样能够提供一个安全的环境，在这个环境中，DDP 执业者能够和这个儿童或青少年、这个孩子的家庭、寄养照料人以及支持体系一起工作。通常需要考虑法律上可能引发的后果，以及提供联合服务中的一些关键因素，包括继续与其他服务和机构建立联系，如警察、青少年违法服务和儿童精神卫生服务。下列各点需要进行持续评估：

- 孩子情感、发展和依恋需求方面的风险，比如给其他孩子带来的风险和其他孩子的感受；兄弟姐妹互动方面的风险；在学校安置方面的风险。
- 安置因素：家庭氛围是否正在变得性化？安置是否继续满足孩子的需求？监管要求是否满足安全原则和合约条款？
- 原生家庭及兄弟姐妹的因素与寄养照料及安置因素之间的相互作用。

该模式需要把资源和政策的影响纳入进来，例如支持寄养照料人与原生家庭一同作为改变的主要推动者，建立依恋关系，并在"安全照料（safe care）"的背景下评估风险。就像督导工作那样，这项工作对从业者的影响必须加以考虑。

DDP 执业者还在下列方面提供帮助：

- 在评估儿童的心理、情感、社交和发展需求的背景下进行风险评估。
- 确定安置需求。
- 评估照料人员满足安置需求的能力。
- 评估护理人员的培训和支持需求，以及如何满足这些需求。
- 如何解决这些不同的需求。

寄养照料人员可以在支持下提供一个包含保护和支持的家庭环境，让孩子发展积极的关系，建立保护性因素。这样可以减少风险因素的影响，并为儿童提供应对的练习以及减少消极互动循环的练习。

支持体系咨询提供了反思的空间，用以探索儿童所有行为背后的意义，其背景是发育、早期和过去的养育、关系、被他人侵犯及侵犯他人的经历以及依恋模式。

咨询可以增进理解，使对风险的持续共同评估成为可能，并提高对儿童早期经历中困难程度的认识。分享并对风险达成共识，能够把一个孩子与性有关的问题行为置于一个可以使该行为看起来不那么令人担忧且更容易管理的环境当中。

DDP 执业者可以促使人们把缓慢的进展和偏差行为看作是源于孩子的困难，而不是寄养者的不足。寄养照料者可以得到整个支持体系的支持，从而了解那种失败的感觉是能够被理解的，或者理解对孩子来说这个安置是错误的。在培训以及定期且一致的支持的背景下，DDP 执业者可以识别寄养照料人的潜在技能。她可以证实照料者的做法有价值，并增加他们的信心，以帮助寄养照料人使寄养安置继续下去。学校可以在支持下做出艰难的决定，比如如何提供一个环境，这个环境可能需要同时支持参与了侵犯行为的以及被侵犯的孩子。关于哪个孩子可能需要换学校，以及如何帮助另一所学校，使其有信心教育这个孩子，同时保证其他学生的安全，面对这些困境，学校工作人员可能需要支持。

第八章中与收养家庭一起工作的案例涉及一个在性方面有问题行为的孩子。

DDP 执业者有时会帮助组织找到这样的家庭：经过评估，父母和照料者对遭受性侵犯的儿童来说是安全的。她（指 DDP 执业者）提供的干预措施，使成年人能够通过 DDP 指导的养育方法，学习如何照顾儿童。她为儿童和成年人提供治疗，使孩子与养育者之间形成尽可能安全的依恋关系。治疗的目的是帮助孩子感到足够安全，使他们能够去尝试新的建立联结的方式，去寻求帮助，去产生足够的信任来试探性地探索主体间的关系。

当父母听到孩子讲述自己那些令人痛苦的、难以置信的经历时，他们会在帮助下，把对于之前的父母的愤怒以及没能在那里保护孩子的内疚先放在一边，敞开心扉，去感受他们爱着的孩子体验到的情感痛苦。他们会得到帮助，用 PACE 来对孩子进行回应。这既不容易做到，也不容易帮助父母做到。支持父母的专业人士也需要对他们所唤起的情感敞开心扉。定期有效的督导是必不可少的。

双向发展实践提供了一个整合这些因素的框架，这个框架能够确保在提供治疗时支持体系咨询和父母咨询能够定期进行。当孩子们意识到，成年人可以接纳他们的经历，不会不知所措时，他们更有可能分享自己的记忆。DDP 指导下的养育方法重点是安全感以及用 PACE 进行沟通交流。父母提供了一种家庭氛围，这种氛围积极地表明行为背后的愿望、感受、渴望、觉知和动机是被接纳的，而不是被评价或被评判的。他们知道这并不意味着接受不恰当的行为，他们在设置必要的行为限制之前，要学习如何与孩子的体验建立联结。父母要学习如何在治疗和日常交流中与孩子"交谈""替孩子说话"以及"说关于孩子的话"。

当孩子们不断地体验到这种养育方式时，他们会开始形成一种安全感和认同感，可能会觉得自己足够安全，愿意冒险去跟成年人讲述更多自己过去的经历。那些从成长发育角度来看还太小，以至于无法被威胁和以被要求保守秘密的方式有效地禁声的幼儿，在感到安全以及感到无条件被爱的时候，就会开始做幼儿都会做的事情：他们就会谈论自己的记忆。大一点的孩子可能会认为值得冒险去与人分享。青少年在决定分享之前，可能会多次测试成年人的反应。用 PACE 来养育孩子会使青少年更有可能继续测试成年人的反应，直到他们感到足够安全，能开口描述发生过的事情。

与所有针对儿童的治疗一样，DDP 会讨论保密性。这些讨论并非是一次性的。孩子们需要清楚地知道，并在一段时间内反复听到，如果孩子们谈论到性侵过他们的成年人，或者谈论自己与其他孩子参与性活动的经历，成年人会采取什么行动。这与 DDP 特别有关系，这种方法可能意味着儿童在治疗过程中不知不觉地感到足够安全，可以谈论过去的经历，即使事先并没有这样的打算。

双向发展心理治疗师会常规性地征求将治疗录制下来的许可，以确保能够进行有效的督导。性侵犯可能涉及对儿童的录像，在要求获得录像许可时对这一点保持敏感是很重要的。治疗师还需要注意的是，如果孩子在治疗中谈论起以前未被了解到的性侵经历，录制的治疗可能会在任何刑事诉讼中被索要或被传唤。关于视频录制的明确协议是很必要的，要与孩子、父母和专业支持体系公开讨论这种可能性。

在一次治疗中，一名 11 岁的女孩告诉收养父母，她的祖父让她成为了"他的公主"，她现在意识到，这包含着反复的性侵犯。她说，这让她觉得自己很特别，比她的姐妹们更受宠爱。她还说，寄养父母的一个成年儿子对她进行了性侵犯。这时候，如果有效的支持体系已经到位，会很有帮助。家长、社会工作者、警察和DDP执业者需要共同努力，在情感上支持孩子，同时尽快完成所有的法定评估。

在这种时候，无论担忧的程度太低或太高，团队和服务都可以继续做出有依据的决定。如果很难充分了解性侵犯的范围和影响，那么在社会和政治背景下去理解这些行动，能够使DDP执业者用PACE在支持体系咨询中做出真诚的回应。这对于找到一种方法去达成对儿童长期心理健康有益的意见一致的决策，至关重要。

在治疗的同时，常规地进行支持体系咨询，意味着当孩子详细讲述过去涉及高度羞耻感和对发展敏感的实质性威胁的相关经历时，支持服务可以针对孩子心理上可能受到的影响做好准备。焦虑和恐惧源于这样一种信念：（被）威胁（的内容）会成为现实，而照顾孩子的成年人一旦知道孩子有多坏，就会拒绝他。这可能会导致孩子在日常生活中，包括上学时，无法在情感上或行为上投入。

与此同时，父母为孩子和对孩子的担心可能会升级，这会降低他们的信心。例行的父母咨询意味着这些恐惧可以被说出来，被倾听，被处理。DDP反复强调要确保父母和孩子的安全。以DDP为指导的养育提供了一种尽可能安全的主体间关系，在这种关系之中，那些原本难以想象的事情都可以设想了。而那些相关联的、几乎无法忍受的痛苦、丧失、伤害、愤怒和恐惧，在父母咨询中都会被坦诚地体验和讨论。

随着支持体系咨询和父母咨询的常规性到位，无论治疗是否也同时进行，当孩子用一些令成年人感到困惑和害怕的行为来应对他自己的心理痛苦时，父母和专业人士都更有可能做出有益的决定。

14岁的女孩艾比住在原生家庭里，她举报了一个家庭友人的成年儿子强奸了她，警察正在调查这一项举报，艾比向警察主动提出要提供性服务。这一披露后来被撤回了。艾比经常迟到，而且拒绝和父母谈论任何事情。艾比的朋友们聊到和艾比一起去过一位年长男性的公寓，在那里，其他男性会去见他们。如果没有关于性侵犯的知识，并且鉴于社会有多么难完全接受性侵犯的影响，专业人员可能这样理解艾比的行为：艾比难辞其咎，她只是在浪费警察的时间，不需要考虑儿童保护计划。但当艾比的行为从遭受过性侵犯的角度理解时，专业人士做出了不同的照料计划，承认艾比还没有准备好接受自己仍然爱着的男朋友在剥削和侵犯自己的事实。

在安全计划牢靠且加害者已经在监狱中的情况下，艾比在后来的治疗中告诉父母，她曾经以为自己怀孕了。这就是为什么她说她被强奸了。她希望留下孩子和男朋友结婚，她的男朋友说会和她结婚，只是不是现在。首先他们需要很多很多钱。通过试探性的好奇心和"说关于孩子的话"，她的治疗师在使用 PACE 并理解艾比当前的行为时，也考虑到了社会和政治环境。治疗师对艾比的父母说：

> 治疗师：难怪艾比觉得很难走进城，甚至连下楼都很困难。她走到哪里都会想起发生在她身上的事。公交车上的广告，她最喜欢的电视节目，那首歌，那本杂志。她不能通过外出来逃避；她在任何地方都没有安全感。现在她甚至见不到她最好的朋友，不仅因为他在监狱里，还因为她开始明白，最好的朋友是不会为了钱而要求你和其他男人做爱的。即使当艾比使用她的手机时，广告、色情网站，甚至新闻也会跳出来。一定是看起来无穷无尽。唯一能让她感到安全的地方，就是在她的房间里玩她最喜欢的游戏。在这里她可以创造自己的世界。她可以创造一个强大的化身；创造一个她想生活的世界。也许你现在能为艾比做的就是让她知道你会在楼下等着她，当她觉得自己已经准备好面对一个对她来说完全不同的世界的时候。

帮助孩子们形成核心信念是很重要的，即他们不应该为性侵犯而受到责备。在 DDP 中，焦点是接纳，好奇，是加深孩子当下的体验，以及忍住想要去安慰一切、想要使所有人都安心的这一人类自然的反应，这能够使工作方式不会过早聚焦在告诉孩子性侵犯不是他们的错上。如果操之过急，就否认了孩子的体验。要改变孩子的信念，光靠一个成年人告诉她性侵犯不是她的错，是远远不够的。当一个孩子第一次冒着风险分享记忆时，重要的是，其他人要带着兴趣去探索，她为什么会觉得这是自己的错，并对她感觉自己应该受到责备的这个想法让她的生活有多么艰难表达共情。为她感到悲伤。最重要的是，在感情上要足够强大，要能够承受得住见证她的故事。

几乎没有动机被再次抚养的大龄青少年

由于有发展性创伤的大龄青少年不太可能有过很多被父母关心和悉心照料的经历，所以他们在接近成年时不愿开始变得依赖父母，也就不足为奇了。因为父母背叛了自己的信任所以不再信任父母的孩子，知道自己必须依靠自己。他们可能无法成功地满足自己的发展需要，但他们别无选择。他们不再寻求父母的安慰和支持，他们也不再寻求互相愉悦的体验。比起追求却得不到，不去追求的痛苦会少得多。比起因为又一次被拒绝而失望，"孤军奋战"要容易得多。比起脆弱和孤独，"强硬"和"自立"更容易。对再次被养育不感兴趣的青少年，当然也不会对与治疗师建立关系太感兴趣。如果治疗师能向青少年展示，自己很乐于探索他感兴趣的事，那么她就可能会被青少年看作是一个值得了解的人。这些（青少年感兴趣的事）可能包括如何更好地与他的女朋友相处，找到亲生父母，或者如果之前的学业不成功，如何找到参加继续教育项目的方法。

对于不想再次被父母抚养的大龄青少年，DDP 的第一个目标是让治疗师和父母（或其他的重要养育者）保持 PACE 的态度。他们不会试图让青少年相信自己正在犯错误，相信自己应该利用这最后的机会去做个孩子。对他来说，做个孩子从来都不是那么美好的事，这是他急于成为成年人的部分（原因）。带着 PACE 的态度，DDP 治疗师会专注于了解青少年以及他到目前为止的人生旅程。治疗师理解并接纳青少年所面临的挑战、所做的选择，以及所形成的防御。考虑到他习惯性地面对着极度缺乏安全感并且支持和机会都很有限的现实情况，他所创造的生活很可能是他所能创造的最好的生活。他通过恐吓、操纵或与他人保持距离来获得力量并生存下去。他可能经常把年满 18 岁的日子视为一个特殊的日子，在这一天，他会被独自留下，可以做自己想做的事——而不是别人想做的事——可以选择自己的朋友，不必取悦任何人。

伴随着 PACE，青少年会感受到被理解和被接纳，这可能是她人生中为数不多的几次。她没有受到评判。当青少年接纳了与治疗师和养育者的有趣互动，她可能会觉得他们喜欢和自己在一起，可以和她一起放松下来，不会专注于那些用来修复她的"严肃"谈话。当探索困难的事情时，DDP 治疗师可能会淡化某件事自己在声音中所传递的共情。相反，她的语气是实事求是的，她评论某件事一定有多么艰难，但并不在表达中加入太多的感情。青少年这时不太可能想要感到脆弱，而带有情绪的语气可能会唤起脆弱感。DDP 治疗师会对青少年如何看待童年和青春期对自己的影响保持好奇。不带着评价和压力，治疗师会想知道，在教育可能受限制并且缺乏经济或情感支持的情况下，青少年现在计划如何生活下去。如果治疗师认为有需要，她可能会对可获得的社区支持发表看法。同样，如果青少年选择不利用任何特定的服务或机会，治疗师也不会做出任何评判。

通过强调有趣、接纳和好奇，治疗师和养育者让青少年体验到与一个不会评价她的成年人之间放松、愉快、温和的支持关系。这种建立关系的方式，可能与青少年头脑中所设想的她 18 岁时会用的方式很接近，它所传达的信息是，在青少年发展自己独立性的过程中，治疗师和父母对他们感兴趣，并且愿意以任何方式支持他们。

当青少年正在自己的情绪（愤怒、忧伤、恐惧）、与同龄人的关系（冲突矛盾、感觉遭遇背叛、搬家）或自己的行为（没能在学校或工作中、家中、或与同龄人的相处中遵守承诺）中挣扎时，治疗师会带着为她的担心（并表达出这种担心）与她讨论这一切，而不是带着沮丧或愤怒。这里所要传达的基本信息是，选择权越来越多地属于青少年自己，而治疗师和家长希望在这段旅程中提供帮助，因为这是一个艰难的过程。当大龄青少年和父母之间有冲突时，我们会用 PACE 来讨论青少年的观点，如果父母确实需要坚持某些特定的行为，也需要认识到，遵从并体验父母的规矩对于青少年来说有多么困难。无论是对青少年当前面临的挑战表示担忧，还是明确表示父母的规矩多么令人沮丧，父母和治疗师都在表达共情。对青少年当前处境的共情，可能比对过去创伤性事件的共情更容易被青少年接受。

DDP 治疗师和父母聚焦于青少年所体验的与他们（指治疗师和父母）之间的关系，这种关系以 PACE 为基础，尊重青少年的自我依赖以及他们对脆弱感的回避。青少年于是就可能意识到，自己能够保持独立并同时与关心她、不评判她的人建立关系。随着关系的加深，青少年可能会发现自己足够安全，可以难过，可以在父母和治疗师面前变得脆弱。她能依靠他们，也能保持自我依赖。这两者并不是非此即彼的。相反，在一段基于 PACE 原则的关系中，青少年会发现这两者可以兼而有之。当她能够在信任的人面前变得脆弱时，她并不会失去来之不易的力量。相反，她实际上变得更强壮了。这是一种比她早前的自我依赖更深刻的力量感。有了这种力量，她甚至可以选择依赖自己的 DDP 治疗师和父母，去探索过去的创伤，减少与她过往岁月中的幽灵有关的羞耻和恐惧。

当然，其他青少年可能会选择在他们的困难时期保持自我依赖，然后进入成年期，而不接受来自父母或治疗师的大量支持。然而，如果他们的决定被理解和接纳，如果他们在这个时候拒绝治疗没有"错"，那么他们可能会在将来，当对"做一个成年人"、对"依赖他人"有不同看法时，选择这样做（接受支持，接受治疗）。如果他们在 17 岁拒绝接受治疗时，有过"治疗师理解并接纳他们"的美好体验，那么他们在 27 岁时就更有可能会寻求治疗。

珍妮 17 岁了。过去的 12 个月里，她和她的寄养人安妮生活在一起，一切都很顺利。安妮给她饭吃，给她睡觉的地方，不提起她的过去，也不太唠叨她的功课（尽管进展不太顺利）或家务（尽管她经常拖延）。珍妮很惊讶，这里不像她曾经待过的那些寄养家庭那样充满戏剧性。安妮是不同的。她不评判，她似乎对珍妮的想法、感受和需求很感兴趣。安妮有一种"老太太"的邪恶幽默感。再过 6 个月，珍妮就要独立生活，不再是一个要被寄养的孩子了。她会找一份工作，也许会找个地方和一个讨厌自己家庭的同学住在一起。

一天晚饭后，她和安妮在餐桌旁聊天。她吃了蛋糕，安妮喝了茶。没什么特别的，这是在珍妮回自己房间玩社交媒体、安妮负责收拾打扫屋子之前她们会做的事情。这一次，珍妮想都没想就留下来帮忙洗碗。珍妮无意中提起，她想要第二天上学时看起来不太一样，之后，安妮仔细地梳了珍妮的头发，给她编了辫子。这感觉很好，第二天她特别高兴地告诉了安妮，她喜欢的那个男孩甚至注意到了她的辫子，而且想数一数！

几周后，安妮的哥哥艾尔下班后顺道来看了安妮。珍妮和艾尔相处得不太好。当安妮走进厨房时，艾尔开始问珍妮是否遵守了规定，是否完成了功课。当珍妮不回答他时，他冲她大喊，让她最好长大一点，学会负责任，否则她就会像她妈妈一样，永远是一个懒惰的失败者。安妮从厨房里走了过来，用同样洪亮的声音说，"你别这样跟我女儿说话！"艾尔不高兴了，他嘬了嘬嘴，然后回家了。

珍妮盯着安妮。"你叫我是你女儿！"

安妮变得紧张起来，"如果我说了的话让你不舒服，我很抱歉。"

珍妮平静地回答道："我不记得以前有人这样叫过我。至少不是那样的。"

安妮问："你指哪样的？"

珍妮盯着她，"好像你在保护我。好像你在为我骄傲。"

安妮走向她，给了她一个拥抱。在她的耳边低声说："这是你的家。你是我的女儿。我会永远保护你。我将永远为你骄傲。"

日子一天天过去，珍妮想到搬家的次数越来越少了。她开始聊到自己想要去上学、成为一名医疗技师。她想知道，如果她决定那样做，她是否还能和安妮住在一起。当她问的时候，她很害怕，尽管她认为安妮大概会同意。那天晚上，她在想自己为什么会那么害怕。她知道。首先，她担心自己可能会失去独立性。其次，她害怕失去安妮。

一个整合模型案例：DDP 和 Theraplay

到目前为止，在这一章中，我们一直在探索如何根据儿童和家庭正在经历的特殊困难来灵活调整 DDP。将 DDP 干预措施与其他模式的干预措施相结合，可以进一步增强其适用功能。只要两种方法有相辅相成的宗旨和目标，其结合就会非常有效。在这一小节中，临床心理学家、音乐治疗师、认证的 Theraplay 及 DDP 培训师薇薇·诺里斯（Viv Norris）将用一个 DDP 与 Theraplay 相结合的案例来说明这一点（Booth & Jernberg, 2009）。

Theraplay 与 DDP 有很多共同点，可以很容易地进行整合。它们从根本上有着同样的理论基础，二者工作核心都包括主要依恋对象，共同的目的都是加深父母与孩子之间的关系。它们之间也有一些关键的区别：Theraplay 主要是非言语的，关注的是当下，而不是共同创作叙事或建立现在和过去之间的明显关联，而且 Theraplay 更结构化，在整体方法上由治疗师主导。在考虑 PACE 态度时，Theraplay 也是包括所有四种元素，但"好奇"元素会更多地聚焦在理解孩子和父母的非言语回应上，而非好奇于孩子可能对他自己的体验如何理解，或好奇于想弄清楚现在与过去之间的联系。这意味着DDP元素中更多语言上的好奇心将被用来探索与孩子过去的创伤事件相关的羞耻和恐惧。

Theraplay由治疗师主导，利用一系列基于关系的游戏活动，作为连接和支持孩子和父母的方式，并跨越四个广泛的维度：结构、参与、抚育和挑战。关于在干预中或在DDP干预前纳入Theraplay为什么有效，原因有很多。（特别适用的情况）包括但不限于如下这些：在能够处理自己的体验之前需要调节性支持的儿童；使用谈话和认知策略来避免主体间联结的儿童；很难一起玩耍或者享受相处时光的父母和孩子；孩子非常不愿意谈论自己的体验，以及有认知和沟通困难的父母和孩子。Theraplay与DDP结合的方式是多变的。

在某些情况下，最好是能先进行一段时间纯粹的Theraplay，例如，帮助父母来支持孩子，让孩子能够对自己的身体有更多的控制［这项工作可能会包含职业治疗师（occupational therapist）的帮助］。一旦孩子在生理上变得更稳定，就更有可能过渡到更多的情感—反思性对话，而工作也会迈向DDP的方向。在另一种情况下，可能会用Theraplay构建一个清晰的结构，即用于开始和结束治疗，而把更多的DDP放在中间，常常是在治疗中间休息（零食时间）的前后。另外的变化形式是从Theraplay开始，然后，当创伤主题出现，当它们在游戏时频繁出现，治疗师就利用这个机会自然地引入一些DDP。最重要的考量是，什么明显地对于孩子和家庭来说最有益处。将这些方法进行组合，其潜在有效性高度依赖于治疗师的技能和经验，并需要他们对Theraplay和DDP两种模型都有深入的理解。DDP和Theraplay都可以作为单独的、独立的治疗手段来使用。将这两种方法整合在一起的强大影响力，有赖于执业者熟练掌握每种干预的潜力，这样才能做出如何将它们应用在一起的良好决策。

两种综合考量通常显示，最有效的情况是在DDP之前使用Theraplay。

首先，从神经学的角度来看，Theraplay 聚焦于功能运转的早期阶段——聚焦于最初的主体间性，即：如何去创建两个人之间非言语的此时此地（here-and-now）的联结，发展互动模式的短片段，发展孩子可能已经错过了的与非言语（阶段发展）水平相匹配的活力。Theraplay 也高度聚焦于观察非言语行为，并尝试理解和解释孩子的信号以及与之不一致的行为（例如，微笑的同时却绷紧了身体），同时，一个重要元素针对的是生理性的调节：支持孩子兴奋水平的上升和下降，停止和开始活动，分享喜悦和平静的时刻，给他们有序且安全的被引领的体验。这种（自身的体验与被他人调节的）体验间的结合，发生在发展非常早期的阶段，形成了关系发展的基石，而关系发展支撑着语言表达、反思和叙事探索的发展。尽管 DDP 方法也包含上述许多特性（比如声音中旋律性语气的使用，情感的匹配，以及持续追踪对安全感的体验），但 Theraplay 的方法更侧重于身体性的，更直接，尤其可以在进入 DDP 工作之前就帮助有明显调节困难的孩子。其次，结合这些方法的一个实际考虑是，对于孩子来说，从一个更结构化的方法转向一个不那么结构化的方法通常比反过来更容易。

将这两种方法结合在一起有一些禁忌，最明显的是，如果做得不好，治疗工作可能会失去连贯性，这会导致孩子的安全感水平降低。在有些情况下，以有趣的方式进行回应是非常没有帮助的。比如，如果一个孩子非常痛苦，在这种情况下，使用接纳、共情，并开始探索孩子的体验，对孩子来说将会更好应对，更有意义。同样的，父母也可能很难让自己有趣。例如，这可能与"被阻断的关心"的体验有关。他们可能还会怀疑：那些困难是否用 Theraplay 中的积极关注就能够战胜。在这些情况下，治疗师可能要花时间与父母在一起，使用 DDP 方法来探索这些问题。这项工作可以在向孩子介绍 Theraplay 之前进行，或同时进行。在 Theraplay 和 DDP 方法中，要探索哪些元素以及如何组合它们，将取决于治疗师对孩子和父母状态的持续追踪。

下面将通过阿里夫的案例来对这些方法的组合进行说明，这个案例基于一个真实的干预过程，已得到家庭的许可。

阿里夫早期经历了许多创伤。他现在是一个体型很大、过于活跃的 9 岁男孩，对他来说，要安定下来并集中注意力是极其困难的，他的注意力会从一个活动转移到另一个活动，很冲动，有破坏性，常常很暴力，暴力通常会针对他的养母。他经常会聊起一些似乎对于继续往下探索有帮助的话题，比如被霸凌，或者无法睡觉，但是任何进行对话的尝试都会很快被拒绝，然后他会继续说下去。他的养母变得很害怕靠近他，害怕自己被打到。在最初尝试与阿里夫进行对话之后，我们发现阿里夫目前的互动非常零散，他最明显的困难是，除了几个瞬间，他很难维持任何真正的主体间联结（无论是言语上还是非言语上）。一旦建立起联结，他就会转移话题，然后事情就变得很明显了，目前，他的对话主题是用于远离联结，而不是用于发展任何意义。

阿里夫是一个热情、顽皮、身体健康的男孩，我们决定从纯粹的 Theraplay 开始，并且会集中在有规律、有节律的游戏上，为他和妈妈建立快乐和彼此愉悦的体验。我们准确地预测到，更安静的养育和触摸会更加困难，但在几次活跃和兴致勃勃的 Theraplay 之后，阿里夫开始享受与母亲更亲密的接触。我们开始能够更好地预测阿里夫能够处理和应对什么样的活动以及关系强度。但在任何活动中，当亲密需求或兴奋感变强时，阿里夫会变得非常不受调节，这种失调有可能会转变为攻击性，所以我们练习了兴奋感的上下调节，找到了以他能应对的方式增加亲密感的方法。

早期的治疗以 Theraplay 为基础，在治疗过程中我们了解到，让阿里夫先观看妈妈对活动的演示，会对他接下来能参与什么带来非常大的影响。他感到更安全，更放松，他对儿童游戏的天然热情出现了，他越来越多地向妈妈寻求安抚和抚摸。这个游戏环境相当结构化，并且可以预测，以身体上的游戏为主，在这个玩耍环境中，他能维持相互联结的互动和强度的时间更长，他变得不那么混乱了。这种新的学习也被用在家庭设置中：比如妈妈叫醒他的方式。他经常在妈妈叫醒他的时候打妈妈（他醒来的第一反应就是打）。妈妈现在更详细地理解了阿里夫的创伤和非言语反应，妈妈会在他的房间外走来走去，呼唤他，直到他稍微醒来才会触碰他，确保他在妈妈向他移动时能看到妈妈的手。这些非常具体的调整降低了家庭暴力以及焦虑的程度。现在我们感到更有信心，相信我们有办法让阿里夫参与和投入进来，也有办法帮助阿里夫通过强度更高的主体间体验来保持可调节的状态，我们开始向更多使用 DDP 的方向迈进。

治疗一直保留了基本的 Theraplay 结构，一个有趣的入口，一个报到（check in）活动，以及一些熟悉的关系游戏，在进入对话之前，这些关系游戏原则上会聚焦于调节。然后我们进入 DDP 阶段，如果感觉合适的话，我们会再用一些 Theraplay 的方法来结束治疗。这已经成为了治疗的新结构，而 Theraplay 用于为 DDP 提供框架。Theraplay 活动类型中，阿里夫觉得有帮助的，包括允许关节承受深层压力的和需要费一些力量的体力活动，比如像手推车一样进来，拔河比赛（成年人作为重物），以及滑溜溜活动（成年人抓住孩子手臂上靠近手肘的位置，然后逐渐脱手）。他还喜欢玩一些让他兴奋不已的能把他和妈妈联结起来的游戏，比如在妈妈和自己肚子中间放一个气球，互相搂着胳膊，在房间里走来走去，而治疗师则在后面追着他们，试图把气球从他们中间推出去。这种活动的开始和停止，使他能够参与投入进来并且得到调节。他现在知道了我们知道要如何帮助他，这一点让他能够保持足够冷静，可以参与到 DDP 中对困难问题的探索中来。

在一次治疗中，我们在玩划船游戏，他想坐在妈妈身上，但在这个过程中他却伤到了妈妈，重重地坐在了妈妈的胸口上。这种程度的身体接触，是年龄小得多的孩子的典型特点，但在阿里夫这个年龄就常常会导致妈妈受伤。我们利用这次事件进入了 DDP 的阶段。"天哪妈妈，看上去很疼，你还好吗？"妈妈说她没事，但是阿里夫看起来非常焦虑。"阿里夫，当你想和妈妈在一起，却出了岔子的时候，一定非常难受。"（阿里夫在妈妈身边蜷成一团，看上去很幼小），我决定"说关于孩子的话"，"说关于"阿里夫可能有什么感受，因为此时此刻我们知道，他是没有能力说话的。在接下来的几分钟里，妈妈和我共同创作了一段叙事，基于阿里夫的主要非言语反应以及我们对他过去经历的共同了解，我们用一种歌唱般有旋律的声音完成。

> 治疗师：妈妈你知道吗，我认为阿里夫对自己伤害了你这件事感到很沮丧，其实他真正想做的只是依偎在你怀里（妈妈同意），当你跟阿里夫一样高的时候，想要跟你依偎在一起是很难的（阿里夫开始发出婴儿的声音），而我在想阿里夫是不是希望自己能再一次变小，希望自己能得到那些他错过的依偎和拥抱，而且如果他能再一次变小，他就不会伤害到你了，妈妈，那样会感觉好一些（阿里夫轻轻地爬到妈妈的腿上，舒适地蜷缩着，发出傻乎乎的"嘎嘎声"，然后妈妈笑着搂住了他）。

假装婴儿似乎是阿里夫向我们传达我们进行得很顺利的方法，但很快，他发现这种亲密对他来说太困难了，于是爬到了沙发后面。然后我说：

> 治疗师：妈妈，这真的很困难。阿里夫特别特别希望自己能有一个可以爱他的妈妈，当他试着依偎在妈妈怀里时，不知道怎么搞的，总是会出问题，现在他又一个人待在沙发后面了，我在想他在那里会不会感到孤独。

妈妈和我都知道，无论是请他加入还是加入阿里夫，都会导致他变得焦虑不安，因此，为了保持联结，并且帮助阿里夫让他觉得我们在加入他，我们给他拿了一些毯子和垫子，这样他就能够做一个舒服的小窝或者巢，我们一边这样做着，一边谈论他的早期生活，妈妈表达着她真诚的悲伤，为阿里夫错过了的那些东西。阿里夫很安静，似乎在倾听着。妈妈在说话，而我在抚摩着阿里夫的背。我沉浸在当前的主题中：当出问题时，当他伤害妈妈时，他有多难过。

> **治疗师**：阿里夫知道被伤害的滋味，对吧，妈妈，然后当他像以前那样伤害你时，我想他会感觉很害怕。
>
> **妈妈**：（立刻回答）有时候我觉得，当他伤害我的时候，他会觉得我不会再爱他了。
>
> **治疗师**：（带着活力）他有吗？他会担心你不再爱他了吗？哦，妈妈，这个想法太让人害怕了。

我们继续探索这种恐惧。很明显阿里夫很专心地听着，但他仍然保持着沉默。

> **妈妈**：一想到阿里夫哭着却没人来管他，我就感到很难过。
>
> **治疗师**：而且他那么小，不是吗，妈妈？他只是个小男孩，却没有人来管他，这太令人伤心了，我知道阿里夫试着变勇敢然后试着照顾自己，妈妈，但他太小了，他需要他的妈妈过来帮助他。

阿里夫移动了一下，从他的小窝里抬起头，直视着他的妈妈。当我们继续创作这个故事时，阿里夫开始摸妈妈的脸，凝视着她，探索她的面部轮廓。气氛很强烈，也非常平静，充满了爱意。随着我们继续谈论对过去丧失的悲伤，以及谈论妈妈的叙事，如果妈妈当时在那里，她会给阿里夫什么，阿里夫继续花了一段时间，温柔地抚摸妈妈的脸。在这样一段长时间的亲密接触后，故事发展到了一个自然的停顿，然后我们又回到了一些熟悉的滋养性的

Theraplay 活动，唱歌，分享一些零食。在治疗的最后，我总结了我们谈论过的重要事情。

随着阿里夫的治疗的进行，治疗越来越聚焦于 DDP，而 Theraplay 提供了一个抱持性的框架。思考在这个特定案例背景下 Theraplay 和 DDP 二者的结合，似乎 Theraplay 为 DDP 工作提供了地基，并且使用两种方法为我们创造了信心，让我们能够以一种可控、可应对的方式向前推进到一些非常困难的创伤主题中去。尤其是对阿里夫来说，通过游戏来练习状态转换，帮助他在后续探索创伤主题时，发展更强的对情绪转换进行管理的能力。一旦阿里夫体验到，向这些主题前进是可能的，他就开始自发地和妈妈交流自己的恐惧以及在他日常生活中出现的相关重要议题。

结　语

在本章中，我们继续探索了 DDP 的灵活性。我们根据儿童的年龄、发展性的挑战、过去的经历，以及当前他们展现痛苦和困难的方式，探讨了 DDP 的调整和变化形式，也探讨了 DDP 与其他治疗模型的结合。章节的长度意味着作者们必须对所考虑的议题和干预措施有所选择，但希望作者们所选择的案例展示了一些 DDP 能够被灵活调整的方法，而它们也将鼓励未来的继续创新。

第十章

特定情境中的干预

经历过发展性创伤的儿童可能会经历各种各样的生活状况。发展性创伤常常导致孩子被有计划地移送到寄养照料、收养或寄宿照料，所有这些都包括不同次数的转移，而每一次移送都对关系具有破坏性。有时，经历过发展性创伤的儿童和青少年仍然会留在他们充满风险隐患的家庭中，这就需要提供一些服务以努力增加儿童的安全。当儿童和青少年在治疗期间不和能够为其提供安全感的养育者一起居住时，可能就需要应用双向发展心理治疗（DDP）进行个体化治疗。对于没有发展性创伤但生活在有人际关系困难的家庭中的儿童和青少年来说，DDP 的依恋聚焦，同样是很有价值的。最后，DDP 是一个通过有趣、接纳、好奇和共情（PACE）进行督导的模型，并在督导者和被督导者的主体间关系中提供安全感。在所有这些不同的情境中，DDP 的原则和干预，提供了发展连贯叙事和安全关系的机会。

寄养照料

儿童和青少年来到看护机构的原因有很多，而这些原因的核心都是混乱的关系。在被看护期间，这些儿童经历了与原生家庭的分离和对原生家庭的丧失，以及在看护机构期间与各种人各种不同程度的联系。而当孩子们搬回到原生家庭，或通过收养、特殊监护或亲属看护搬到一个固定的家庭中时，这又是再一次的分离和丧失。不幸的是，当孩子经历关系破裂以及计划外的搬家时所面对的挑战，常常因为家庭缺少支持而进一步加重，这意味着更多的混乱。

这些破裂的关系不仅限于与父母、家庭成员和宠物的关系。对青少年和儿童的安置变动往往意味着学校的变动和休闲活动的改变，这会导致孩子们失去生活中重要的成年人和同伴。社会工作者的变动也很普遍。这些儿童需要的是能够考虑到这一背景的干预措施。以关系为焦点，并且对发展自混乱关系中的"被阻断的信任"和"破碎的自体感"格外敏感的模型，将引导这些干预措施。DDP 既是一种实践模型，也是一种治疗关系模型，能够将在寄养照料中长大的孩子的特殊背景考虑在内。对孩子进行治疗的同时，DDP 的焦点也放在对父母和支持体系的支持上，这一结合对于帮助孩子建立信任和获得情绪健康是必不可少的。

寄养照料对于无法跟原生家庭生活在一起的孩子来说是一种替代选择，它可以当作长期选择，也可以在进行评估以及寻求永久看护解决方案期间当作一个短期选择。永久性的看护方案可能是回归原生家庭，因为原生家庭已经做出了足够的改变，也可能是搬到收养家庭、亲属家庭或特殊监护人家庭中。各国在寄养照料（短期和长期）的施行以及替代家庭的持久性方面各不相同，达到不同程度的稳定性。

寄养人被选为孩子的非血缘父母。然而，越来越多的血缘家庭成员作为亲属看护人接受了对这一角色的评估。寄养可以由法院判决，或在征得原生家庭同意的基础上自愿建立。在这些不同的选择中，父母对孩子的责任是不同的。

大多数寄养儿童在被看护前都经历过社会逆境，其中包括创伤性虐待以及情感剥夺（Tarren-Sweeney & Vetere, 2014）。这些作者估计，在任一给定时间，西方世界中都有 100 万儿童受到看护或从看护中被收养。

寄养服务也适用于那些曾经被收养过但不能与收养家庭生活在一起的儿童。在英国，有 2%~9% 由看护过渡的收养在法律上完成合法收养后中断，总体比例为 3.2%。青少年收养中断的可能性是 4 岁以下儿童的 10 倍（Selwyn, Wijedasa, & Meakings, 2014）。这份报告还强调了青少年对父母的高暴力程度，这是造成这种中断的一个因素。人们认为寄养是一种更安全的选择，寄养可以让孩子与他们的收养家庭保持联系，同时减少展现出来的暴力程度。有计划地使用寄养服务也可以防止事态恶化升级到无法或者很难恢复的家庭破裂的地步。

在儿童和青少年这个群体中，情感以及心理健康的需求是很高的：大约 45% 的人被诊断出有心理健康问题。这是一群高度需要治疗性护理的儿童和青少年（Rahilly & Hendry, 2014）。随着这些年轻人进入成年期，这些困难仍然很明显：研究表明，英国近一半从看护中离开的人存在心理和身体健康问题，而且随着时间的推移，这些问题变得更加严重。欧洲的研究也记录了一直持续到成年中期及后期的各种困难（Wade, 2014）。

国家在照顾寄养照料中的儿童方面参与度很高。这就促成了英国合作养育概念的产生，由围绕孩子的专业支持体系与选定的家长一起承担养育的责任，无论是一个无亲缘关系的寄养照料者还是一个亲属照料者。合作养育通常由社会工作者主导。

只有在考虑到照料系统的背景的情况下，双向发展性心理治疗才有效。DDP 执业者将与专业支持体系、孩子以及家庭建立关系。当孩子从不止一组家长那里接受养育时，对治疗师来说复杂性就会增加。例如，赛尔温（Selwyn）和同事（2014）的研究报告称，在收养中断后，许多收养父母会继续养育和支持他们在寄养中心的孩子，尽管是从远处的。寄养照料被视为一种帮助孩子与养父母保持联系的方式，否则孩子很可能会陷入无法挽回的困境。

双向发展性实践模型关注儿童和家庭周围的所有层面，注重促进专业支持体系内部良好的工作关系。

达米安 3 岁的时候搬进了寄养中心，6 岁的时候和妹妹一起住进了长期寄养照料中。当无法找到收养家庭时，最初的短期安置被延长了。在很大程度上是因为达米安的行为非常具有挑战性，而他妹妹的学习困难也很严重。这两个孩子在他们出生的家庭中经历了高度的忽视和身体虐待。

一名 DDP 执业者通过以下方式支持了长期的寄养安置：

- 定期的支持体系支持，包括每 2~3 个月与看护者、社会工作者和学校工作人员进行一次支持体系的会面。DDP 治疗师允许每个人的顾虑被表达出来，促进共同理解以及协作式的问题解决。举个例子，当达米安正在经历一段艰难的、让他感到相当羞愧的学校生活时，不加评判的探索让学校教职人员得出这样的结论：考虑到孩子情感需求的程度，他们提供的并不是适合的教育。支持体系加入进来，与学校教职员工一起为达米安探索不同的选择。

- 儿童心理健康精神科医生在达米安 9 岁时加入了这个支持体系，并被 DDP 治疗师包括在支持体系的会面中。这使得这位儿童精神科医生能够从支持体系以及他自己对达米安的评估中对达米安获得一个充分的理解，并在此基础之上做出诊断和治疗决定，也包括药物治疗。

- 为社会工作者及其主管提供支持，以探索他们对于什么是孩子所需的不同看法；比如探索关于与原生家庭联络程度的分歧。这使他们能够就这些问题做出共同的决定。

- 养育支持，帮助寄养照料人发展出以 DDP 为基础的治疗性的养育方式，包括对他们依恋历史的探索，以理解这种治疗性养育方式难以维持的原因——当其发生时。

- 对达米安的双向发展性心理治疗由其寄养母亲提供支持。这让达米安得以表达他对于自己不够好以及对于自己会被"踢出"现在的寄养安置中心的恐惧和信念，得以被共情，得以参与一些对人生故事的探索，从中使他的恐惧和信念能够被理解。

当寄养照料人经历"被阻断的关爱"时，其间达米安在寄养安置中时出现了很多情绪起伏，他仍然是一个照顾起来很有挑战性的孩子。然而，除了出于对达米安及家庭成员安全的担心而让达米安在寄宿照料中心待了一段时间之外，他都留在家庭成员身边，直到他 19 岁时离开寄养照料家庭。达米安的未来仍然存在不确定性，他仍然需要高水平的支持，而他并不是总能得到这样的支持。有人担心他可能会做出反社会行为。然而，寄养照料者继续在他的生活中发挥作用，虽然他并不总是联系他们，但他仍然有一个可以回去的安全基地。

正如本例所示，DDP 干预包括与寄养家庭进行合作以及为支持体系提供支持。就像任何优秀的 DDP 干预实践一样，需要从对寄养照料者的支持和与寄养照料者一起做准备开始。如第七章所述，看护者需要在帮助下成为了解 DDP 的治疗性父母，能够保持并回到 PACE 的态度。这需要他们意识到并关注孩子的内部世界以及外部行为，使自己的情绪保持在可调节的状态，这样他们就可以保持一种对孩子来说真正"可获得（available）"的状态。寄养照料者需要有能力使用支持，以在需要时用其帮助自己。此外，当孩子被带入治疗中时，他们需要做好与治疗师一起工作的准备。

DDP 治疗师能够支持寄养照料者成为围绕在孩子身边的支持体系中的活跃成员。在一个大部分由专业人士组成的支持体系中，寄养者可能会感到自己被剥夺了力量，他们所做贡献的价值可能会被忽视。通过养育孩子的经验，寄养照料者对他们的寄养孩子有着丰富的理解。重要的是，要重视他们对孩子的知觉、体验和独特的了解。DDP 治疗师能够很好地确保这一点。寄养者也站在第一线，体验着孩子们所呈现的挑战。这可能导致不理想行为的出现。他们需要支持，从而能够对此进行反思，并与支持体系合作，找到在困难时期对每个人都有帮助的前进道路。

举个例子，一名社会工作者最近被分配给了 17 岁的娜塔莉，她想了解寄养人最近在这个年轻女孩身上犯下的一些错误。尤其让她担心的是，当娜塔莉很晚回来且喝得醉醺醺时，寄养者把她锁在了家门外面。很明显，这危及了娜塔莉的安全，这位社工正在考虑把娜塔莉转到另一个地方。DDP 治疗师帮助社工思考娜塔莉与看护者之间的依恋关系以及搬家的后果；这与这个事件的严重性相平衡。接下来，她促成了一次与寄养人和社工的面谈。DDP 治疗师创造了一个开放、投入的氛围，让所有人都能够反思所发生的事情。这位寄养人承认了自己所犯的错误，同时也谈到了和娜塔莉相处的良好进展。她思考了今后娜塔莉需要什么。这位寄养人考虑了如何修复与娜塔莉的关系。她也意识到她需要 DDP 治疗师的帮助，来思考娜塔莉是如何触发了自己的防御反应的，就像这次事件所显示的那样。社工意识到了自己对让孩子失望的恐惧，也意识到了这种恐惧可能是如何导致她对应该发生的事情草率得出结论的。他们都同意了共同向前走的计划，让娜塔莉继续留在寄养安置处，以及大家需要更多地会面，继续共同反思。

在支持寄养安置时，DDP 治疗师需要记住一系列的事情。一般来说，这意味着要了解寄养服务的复杂性：

- 寄养照料者在照顾孩子方面扮演着重要的家长角色。他们也是儿童身边的专业支持体系的一部分，参与对孩子的回顾和评估，为社工保持做记录，有时还会支持孩子与原生家庭接触。寄养照料者也会作为被督导的人，需要情感支持以及更实际的督导。这本身可能很复杂，因为寄养人也将在这种督导下接受评估。当你本人也知道自己作为寄养人的表现正在被监督时，你可能就很难对自己所经历的挑战畅所欲言。

- 提供 DDP 支持和准备的治疗师与寄养者之间可能会存在一种令人困惑的关系。双方都必须牢记寄养人的多重角色。当寄养人尽量兼顾这些角色时，有时很难知道寄养者到底是来访者还是同事。比如，从参与回顾会议，到向支持体系提供信息，再过渡到 DDP 治疗中探索由于被提醒与亲生父亲之间棘手的关系而对孩子产生的愤怒感之间的转换，可能很难进行。谈论这些困难是有必要的。

- 家长的准备中有一个重要部分，是对寄养人依恋史的探索。将这个作为寄养角色的一部分，可能是寄养者所没有预期到的。治疗师可能会觉得自己带有侵入性，会因为自己没有得到进行这种探索的许可而担忧。那么在开始做准备工作之前，与寄养人进行充分的沟通，并确保寄养人的任何担心和关切都能被治疗师听到并理解，就将非常重要。

- 许多寄养者都是自身有过艰难的关系体验，而有了成为寄养者的动机。这样的过往经历可以给他们复原力和心理韧性，但重要的是要清楚，他们可能存在未解决的创伤和丧失。在开始为儿童进行治疗之前，需要足够的时间对上述这些进行充分探索。

- 寄养，是一项需要不断仔细审视的养育任务。寄养照料人有一些必须要遵循的指导原则，这可能意味着在养育孩子时，要采用一种在养育亲生孩子时并非典型的方式。例如，在浴室或者卧室中，如何与寄养儿童在一起，是需要与社工一起仔细考虑的，也需要得到社工的同意。寄养人也会有年度回顾和评估，他们的寄养人身份状态必须要更新。这可能会带来焦虑，并且可能会使寄养人在分享自己对寄养孩子的想法和感受时更加保守。DDP 对寄养照料人的支持中有一个重要部分，即对孩子正在产生的影响进行反思。DDP 治疗师需要对由此可能带来的不适保持敏感。再强调一次，重要的是要谈论这一点并且承认代表国家以寄养看护者的身份照看别人的孩子可能会带来的各种困难。

● 寄养照料者和 DDP 治疗师也会决定与支持体系中的其他成员分享什么信息。确保整个支持体系都在为孩子的利益而共同努力，是治疗师所提供支持中的重要部分。这意味着要确保支持体系能够理解为儿童和寄养照料者所提供的支持和干预，但同时也尊重寄养照料者的隐私。

寄养儿童将受益于 DDP 指导下的治疗性养育方式。这将有助于他们发展安全感，减少他们正在体验着的被阻断的信任感。有些孩子在受益于治疗性养育的同时也会从治疗中受益。

考虑到孩子的寄养安置是不稳定的，开始进行治疗的决定可能会变得复杂。虽然据建议，儿童应该是安全的才能够开始治疗，但 DDP 模型质疑了这一假设。对于生活在虐待性家庭环境中的孩子来说，在治疗能够开始之前，让儿童在帮助下到达一种安全的处境是很重要的，但对于生活在非虐待性——尽管是非永久——的家庭中的孩子来说，情况是不一样的。双向发展性实践模式有助于为孩子创造一个安全的环境，使 DDP 作为治疗得以开展。例如，这种疗法可以帮助孩子处理与寄养人之间的冲突，接受寄养人的安慰，在事情出错时参与修复，以及获得支持去识别和交流自己的体验。所有这些都可能提升儿童寄养安置的稳定性。当为他们找到了固定的家庭时，这种探索就将是有价值的。治疗是否要积极地去解决过去的虐待，需要仔细考虑。有时要等到稳定性增强之后再解决这个问题会有帮助，但这里没有严格规定、一成不变的答案。这对帮助孩子感到安全是有价值的，而且可以降低寄养中断的风险，特别是在过去的创伤影响到当前行为的情况下。治疗师需要仔细计划并持续反思，以确保治疗是有帮助的，只有当环境被仔细计划好时，很多事情才可能实现。例如，治疗师可能会让一位与孩子有着长期关系的社工，或者一个在经历寄养安置变化时能够保持不变的优秀的临时看护者参与进来。

这里也有许多 DDP 治疗师可以做的事情来支持专业支持体系和寄养照料

者。这让孩子更有可能达到稳定的状态。能够为孩子提供集中明确的治疗工作，从而帮助他们体验到更多的稳定性：比如，探索人生故事，支持孩子应对转校，支持孩子应对与原生家庭的联系。这种治疗性支持在 DDP 原则的指导下进行，帮助孩子感觉自己被理解，并以此为特别的关注重点，敏感地提供支持。

当孩子的寄养安置计划发生变动时，双向发展心理治疗也是能够支持他们的有益模型：比如，从短期安置地搬回原生家庭，或搬到收养家庭。DDP 原则有助于过渡的节奏缓慢下来，使儿童的顾虑和焦虑得到充分的理解，帮助孩子信任那些正在过渡交接他们的成年人。DDP 的方法提醒成年人，要去承认这些变动可能会带来的焦虑和不安，而不是以这些不舒服的感觉会消失的希望去安慰孩子。孩子在这种情感体验中，感到自己被理解、被支持。短期寄养照料人对于让孩子搬走可能会有复杂的感觉。这些感觉可能会包括对孩子的希望和兴奋，同时担忧做出的决定是否正确。当关注点在孩子身上时，寄养者自己的丧失感和哀伤可能会被遗忘。而 DDP 治疗师所处的位置则可以将所有这些情感体验记于心，为寄养照料人提供理解和支持。

一些短期寄养照料人可能会转变为长期照料人；同样，长期照料人可能会申请并获得对其寄养孩子的特别监护权。这些代表了作为寄养照料人做出了复杂决定，而这些决定将对他们自身、被寄养儿童以及寄养照料人的亲生子女和其他家庭成员产生重要影响。如果有 DDP 治疗师帮助他们认真思考、反思这些决定，就能够促成他们做出让每个人都能从中受益的良好决策。

最后，在关于 DDP 如何支持寄养照料人的简短探索中，很重要的是要认识到，当家庭成员成为寄养照料人、亲属照料人或特别监护人时可能会出现的额外复杂性。做出照顾亲戚的孩子的决定可能是出于非常复杂的动机，包括因为大家庭中的成员正在遭受痛苦且没有能力很好地照顾他们的孩子所带来的内疚感或羞耻感。在成为这些孩子的亲属父母的过程中，他们正在放弃孩子生活中的另一个角色。为了抚养孩子，而牺牲了作为外 / 祖父母、阿姨或叔叔的角色可能会带来复杂的哀伤和丧失感。而当知道一个亲密的家庭成员对孩子所遭受的虐待负有责任时，情况会变得更加复杂。当外/祖父母知道是自己养育了虐待孩子的家长时，他们可能会感到非常不安。这潜在地会导致发生高度敏感的、基于羞耻感的家庭内部的动力学变化，这是 DDP 治疗师需要随时注意的。所有这些复杂的情感体验都需要得到充分的承认和探索。PACE 态度可以使对这些心理的脆弱性给予充分注意的工作关系得到发展。

DDP 治疗师所处的地位是有独特优势的，能够以寄养所能包括的所有相关的角色来支持寄养照料人。将过程放慢，充分探索情感体验，允许那些没说出口的话说出来，这些都可能是确保成功的寄养经历的重要部分。由于支持体系中大部分成员都是以任务为中心的，那么如果支持体系中的一个成员了解 DDP 原则，能够坚持对所有相关人员的情感体验进行反思，将会很有帮助。在一个渴望快速通向成功结果的复杂世界里，内在体验常常被忽略，而 DDP 治疗师这样的做法恰恰能够提供有益的平衡。有时慢一些更好，有时间反思可以确保一起工作的支持体系富有韧性和复原力，这样的支持体系能够让孩子和寄养家庭的情感健康得以发展和茁壮成长。

收　养

在经历过忽视或虐待的孩子加入收养家庭之前，养父母不太可能认识很多有发展性创伤的孩子。收养的准备课程提供了优秀的培训，强调了可能的情况以及潜在收养者的评估过程。然而，在孩子和你生活在一起之前，很难理解真实的情况。养父母几乎没有时间去充分了解孩子，以便有效地应对孩子那些令人困惑而具有挑战性的行为。孩子的行为很可能被误解，而后导致焦虑所驱动的行为不断升级。

如果你非常想要的儿子，除了可爱、有趣、善良之外，从来不想让你抱着他，从不请求帮助，甚至似乎从来都不需要帮助，那么家庭生活可能会变得与预期不同。如果他还总是反抗你，看上去好像很享受权力和力量的斗争，并一直试图控制你，你可能会意志消沉，会因为自己是一个绝望无能的家长而责怪自己，或者因为社会服务机构从未告诉你这个儿子有多么难照顾而责怪他们。

从孩子的角度来看，他从他深爱的寄养家庭搬到了你的家庭，他的社工告诉他，这个家庭是她精心挑选的，在那个家庭里他将认识新的爸爸妈妈，他将和你一起生活，直到他长大。社工还告诉孩子，要跟亲生妈妈和奶奶说再见，而在此之前，他一直定期与她们见面。他并不明白自己为什么不能和寄养家庭住在一起。他喜欢那里。他很快就发现了一些他未曾被告知的关于新家庭的事情。他的新妈妈和爸爸希望他吃胡萝卜，他们对他大吼大叫，他们会拿走他的游戏机，他的新妈妈经常哭。他不知道自己是否还能再见到妈妈和奶奶。他想念他的寄养父母，尤其是在睡觉的时候。

斯蒂尔（Steele）和同事强调，在新的安置早期，当"几乎所有的经历都会被感知或被预期为一种威胁，而不是建立在新环境的现实基础上"时，儿童原本就混乱的依恋行为很有可能会以高强度被激发出来（2003, p.202）。

双向发展实践为收养支持服务提供了一种全面的模式，使儿童能够从发展性创伤中恢复，并为养父母提供支持，将发展出"被阻断的关爱"的可能性降至最低（Hughes & Baylin, 2012）。以 DDP 为基础的收养支持模型还可以降低被收养儿童将来离开收养家庭，即收养中断的风险。哈德森（Hudson, 2006）描述了一个收养支持模型，接受了超过 8 年时间的完整模型服务的家庭都没有收养中断的情况（见第十一章）。与拉什顿（Rushton, 2004）的研究相比，这是一个显著的积极结果。而拉什顿的研究显示，中断率约为 25%。这项研究还发现，收养年龄较大的儿童以及经历过多次安置的儿童，其心理健康的风险更高。

以下是上述收养支持模型的主要原则：

- 正常化：指一种收养支持的环境，在这个环境中，"有一些困难"的情况是预料之中且被视为正常的。

- 尽早从一个以疗愈创伤为指导和以依恋为聚焦的角度进行干预；从做匹配的时期开始。这可以让包括寄养照料人和孩子社工团队参与的过渡计划顺利进行。

- 在匹配期，详细分析心理学意义上重要的历史信息和当前信息，重点关注儿童和收养父母。

- 从做匹配开始，定期就关键主题进行多机构支持体系的咨询。

- 定期进行家长咨询，如果家长认为有帮助的话，可以让一个收养支持工作人员在场。

- 对收养父母进行干预，使其能够实践以 DDP 为指导的养育（Golding, 2014a, 2017）。

- 将收养父母纳入相关的多机构培训。

- 针对收养的培训或小组工作，从未来可能的收养者课程开始。

- 提供双向发展心理治疗，当评估结果证明需要时，包括间断性地在关键发展阶段或过渡期（如进入中学）。

- 由一名认识的专业人士，通过面对面的家长咨询，每六个月进行一次常规的、有前瞻性的长期随访，直到被收养的儿童成年为止，而不采取"等待观望"的方法来应对未来的困难。

以下是儿童加入到新家庭这一时间框架内，支持体系和家长咨询如何将上述原则付诸实践的例子。

匹配过程

指导匹配过程的原则并不总是容易定义的。主要目标包括评估儿童的发展需求、情感需求和教育需求的水平，并将这些需求与养父母的境遇有关的潜在需求联系起来（比如他们的应对方式、压力管理方式和依恋方式）。下文描述了 DDP 治疗师是如何达到这些目标的。

对心理学意义上重要的历史信息和当前信息的详细分析

从儿童和成年收养人的角度，这种分析为确立心理需求的个案提供了证据。如果潜在的困难在配对之前就被假设出来，那么配对过程就不是主要在选择未来可能的收养者。而是要认识到双方的需要，计划好所需的短期和长期资源，商定各方将如何为这些资源提供资金支持，同时如果安置工作会继续下去，还要建议由谁来进行干预工作。

对儿童需求的评估（基于个体和关系）

从以儿童为中心的角度来看，就此进行评估是很有意义的。体现这种重要性的一个例子，就是对兄弟姐妹之间关系的动力学变化给安置和匹配性带来的影响进行评估。这项评估可以包括以下方面：

- 在所有兄弟姐妹的关系组合当中，冲突、身体攻击、性化行为及不恰当的照顾责任的程度和影响。
- 把兄弟姐妹分开或让他们待在一起的潜在风险和好处。
- 收养两个或两个以上有不同依恋类型的孩子带来的影响。其中包括，当收养的两个孩子，一个的依恋类型是矛盾型，另一个的依恋类型是回避型时，主要养育者有可能很快就会耗竭。

对养父母近期经历的总结和对过去经历的思考

和家长谈一谈他们对参加过的收养准备训练是如何理解的，特别要考虑到他们匹配到的孩子，这么做会很有帮助。讨论的重点放在他们对于忽视、创伤和丧失对他们孩子所产生的影响的理解上。许多准养父母自己也经历过多次丧失，比如因流产或多次尝试试管婴儿而失去自己的宝宝。这些时刻将在他们的收养评估中得到深入的探索。在这个时候，敏感地想一下让这个孩子和他们生活在一起可能会如何触发他们之前体验过的丧失，是很有帮助的。如果这些感受出现，且程度强烈到他们的哀伤影响到了他们正在形成发展中的、对养孩子的依恋关系，他们向谁寻求帮助会让他们感觉舒服呢？

和父母聊一聊作为个体如何处理压力，如果收养人是一对夫妻，聊聊他们的关系在压力下如何运转，这都会有帮助。此时也是介绍 DDP 指导下的养育原则的时候。

另一个需要考虑的关键因素是童年或成年的丧失或受虐经历所产生的影响，特别是如果这些经历在过去没有被承认过。比如，如果这些经历包括作为成年人体验到身体暴力或情感恐吓，或者童年时期的肢体虐待、性侵犯或忽视，那么，敏感地去思考过去的创伤所诱发的感觉、信念以及适应策略是否会在养育这个孩子的过程中被触发，是很重要的。如果与他们配对的孩子表现出攻击性或暴力行为，不管孩子是什么年龄，这些感觉、信念和适应策略被触发的情况就有可能会发生。

孩子搬入时，将儿童和成人因素进行整合

在帮助经历过发展性创伤的儿童获得康复方面，养父母需要做大量的工作。收养者的反馈表明，在早期对潜在的情感上具有挑战性的事件进行假设，并结合父母双方的反应进行演练，是非常有用的（Hudson, 2006）。如果假设的情境在现实中真的发生了，这些前期的讨论就会赋予成年人被触发的反应以意义。它提供了一种环境，去理解和探索情绪及事先演练好的回应。当父母在面对现实中的挑战性行为时，会感到无法抵挡的羞耻、无助或作为父母的挫败感，并认为这些都是针对自己的。上述的假设和演练可以降低这些情况发生的机会，也降低了对正在发生的事情所产生的感知保持沉默、不愿寻求帮助的倾向。

如果不寻求帮助或不提供帮助，这些感知所带来的后果一旦根深蒂固，就会在家庭中造成一种氛围：成年人感到羞耻，对于感受和无助感没有交流，且在其他人表达忧虑时产生防御性。这些因素使父母无法动用一种新的适应性的能力，去发展出想要有效照顾受过去发展性创伤所影响的孩子所必需的家庭氛围和养育态度的类型。

在搬入后的最初几个月内相互了解

有许多因素促使养父母渴望向大家庭和邻里们证明自己已经有能力组建一个被视为"正常"的家庭，特别是在近亲属和朋友不支持收养选择的情况下。这时，父母咨询的主要目的就是在第一印象中提供心理学意义上的信息输入，探索希望、梦想与现实之间的差异，并介绍第七章所述的DDP指导下的养育方式。

要思考孩子对自己的处境是如何回应以及看起来是如何理解的，需要通过对过渡时期的行为和情感反应进行详细分析。这包括孩子跟大人在一起时表现出自己感到自在的方式，孩子是否表现出对过去或最近的丧失感到哀伤的迹象，以及孩子返回到过去的适应策略的程度。DDP治疗师可以根据对孩子和家长的了解预测出某些互动，协助家长为应对最艰难的反应做好准备。比如，可以问父母：

治疗师：我想知道，如果你的女儿说她恨你，想回到寄养母亲身边，会怎么样？这对你和她来说有多么艰难？当你第一次想象自己为人父母的时候，你可能从没想到过会发生这样的事情。我们能理解她的这些感受吗？你在那个时候可能会如何让自己振作起来？也许我们可以实践一下你可能会对她做出的回应、对她说出的话。这将无比困难，因为你内心可能会崩溃。

考虑养父母如何应对的情境，也包括成年人在第一次和紧接着的会面中感到"心动"的程度，混合着焦虑与兴奋的疲惫所带来的影响，以及养父母要如何应对各种压力的组合。在这样的压力下，一个成年人之前运用反思性思维的能力可能会大大降低。在这个时候回想一下在这个孩子搬进来之前父母是什么样子的，会很有帮助。

在搬进来的 6 个月到 2 年期间互相了解

在孩子进入新组建的家庭后 6 个月到两年左右的时间内，当孩子最初那些令人困惑的偏差行为并没有减少时，或者当养父母认为事情已经得到解决后，却目睹了孩子那些令人担忧的行为又重现时，养父母可能会变得非常迷茫和困惑。

举个例子，想一下，一个矛盾型依恋的孩子是以怎样的方式存活于其养母没有把他放在心里所给他带来的焦虑感中。行为表明的是内心世界——充满着诸如此类的感受和想法："你绝不能让我一个人待着。你必须一直在我身边。如果你离开我身边一分钟，我会害怕你永远都不会再回来了，或者害怕有人会伤害我，或者害怕你会忘记我，如果你再让我有这种感觉，我永远都不会原谅你"。孩子通过从不离开母亲身边来传达这一信息，这种行为最初会被父母视为是在表达爱的和令人愉快的。6 个月后，同样的行为则会让人感到极度的烦躁和彻底的疲惫，而却很少有朋友和家人能理解这一点。

霍奇斯（Hodges）和他的同事们（2003）比较了 1 岁以内被收养的儿童和年龄更大的、曾经遭受过虐待的被收养儿童，他们在"故事梗概"评估中的主题。在他们被安置到新家庭的第一年里，对他们的依恋表征变化进行了追踪。这项研究表明，对于在年龄相对较大时被收养的孩子的家庭来说，可能需要持续的工作。在"一年评估"中，虽然积极的依恋表征增加了，例如成年人的帮助以及设立限制，但消极的依恋表征并没有减少，例如，认为成年人具有攻击性或认为成年人在拒绝自己。

在这一关键时期，继续进行常规的支持体系咨询和家长咨询，是必不可少的，不能因为 3 个月之后一切看起来似乎都很好了就停止或者减少这些咨询。与孩子的学校合作可能是支持体系咨询的必要组成部分。在这个时候，孩子们和准养父母都会很疲惫，缺乏睡眠，并且感到困惑。父母咨询强调时间的长度，它能够将孩子带向信任；以及，强调孩子带入收养家庭的核心信念具有持久性。

发展共享的连贯叙事

正如贯穿这整本书所探讨的，DDP 是关于共同创造故事。收养家庭一起度过的第一年就包括这个重要的过程，将过去的故事和新的故事编织在一起。许多孩子喜欢隐藏过去的经历。DDP 治疗师帮助父母去接纳孩子在谈论到自己的过去时没有反应的表现，同时展现出对孩子的所有经历的兴趣和试探性的好奇心，并对重新开始新的一切有多么困难表示共情。

玛拉基不愿意参与一起思考如何帮助他的女儿把过去的记忆和经历融入他们作为一个收养家庭的未来当中。在一次家长咨询中，他告诉身为 DDP 治疗师的弗兰，最好不要管这些事情。弗兰用 PACE 进行了回应，而且对玛拉基的担忧很感兴趣。玛拉基解释说，如果他帮助女儿回忆一段她似乎不愿意回忆的过去，他就对给女儿带来情感上的痛苦负有责任。女儿会责怪他，并且失去他已经建立起来的信任感——他会保护女儿的安全，永远不会伤害她。女儿最终会因为自己让她难过而憎恨自己。他不准备进一步探讨这个问题。直接给女儿带来痛苦的风险实在是太大了。

弗兰带着接纳探索了这背后的意义，弗兰了解到，玛拉基更深层次的焦虑与他自己小时候母亲死于车祸的经历有关。事情发生的时候，他就在妈妈身边。玛拉基知道自己早已把这些感受存放在某处，让自己可以很好地应对并管理自己的生活。通过弗兰的接纳，对他的感受真诚的兴趣，以及对于照顾一个也失去了妈妈的小女孩有多么艰难的共情，玛拉基突然意识到自己的恐惧是他会被他自己的哀伤感受所淹没，如果他允许自己完全地去共情女儿失去妈妈的哀伤，他就会被自己的悲痛所压垮。当他们再次会面时，玛拉基的伴侣托马斯也参加了，玛拉基告诉弗兰，他现在知道自己的不情愿是怎么来的了。他问弗兰能不能回到上次咨询的对话中，让他重新思考。这次托马斯在他的身边。弗兰不知道，在两个家长都在场的情况下，他们是否担心女儿可能会对于有两个爸爸表现出愤怒，是否担心女儿真的想要个妈妈。他们都承认，说他们提起这一点就很焦虑。弗兰帮助他们如何应用 PACE 回应，如果这种情况发生的话，如何去说。托马斯把这些记了下来，以备不时之需。

此后不久，弗兰开始了与玛拉基、托马斯，以及他们的女儿一起的 DDP。

第八章涉及了一个案例，该案例展示了当治疗被包括在内时，这种收养支持模式是如何在实践中起作用的。

如第八章所述，由 DDP 治疗师撰写的支持体系咨询总结，使每个人都能参与到应用 PACE 来为孩子、家长和支持体系共同构建叙事的过程中来。以下是一份总结的摘录，是给一对 6 个月前搬入新家的兄弟姐妹的准养父母的。这份摘要的拷贝还给了参与咨询的其他人，以及其他重要专业人士和负责人。

当你们的孩子跟你们说一些有关于他们过去的重要事情时，想一想如何最好地去回应他们。

这些情境可以为你提供机会，能够更深入地探索孩子们所告诉你们的话语含义更背后的意义。早年受到虐待和忽视的经历可能会让你的孩子感觉自己很糟糕，并且对自己的体验感到恐惧、悲伤和愤怒。当他们跟你说一些事情的时候，用 PACE 来探索事件本身在发生之时孩子可能体验到的感受，也许会对你有所帮助。这样回应可能会有帮助："听上去你以前认识一些非常可怕的人"或者"那一定非常痛苦吧，那么小，还断了胳膊"。

我们讨论了以下几点是如何增加你的孩子与你一起发展情感上的安全感的机会的：

- 分享与过去创伤性事件相关的强烈感受。
- 无论他们当时或现在的反应如何，都能感到被你接纳。
- 对他们过去的生活怀有温暖的兴趣及试探性的好奇心，体验到你的共情及为他们感到难过。

在某些时刻，感觉有可能会说出像这样的话："听上去那一定非常艰难，有一个妈妈和爸爸，他们爱你，但是却没有能力用小孩子需要的方式去照顾你、去维持你的安全感、或者去确保其他人不会吓到你或伤害你。"

逐渐了解你的两个孩子的当下，同时还要将有关他们在过去所感受到的痛苦和伤害的信息整合起来，可能会让你替孩子们感到悲伤和愤怒。如果他们继续告诉你一些关于过去的事情，这可能是情感上非常消耗折磨人的。这也可能会让你想要"补偿他们"，感觉被诱使去放松那些自从他们搬来和你一起生活之后你一直努力落实的结构化安排、日程和限制。重要的是两者要同时进行，而且这一切所需要的情绪能量以及家庭生活的实践安排，要被我们所有人认可。

直至成年：作为一项长期干预措施，在需要时进行咨询和间歇性治疗

与治疗相结合的咨询可以在任何时候进行，包括当进展缓慢的时候、当父母开始意识到所面临的困难具有长期性时，或当对孩子能否继续与家人生活在一起的忧虑增加时。在这一小节中，我们将使用一个针对青春期压力增加的问题进行工作的案例。

该模型的一个长期目标是减少收养中断。青春期中期似乎是一个特别危险的时期，其中包括对父母实施暴力（Selwyn, 2014）。为了改善这一结果，该模型包含每6个月一次或在关键发展阶段（如小学到中学的过渡阶段）进行的常规的家长咨询。

青春期是一个早期的偏差行为可能重现的时期（比如暴力），这是由恐惧和被拒绝所触发的——比如像当友谊加深或者女朋友提出分手时所体验到的。社交媒体在寻找亲生家庭成员方面的有效性意味着：关于将此事告知养父母这一点，可能需要做出真正的选择，而这可能会让家长伤心，也可能会让选择秘密出走去探望原生家庭成员的孩子伤心。当寻找原生家庭成员的第一个迹象在孩子身上被看到时，比如瞥见社交媒体主页，那么主动就此与孩子沟通是会有帮助的。通常人们的反应都是等孩子长大了再说，而这可能会导致一些行为升级为家庭破裂。在这个过程中，养父母将需要很多支持，因为这个过程深深地进入到恐惧的根源——失去一个深爱着的孩子——离开他们回到原生家庭。

举个例子，一个较晚被收养的14岁男孩表达了一个非常强烈的愿望，希望见到他的亲生父母。在治疗中充分讨论了这件事。他不想和他们住在一起；他只是想见见他们。DDP治疗师联系了最初的社会工作团队；最初的一名社工仍在工作，他获得了与原生家庭见面并对其进行评估的许可。他被允许参加了一个经过悉心安排的会面，带着孩子的亲生父母。DDP治疗师把养父母和14岁男孩带到了进行会面的小镇——一个与任何人都没有情感联系的小镇。相隔几个月后他们又进行了两次会面，养父母在情感上支持他们的儿子去找到与原生家庭之间新的安全联结。相应地，他们得到了DDP治疗师的支持——治疗师希望，无论这个冒险的过程结果怎样，他们与儿子的关系都足够牢固，能够得以维持。

这个例子展示了在这个模型中，创造性的干预是如何发生的。这些干预服务于保持家长与孩子间的联结以度过艰难时期，如果没有这个模型，可能会导致联结中断。

对于年轻人来说，青春期也是一个检查自己是否会像母亲一样药物成瘾的时期，或者试图去找出嗑药的美妙之处究竟是什么，会让母亲选择药物而不是他。这仅仅是两个被收养的孩子和他的家长在青春期时所面临的挑战的例子。如果家长们能从了解他们的服务机构那里很容易得到方便的、非评判性的支持，家长就可能更有效地去探索和应对这些挑战。他们不需要解释所有的事情，也不需要被告知这只是正常的青春期以及他们的工作做得很好，更不需要经过冗长的转诊程序去寻找可能并没有能力提供帮助的服务。如果青少年和治疗师熟悉并了解治疗师的工作方式，他们甚至可能会同意来接受治疗。

在青春期期间，当压力增加，关系变得紧张，比如当青少年的暴力行为增加或者参与危及家长安全的极端危险行为（比如，父母受到为孩子提供毒品的毒贩威胁）时，支持体系中对于收养中断的恐惧就会增加。有时出于孩子或父母安全方面的原因，孩子需要住到其他地方。在这个模型中，这些会得到提前的讨论和计划，寻找并且使一个支持性的寄养家庭或寄宿单位参与进来。其目的是使足够安全的情感联结得以建立，在养父母、其他照料者和青少年之间建立桥梁。叙事包括这样一种：当家长和孩子有一段时间无法生活在一起，青少年会住在这里，同时我们会与父母和孩子一起工作，以保持收养家庭的关系继续下去。如果需要一个长期的居住安排，养父母永远不会停止做主要父母；只是父母和青少年不生活在同一个屋檐下。

这种模型可以挑战现有的模型：在现有模型中，由于对以这种方式工作的好处感到焦虑和怀疑，尤其是因为情绪可能会非常高涨，破坏性思维占上风。这个模型要求 DDP 治疗师与家长之间，以及 DDP 治疗师与支持体系之间有良好的工作关系。高表达的情感会经常发生，特别是愤怒和绝望，养父母常常会被青少年粗鲁地打发掉，分享对养父母的关心可能很困难。对"不知道"事情最终是否会成功的接纳是至关重要的。所描述的这种模型能够很好地使父母和孩子在孩子成年后继续更亲密的关系，因为只要有可能，任何关系中的破损都能被修复，而且永远不会严重到不可挽回的断裂地步。

作为一种筛选方法，这种长期的父母咨询是非常成功的。除了间接的家长咨询模式外，它还提供了一种灵活的、反应迅速的、不带偏见的评估，以确定哪些家庭需要其他的干预措施，并且会从中受益。在潜在无益的亲子互动被建立起来之前，这种主动的方法能够让关键的主题在它们刚一出现时就被识别并且得到积极地处理。它还能在需要的时候及时提供DDP，如果可能的话，需要一个非常了解这个家庭、这个家庭也很了解她的DDP治疗师。

双向发展实践提供了一种收养支持模型，在这种模型中，由于对帮助的需要被正常化，安全感从一开始就被提供，而不是等到问题出现时。良好的开端被视为未来有效工作的基础。咨询、培训、小组工作和治疗被灵活地结合起来，同时在第一年内或者直到孩子被正式收养，至少每两到三个月还要提供支持体系咨询及家长咨询。长期的惯例性随访，以及在有需要的时候拿起电话打给认识的人就能轻松地获得帮助，为家庭提供了涵容。常规随访包括至少每6个月或在关键发展阶段（如刚开始中学阶段时）由固定治疗师所提供的咨询。青春期被认为是一个重访并巩固早期主题的关键发展时期。而这些因素，能够增加孩子开放心态去信任养父母、发展和享受主体间关系的可能性，并且降低父母发展出"被阻断的关爱"的风险。

寄宿照料

当有发展性创伤的儿童表现出严重的社会、情感和行为问题时，他们通常很难与家人生活在一起，或者很难上社区学校。他们的父母和老师努力保护这些儿童和其他人的安全。冲动和持续的攻击、破坏、自残、药物滥用以及对伤害他人漠不关心的行为，使他们极难获得他人给予的安全感，而如果他们要痊愈并继续发展的话，安全感是必要的。这些儿童通常被安置在寄宿照料机构中，其目的是提供足够水平的结构化安排、督导和照顾，以确保孩子的人身安全。虽然为了更好地满足儿童对于人身安全的需求，寄宿照料可能是必要的，但寄宿照料机构可能需要付出额外的努力，以确保儿童对心理安全的需要也得到满足。在我们的社会中，人们认为，通常在一个稳定的固定的家庭中，孩子被一个或两个非常了解孩子、对孩子非常敏感非常负责，并且会为了儿童的最大利益而努力的成年人所照顾时，儿童的心理安全最能够得到满足。当孩子了解并且信任一个或两个特定的成年人，而且能够从他们那里寻求指导、支持和安慰时，儿童的心理安全也会得到最好的满足。寄宿照料所持续面临的挑战是要在确保儿童身体安全的同时，也为儿童提供确保心理安全所需要的关系。

关系

双向发展心理治疗作为单独的心理治疗方法不能满足在寄宿照料中的儿童的需要。它需要嵌入家庭和学校的日常环境中，尤其是人际关系中。因此，对于提供更加灵活的综合性方法来说，第八章所述的双向发展实践就很重要了。孩子们需要在家庭和学校中体验到基于依恋原则的人际关系，这种依恋具有能够提供安全感、主体间性、安慰、喜悦和人际关系修复的性质。这些关系必须是互惠的：孩子和成人相互影响。当每个工作人员开始了解一个孩子时，他们就能够最好地理解孩子行为的含义，并发展出包含对这个孩子来说最好的日常惯例与最恰当的心理预期的组织安排。

经历过发展性创伤的儿童需要一个这样的环境：在其中他们可以学会在关系中去信任，这样他们就可以发展出一些依恋安全感。关注行为是很重要的，但这需要在帮助孩子与作为家长的成年人建立起成功关系的背景下进行。大多时候，无论是在家里还是学校中，日常环境都是从聚焦于管理孩子的行为开始的，这样孩子才会开始接受规则，遵守规则。要进行这种行为管理，通常需要对员工进行培训，让员工用相似的方式与所有的孩子相处。工作人员始终如一地应用着同一套行为预期和激励措施，以使其具有可预测性和公平性。然而，随着工作人员接受培训，学习如何遵循该计划并将其应用于所有儿童，了解每个儿童独特特征的价值就被减弱了。同时，与每一个孩子发展独特关系的价值通常是不被考虑的。事实上，可能是不被鼓励的，因为这样才能保证没有孩子被工作人员不公平地或特殊地对待，同时，也不鼓励孩子对某一特定工作人员产生依赖。目标通常是建立一种可以互换的关系，在这种关系中，孩子学会与所有工作人员相处时感觉到同等的舒适，无论是孩子还是工作人员都没有"最喜爱"。有关孩子的期望、激励和时间安排的决定完全基于他的行为。对于不同的孩子，有空间允许他们处于计划项目的不同"水平"上，但不是为每个孩子设计自己的个性化项目。关注于给行为提供固定的后果，以使孩子的良好行为得到奖励，并且不去"强化"错误行为。相较而言，倾向于较少去关注行为的意义。因为常常存在着这样的担心，即，理解行为的意义会鼓励孩子为自己的不当行为寻找借口。

为了让寄宿照料中的关系帮助儿童从发展性创伤中得到治愈，这些关系需要模仿依恋关系的品质。要建立儿童－工作人员的双向二元关系。特定的工作人员负责特别去了解特定的儿童，这样他们就能够对每一个独特的儿童保持敏感并做出敏锐回应。反过来，儿童也有机会与这些工作人员共度额外的时间，来建立更大的信任，并参与一些重要的、对他们的发展来说很关键的共享活动。这包括学习谈论自己的想法、感受和愿望；寻求和接受安慰，同时解决冲突；参与关系修复。孩子们学着接受工作人员的指导和支持，以完成他们的发展任务，应对与同龄人和其他成年人一起生活的挑战。孩子的所有这些重要的社会情感技能，都是在与他们所了解并信任的成年人间的亲密关系中得以发展得最好。不能期待孩子会向任何及所有与他的日常看护有关的成年人讲述自己最可怕和最羞耻的经历。

员工培训及支持

正如本书贯穿始终所述，与经历过发展性创伤的儿童发展关系通常是非常困难的。这些孩子不相信大人能满足他们的需要。因此，他们往往表现出违抗性、挑战性、孤僻和欺骗性，且不能或不愿意进行互惠的对话和关系。这些建立联结的方式，可能会激发工作人员自身经历中任何可能的关系困难或依恋模式。对于寄宿家庭和学校里的工作人员来说，都是这样的。当孩子们反复拒绝他们时，工作人员可能会进入一个关爱被阻断的状态。为了让这些孩子能从寄宿照料中受益，工作人员必须和孩子建立关系，就好像这"不仅仅是一份工作"。当孩子们对这种关系表现出不感兴趣或没有反应时，工作人员就会认为很难继续保持这种奉献的程度，这是可以理解的。来自孩子的持续伤害，意味着工作人员会从这段关系中撤退，他们对孩子的照顾则就真的会变成"仅仅是一份工作"。

为了与这些孩子保持稳定的关系，工作人员需要表现出很好的情感和社交技能，包括共情和反思能力、冲动控制以及情绪调节。他们需要了解发展性创伤带来的影响，能够在孩子和彼此之间使用PACE，并致力于发现在行为之下，孩子到底是怎样的人。他们还需要为孩子树立榜样——有能力表达自己的想法和感受，解决冲突，发起关系修复，并接受他人的指导和支持。他们需要知道为什么孩子们能够激怒他们，以及如何以治疗性的方式做出反应。

为了稳定地满足这些受创伤儿童的需要，在与儿童的日常互动方面，工作人员需要定期的支持和督导。如果工作人员想要为孩子们创造安全感，他们需要在督导和同伴面前感到安全。他们需要从错误中学习而不感到羞愧，并在需要帮助时承认自己需要帮助。由于工作很难，工作人员需要在一个安全的、滋养的环境中工作，在心理上和经济上都要认识到他们在帮助这些儿童健康成长方面的重要性。如果工作人员真的成为孩子们的依恋对象，他们需要留下来，而不是每隔几个月就被替换一次。为了让他们留下来，他们的重要性需要得到承认和支持。

寄宿员工还受益于了解了我们都拥有的神经生物学上的三个关系系统（Baylin & Hughes, 2016）。这些系统分别是依恋（聚焦于安全和安慰）、陪伴（聚焦于共同玩耍和分享）和社会等级（聚焦于遵守规则、尊重和合作）。工作人员需要使用全部这三种系统与受创伤的孩子建立联系。依恋是关系的中心，工作人员给孩子的陪伴系统带来力量和指导，也给社会等级系统带来同情心和共情。这样，工作人员就不是放任的（强调陪伴）或专制的（强调社会等级）。

管教

经历过发展性创伤的儿童可能会出现严重的行为问题，当他们与类似的儿童生活在一起时，情况会变得更糟。行为支持是必要的。与聚焦于通过可预测的规则和后果来管理行为不同，以 DDP 为基础的日常居住环境意味着其行为支持由以下原则所指导：

- 以依恋为中心的关系是建立和维护安全感的核心。这对于发展反思性、调节性功能是必要的。
- 保持一种开放和投入的态度，鼓励孩子采取类似的态度，这是避免防御性权力斗争和升级的核心。
- 理解孩子行为的意义对于建立一个能够促进合作性行为的环境来说至关重要；PACE 的态度是核心。
- 对安慰、快乐、共同的好奇和互动性修复的体验，将大大强化合作的姿态。
- 对行为的预期要以儿童的发展年龄为基础，而不是实际年龄。孩子们不会因为被要求去做超过他们通常有能力做的事情而陷入麻烦。
- 通过有意义的日常活动和仪式来减少焦虑和对立行为，也满足儿童对各种发展活动和兴趣的需求。

- 当儿童在对话中发展出反思能力和交流内在生活的能力时，他们就不太可能用他们的行为来进行交流。

- 当儿童在应对挫折和挑战时，能够寻求并得到安慰和支持，他们就不太可能依赖于愤怒和反抗。

- 以上所述，都大大减少了依赖许多重大后果的倾向。同时，对于对儿童自身或对他人来说不安全的、或对公共利益有损害的特定行为，儿童并不能避免其带来的自然后果。

- 由于大多数管教会给关系带来压力，在限制与后果引发冲突和压力之后，非常关键的是要由工作人员发起对关系的修复。修复能够邀请孩子回到关系的亲密性中，向孩子传达这样的信息：无论冲突发生与否，工作人员都会关心并致力于照顾这个孩子。

学校

安全而成功的寄宿项目，是指那些提供照料的理念与实践在家庭和在学校里都是保持一致的。对员工的招聘、培训、支持和指导需要非常相似，其中的差异只反映了具体职责的不同。正如孩子需要与（寄宿）家庭中的某个工作人员建立一种特殊的关系一样，在学校里也是如此。这个人需要非常了解孩子，通过许多活动以及各种对话与孩子建立联结，并支持孩子和其他工作人员之间的关系。

教室需要使用小班制，通常每班 6 人或更少，以及一个老师和支持人员。教职工知道，只有在孩子安全并发展信任时，教学才能开始。教室里孩子们的安全由清晰明确的组织安排和指导方针支持。只有那些能够自我调节的教职工才能最好地维护安全。教职工需要意识到修复关系的必要性以及自己有责任主动修复关系。孩子们不能因为发展性创伤的继发行为而得到消极后果。

孩子们的教育应当以他们技能的发展水平为基础，而不是实际年龄。课程体系应当包含各种活动、乐趣和欢笑，以及持续进行的轻松的、严肃的、安静的、生动的对话。当工作人员带头组织一天的活动时，孩子的喜好和反应会持续影响日程的执行。学校的日程安排要与家庭中的日程安排结合起来，家庭与学校之间的明确沟通是孩子获得安全和成功的保障。

心理治疗

虽然在以"PACE"为原则的关系中所提供的日常照料，是寄宿照料项目中那些受过创伤的儿童得以稳定和发展的核心，但是对他们来说，心理治疗仍然是一项重要的干预措施。DDP 治疗师有很多重要的角色：

- 帮助孩子理解过去的创伤经历与当前生活中心理和行为困难之间的联系。

- 帮助孩子理解过去发生的创伤事件的本质。这能够减少与这些事件相关的恐惧和羞愧，并发展出与事件有关的新的意义和故事。

- 帮助孩子开始将过去的创伤性关系从与他的依恋对象的新关系中区分开来。在这个过程中，孩子会在这些新的关系中发现自己的品质——他是可爱的、勇敢的、聪明的、执着的、有能力的——这些是他在以前的关系中未曾体验过的。

- 帮助孩子学习如何更轻松地投入到同步的互惠对话当中，他需要这些对话，这样他才能在新的关系中发展出新的故事。

- 两个工作人员作为依恋对象参与到治疗中。这样做是以对儿童发展来说至关重要的方式来加强这些关系。安排好时间表，使每一次治疗都能有两人中的一个到场。这确保了在大多数的日子里，孩子都能有两人中的一个在身边，以及如果其中一个人辞职了，孩子在日常环境中仍然有一个依恋对象。有两个依恋对象也可以减少单个工作人员在满足孩子的需求时所承受的压力。最后，它可以防止这种依恋关系发展成为一个排他关系的可能性，因为排他关系并不是对孩子或工作人员最有利的关系。

- 成为工作人员的顾问，帮助他们了解受创伤的孩子以及制订独特的服务计划，以便最好地满足孩子的需求。

- 在孩子返回社区的过渡中，提供至关重要的帮助。在孩子返回家之前的咨询以及与孩子的寄养照料人、收养父母或亲生父母进行联合咨询，能够极大地帮助孩子成功地过渡到社区中的家庭里。当孩子要和新的看护人一起生活时，看护人需要得到培训和支持以满足孩子的需要。如果一个青少年正在走向独立生活，那么就需要有一个支持人员得到培训和投入工作。为了过渡能够成功，非常重要的是，照顾者也要有一个以依恋为中心的态度来解决创伤，创造新的意义，以及处理当前的行为。

在过去的两年里，凯特一直是一个很好的寄宿工作者，她很敏感、很投入、很奉献，而且乐于学习。她被指派去了解佐伊，并尝试促进佐伊对她的依恋行为。佐伊是凯特见过的最让人恼火的 9 岁女孩。不管凯特怎么做，对佐伊来说都不够好，佐伊一直主动回避凯特，好像除了凯特，跟谁在一块都行。这已经持续了 4 个月了！凯特开始疑惑，她为什么要自寻烦恼。其他孩子喜欢她，对她的回应让她所有的工作都有价值。也许她可以找个别的人分配给佐伊。

凯特向她的主管伊莱恩提出了换工作的请求。伊莱恩倾听着。她没有试图劝说凯特改变自己跟佐伊相处的体验，改变她受挫或气馁的情绪。相反，伊莱恩明白一次次被佐伊拒绝有多么艰难。伊莱恩问凯特，和佐伊在一起最困难的事情是什么。凯特想了一会儿，然后回答说，最难的部分是佐伊会主动地特意避开她。佐伊没有兴趣和她在一起！佐伊明确表示，她一点都不在乎凯特！凯特说，佐伊的回避让她想起了自己的父亲。当她还是个孩子的时候，她父亲似乎太忙了，没有时间陪她。伊莱恩对这个体验表达了共情。她知道，当一段关系中几乎没有或根本没有相互性时，无论对方的年龄如何，你都很难保持开放投入的心态。沉默了一会儿之后，伊莱恩想知道有没有可能是佐伊害怕凯特。在佐伊的回避之下，有什么恐惧吗？凯特想知道为什么佐伊会害怕她。伊莱恩建议，她们俩（伊莱恩和凯特）想一想，下周再多谈谈。

凯特确实思考了。第二天，当她和其他孩子一起玩游戏时，她注意到佐伊在帮一个不受欢迎的7岁男孩找玩具。他向她道谢，她显得很尴尬，甚至很脆弱。佐伊把目光移开，与正在对她微笑的凯特短暂地对视了一下。佐伊立刻露出害怕的表情，跑出了房间。凯特突然意识到，佐伊害怕凯特喜欢她，害怕凯特觉得她很特别，想和她建立关系。佐伊害怕凯特渴望和她在一起，渴望了解她。她害怕凯特看到她的特别之处。凯特意识到，自己已经几乎停止去看佐伊任何特别之处了。她几乎相信了自己对于佐伊来说并不重要。当她再一次见到伊莱恩时，她告诉伊莱恩，她现在意识到她和佐伊在乎彼此——非常在乎。

有风险的家庭

牢记风险因素，是与有经历过发展性创伤的儿童的家庭和支持体系工作的一个必要方面。当存在过去或当前的风险时，DDP治疗师既需要做好准备，又不会对提供干预、治疗或咨询时将要面对的复杂背景和情势感到不适。这意味着，在这条路上，贯穿始终的是，使用PACE和主体间交流来深化体验，并且知道在任何时候都可能需要考虑到儿童保护的问题。DDP治疗师也会围绕特定行为提供行为上的帮助，当某些行为是另一个儿童或成年人的风险来源时。比如，与一个对养父母有暴力行为的孩子一起工作，或者与一个当在学校有朋友围绕身边时难以抑制问题性行为的孩子一起工作。

考虑如何实现和维持安全感是所有DDP干预的核心。可能是关系安全，情感安全，身体安全，或生理安全。DDP以依恋理论、主体间性和人际神经生物学为基础，当安全感受到威胁时，DDP可以很好地进行干预。

以下案例对这项工作的基本原则进行了概述，涉及 DDP 治疗师的决策制定和干预。

凯莉是 13 岁的克洛伊和 7 岁的哈利的母亲。哈利的父亲对凯莉和克洛伊都很粗暴。他大约四年前离开了家。凯莉是单亲妈妈。哈利来学校的时候，大多数日子里都会说自己很饿。他的衣服太小了，午餐也很少有足够的食物。哈利的老师认为凯莉是个很吓人的人。经过评估，评估人员认为哈利是一个需要帮助的孩子，一位家庭支持人员会定期来看望他。哈利走进学校，说他 13 岁的姐姐克洛伊打了他。就在同一天，克洛伊自己去了社会服务机构，要求被寄养。在克洛伊和母亲发生冲突后，她先被自愿寄养了一段短暂的时间。克洛伊在她的寄养家庭里受到了很好的照顾。他们很喜欢她，她很好地融入了他们的家庭。

詹姆斯是一名 DDP 治疗师，他接收了负责帮助克洛伊的社会工作者克雷格的转诊介绍，与克洛伊和凯莉一起工作，目的是改善她们的关系，寻求让克洛伊尽快回家。克雷格看到了她们母女关系的力量。他希望詹姆斯能帮助凯莉学习如何像克洛伊的寄养照料者那样用 PACE 的方法养育孩子。

在下面的小节中，我们将详细介绍这个案例，以便读者能够观察 DDP 治疗师在提供要考虑到风险的治疗或咨询时需要牢记的因素。

转诊决定

詹姆斯在接受新的转诊时考虑的问题包括：

- 在这两个家庭中谁有风险？
- 风险是什么？
- 他们的风险来自谁？

- 这个转诊是否合适？
- 我是否是适合参与其中的那个对的人选？
- 我的干预目的将会是什么？

        是为了收集信息吗？

        是为了促进更亲密的关系吗？

        是为了把事情弄清楚吗？

- 我认识任何相关的专业人士吗？

詹姆斯给克雷格打电话。詹姆斯以前和克雷格一起工作过一次。克雷格很清楚，自己认为由詹姆斯来召集一次支持体系的咨询会议会非常有帮助，特别是如果詹姆斯能主持并做会议记录的话。克雷格知道因为自己的工作量感觉到既有压力又耗竭。但在当天上午的分配会议上，他就是觉得自己有义务去接手四个新家庭。他想让克洛伊和她妈妈找到一起生活的方法，不过他知道自己没有时间做这项工作。

詹姆斯问克雷格最近过得怎么样，詹姆斯似乎有时间聊一聊。克雷格向詹姆斯讲述了分配会议，以及自己对凯莉和克洛伊的希望。当詹姆斯问起哈利时，克雷格感到一丝轻松。这一直困扰着他，家庭支持工作人员正在考虑这个问题。克雷格开始期待支持体系的咨询，期待有人与他一起工作，因为这样他就不会觉得所有的事情都要靠他一个人。他现在知道这些是怎么回事了。他有点担心哈利的老师会因为他没有把哈利送进寄养中心而再次生他的气。他知道詹姆斯会处理好这件事，因为詹姆斯会设法让每个人都有参与感，即使有些人有不同意见。克雷格注意到，当他放下电话时，他感觉没那么有压力了。

如在第八章中所探讨的，应用 PACE 在关键专业人员之间建立起关系，是双向发展实践的核心原则。PACE 不是一种要被完成的技术；它是所有互动发生的背景。詹姆斯并没有故意问克雷格他的情况，没有对他的工作有多辛苦进行共情，也没有对他对克洛伊的希望表达好奇；而是，他要如何沟通。他知道，在整个支持体系中良好的人际关系是有效实践的核心。

在这里讨论双向发展实践的这一方面，是因为当针对活跃的或潜在的儿童保护中的风险进行工作时，尤其是在支持体系内部有分歧时，没有什么比采取最安全的行为更重要。这也是该方法中最隐性的部分。在英国国家防止虐待儿童协会（the National Seciety for the Prevention of Cruelty to Children, NSPCC）委托完成的关于"安全迹象（Signs of Safety）"方法的综合简报上，邦恩（Bunn, 2013）写道，对于易受伤害的儿童来说，最好的结果出现于，当专业人员之间、家庭与专业人员之间存在建设性的关系时。

在支持体系咨询和治疗中
将保密性、安全感和信任感结合起来

定期围绕保密性问题进行清晰的讨论可以提高安全感。将信任感与保密性相区分是有帮助的。当保密性无法被保证时，信任感仍可以被发展起来。想要在处理风险时发展信任感，需要保持开放和透明，明确提出期望和限制，并就事情如何影响你给出反馈；与发展主体间对话的特点相似。

在处理知情同意和保密性以及保护儿童福利的同时提供治疗，对于DDP执业者来说，是一个两难的困境。治疗目标可以不同于法律或调查研究性质的角色。当在所展开的治疗工作中当下存在着重要的风险议题时，就需要考虑如何协调这些不同的角色。一段治疗关系的开始是一个机会，去讨论保密性的范围和限度，以及治疗师有责任与儿童保护机构分享疑似的虐待性互动和行为。

儿童和成人需要清楚保密性的适用范围和限度，这样他们可以有意识地去选择是否拒绝说出潜在值得报告的信息。随着治疗的继续，当再度重返对这些议题的讨论时，便是一个在儿童、成年人、社会工作者、学校和治疗师之间的积极协作的过程。如果有需要与儿童保护机构分享担忧和关注，那么这样做能够增加任何正在发展中的信任感得以持续下去的可能性。

詹姆斯与他的团队进行了商谈，然后詹姆斯接受了转诊推荐。团队决定，这项工作需要一个所有信息都可以共享的环境。因此没有保密性会被提供。詹姆斯召集了第一次支持体系的咨询会议。詹姆斯相信克雷格的判断：如果有人帮助，凯莉和克洛伊完全可以安全地生活在一起。克雷格继续保有这样的感觉，尽管克洛伊最近告诉她的养父，她经常因她的母亲感到受挫和恼火，以至于她会打她的妈妈。当被问及此事时，凯莉承认了并告知，克洛伊大约每周会打她一两次。她对这件事感到很难过，不想告诉任何人。

詹姆斯向哈利的老师询问了他的担忧。詹姆斯看到克雷格有点僵硬。她一开始就说她有多生气，因为尽管她一再要求，但社会服务机构却什么都不做。詹姆斯对她的观点表现了真诚的兴趣。他说，当她很清楚哈利需要寄养照料，而同时克雷格在尽最大努力让这一家人在一起时，想要解决问题有多么困难。詹姆斯倾听着，他最初对哈利的担心越来越强烈了。詹姆斯把以下几点放在了一起：哈利婴儿时期目睹了父亲对母亲的暴力，母亲现在的时间和精力都花在了处理与克洛伊的关系上，以及克洛伊最近打了哈利。

詹姆斯与克洛伊、凯莉和克洛伊的寄养父母讨论了他对这项工作的担忧，其中的重点是克洛伊回家后，她的回归增加了哈利被她打的风险。克洛伊的回归也意味着哈利失去新近刚刚体验到的拥有与母亲在一起的额外时间。詹姆斯表示，他将首先与凯莉单独进行工作。他知道家庭支持工作人员正在专注于凯莉的养育方式，也在花时间和哈利单独在一起。他提出要为凯莉提供关于 DDP 指导下的养育方式的咨询。

詹姆斯和克雷格会见了凯莉两次。克雷格解释说，他想让詹姆斯在克洛伊被寄养期间看一下凯莉和克洛伊在一起的样子，因为这样对他们双方来说都更安全。如果詹姆斯觉得足够安全的话，克雷格会同意让克洛伊回家几个小时，然后逐渐发展到过夜。克雷格说，他希望当克洛伊在的时候，如果她变得暴力起来，凯莉能够觉得自己是可以报警的。詹姆斯和凯莉讨论了要去设法平衡人们对于她照顾哈利的担心以及她被克洛伊伤害的担心二者有多难。

詹姆斯和克雷格谈论了他们二人都是男性这一点可能会带来的影响，因为凯莉与男性曾有过充满暴力的关系。他们向凯莉提出了这个问题，凯莉笑着说，她是更希望他们中至少有一个是女性。但话又说回来，她的女儿是个年轻的女人，但还是打她，所以一定是她身上有什么东西让别人想要打她。詹姆斯打算下次见面时再向她多询问一些关于这方面的事。

开始治疗的时机

詹姆斯与凯莉进行了六次面谈。一开始的时候，他就很清楚，凯莉说的任何话他都可能与克雷格分享。詹姆斯在下一次支持体系咨询上说，现在还不是让克洛伊加入他们的时候。克雷格迫不及待地想让詹姆斯开始与克洛伊一起工作。他觉得事情正在逐渐发生变化。克洛伊目前仍处在寄养照料中，放学后经常去看她的妈妈。克洛伊告诉她的寄养照料人她不想回家。哈利的老师说他对哈利没那么担心了。

詹姆斯说，他首先需要多花一些时间跟凯莉在一起，以确保在克洛伊加入他们之后，凯莉能够使用 PACE，或者足够信任詹姆斯，在必要的时候让詹姆斯来主导。当忽视这一因素也被纳入评估时，与一个打父母的孩子进行治疗就不是一件容易的事情。如果能帮助凯莉，让她通过不同的方式与克洛伊相处，可能会有用。詹姆斯也必须逐渐了解克洛伊，同时向她清楚地表明打妈妈是不行的。与此同时，他希望能够帮助凯莉意识到哈利父亲的暴力行为给克洛伊和哈利带来影响，并为当时没有能力保护他们而道歉。这就是他现在与凯莉面谈的重点，他希望很快就能开始治疗。

PACE

在与有风险的家庭一起工作时，PACE 是一套非常有用的指导原则。它有助于以成年人和孩子都意想不到的方式来谈论困难的话题。讲故事的语调，对知觉和感受的接纳，以及对情况有多艰难的共情，共同创造了一种分享体验的氛围，而非评估和应对风险。伴随着 PACE，还要为不恰当或有害的行为设定明确的限制和后果。这会进一步提高安全感，于是成年人和孩子就可能比他们计划中打算的要分享得更多。这可能包括他们是如何伤害他人的，以及他们被伤害的次数。DDP 治疗师有责任认识到 PACE 对他人的影响。提醒成年人和孩子注意保密性的范围和界限很重要，这样他们就可以选择是否要分享那些可能牵涉他们的信息。在对当前风险进行工作时，这是另外一条需要遵循的困难的伦理界线，与支持体系分享这个界线是很重要的。

詹姆斯与凯莉还有两次面谈。然后他开始了与克洛伊和她妈妈的治疗。詹姆斯和克雷格首先与她们俩见面。詹姆斯很清楚，这些面谈的目的不是让她们尽快重新一起生活。他说，没有什么将会是保密的。他告诉克洛伊，他知道她不想回家。他的目标是帮助她们和睦相处，这样他们就可以在没有暴力的情况下一起度过更多的时间。克洛伊说她会来的。

第一次治疗是这样的：

詹姆斯： 好的，我看到你们俩都拿着饮料坐在这里。妈妈还拿着树莓。克洛伊，你拿着苹果。我知道你们今天放学后见过面。你们是来的路上顺便去买的吗？

克洛伊： 没门儿。她身上从来就没有过一分钱。我总是得去买东西。（这些是）我的寄养看护人给我买的。

詹姆斯记得他今天商定的目标是专注于她们的关系。他知道有可能他再也没办法让凯莉和克洛伊再来一次。

> 詹姆斯：所以你喜欢树莓，你喜欢苹果。饮料也和水果一样吗？
>
> 克洛伊：你觉得她给过我水果吗？汉堡和薯条是极限了，如果我幸运
> 的话。

詹姆斯小叹了口气，但希望克洛伊没有发现他叹气。克洛伊显然想让他知道，她的母亲没有提供足够好的照顾。他再尝试一次。但他还没来得及说什么，凯莉就反击了克洛伊。

> 凯莉：那是因为你只吃汉堡和薯条，小姐。从你2岁开始就一直是这样。
> 你别再对詹姆斯假装是你爱吃水果但我太小气一个也不给你买了。
> 当你遇到社工时，你总这么干。把我说成是垃圾妈妈。

詹姆斯快速思考：这里有几个可能会让人对她们母女的关系产生疑惑的主题。"垃圾妈妈"这个词有点太猛，出现得太快了。他才刚认识克洛伊。他跟凯莉进行了四次面谈。凯莉对自己艰辛的童年很坦诚，她自己也曾经在很多寄养家庭以及两家儿童福利院中被照管。凯莉对于自己认为做克洛伊的母亲有多困难也出人意料地坦诚。因为这些原因，他同意和凯莉一起见克洛伊。面对凯莉，詹姆斯感觉到温暖，他也感到凯莉跟他在一起时，她让自己变得有多脆弱。他确实想知道这是否与他是个男人有关，他在督导中讨论了这个问题。也许让自己变得脆弱是她和他在一起最安全的方式。他决定以2岁时的克洛伊为主题。

> 詹姆斯跟克洛伊说：所以，2岁开始你就知道了自己喜欢什么，不喜欢
> 什么？

克洛伊点点头，笑了。

凯莉：她确实知道。在她身上我完全没经历过"可怕的 2 岁"。别人都
告诉我要有心理准备。但就是没发生。她那时候真是个很乖的小
女孩。

詹姆斯顺势用了与凯莉相同的措辞。

詹姆斯：克洛伊，你听到了吗？你妈妈告诉我，你 2 岁的时候就是一个
很乖的小女孩。

克洛伊耸了耸肩。

詹姆斯：（倾身向前靠近凯莉）你能告诉我她 2 岁时什么样吗？

凯莉：（第一次给予詹姆斯以长时间的眼神接触）她总是那么独立。她
8 个月大的时候就会走路了。她几乎没有哭过。她就是那么小小的
一个宝宝。

詹姆斯对克洛伊说：克洛伊，我才刚认识你，我正在从你妈妈那里了解
你。这可能感觉有点奇怪。她记得，当你还是个小婴儿的时候，你
几乎没有哭过。我想知道，你刚认识我，然后听到妈妈跟我说你小
时候的事情，是什么感觉？

克洛伊：我不介意。

詹姆斯：你不介意。那我可以再向你妈妈多问一些你还是个小女孩时候
的事吗？

克洛伊：如果你愿意的话。

　　詹姆斯询问凯莉记忆中的事情。凯莉讲了不少故事，克洛伊也加入妈妈一起讲故事。她们还记得，那天在海滩上，克洛伊一边骑着一头驴，她们俩一边吃着冰激凌。詹姆斯注意到，她们互相看着对方的眼睛，脸上带着微笑。他想对他所看到的说些什么，但又担心如果让她们知道他有注意到的非言语交流，这会直接终止这次对话。克洛伊则可能又会恢复到那种对妈妈不屑一顾的态度，詹姆斯知道她有充分的理由保持这种态度。詹姆斯要冒险一次。

> 詹姆斯：凯莉，我们上周见面的时候，你告诉我，当克洛伊和你住在一起的时候，有的时候就想让你待在她旁边。（他放慢速度，放低声音。）而你想让她离开你，和朋友们在一起。她现在13岁了。她不应该像她表现出来的那样那么需要你的注意。

　　詹姆斯注意到克洛伊正专注地看着他，他继续说了下去。

> 詹姆斯：凯莉，我们上周见面的时候，你还告诉我，当克洛伊想让你抱抱她的时候，你觉得很难做到。
>
> 凯莉：拥抱会让我非常惊恐。我不是一个喜欢拥抱的人。我坐在我的椅子上的时候，她可以抱我。
>
> 詹姆斯：那如果你不在你的椅子上，而克洛伊想要拥抱你呢？
>
> 凯莉：她知道不要那么做。她知道我不能抱她，她也知道为什么。我告诉过她。她真的是个乖女孩。

　　詹姆斯看到克洛伊开始失去兴趣。

> 詹姆斯：我们上周见面的时候，你跟我说过另外一件跟你女儿有关的事情，你说她太成熟了，对她自己没好处。所以，有时候她想要抱抱

不想离开你，有时候她又太成熟了。还有你刚刚跟我讲她小时候的事，当她还是个小宝宝的时候，她几乎没哭过，然后她8个月的时候就学会了走路，那么早就学会了。

凯莉：（看着克洛伊）是的，她曾经是我的小女孩。她仍然是我的小女孩。她永远都会是我的小女孩。无论发生什么。

詹姆斯注意到凯莉稍微朝克洛伊挪了挪身子，克洛伊也朝妈妈微微挪了挪。

詹姆斯对凯莉说：我知道这不是你那个椅子，但也许你可以靠在你女儿身上？

凯莉照做了，克洛伊也靠在她身上，妈妈抚摸着她的头发。

凯莉：（看着克洛伊的眼睛）你永远都是我的小女孩。

克洛伊搂着妈妈的腰，妈妈搂着克洛伊的肩膀。她们摇着。詹姆斯发现自己也在摇动着。他不知道这个时刻能持续多久。他在近处观察着，他感觉自己应该是那个叫停的人，因为他认为凯莉会是先停下来的那个人。但暂时他什么也没说。他注意到自己的眼睛也像凯莉的眼睛一样微微泛着泪光。过了一分钟，他慢慢地、低声开始"说关于"她们的话以及"替"她们母女二人"说话"：

詹姆斯：前一分钟我们还在谈论苹果饮料，下一分钟就发生了一些事，克洛伊，你的妈妈眼睛里含着泪水，我注意到我眼睛里也有泪水。也许在所有发生在你们家里的争吵中，在所有凯莉你因为自己的惊恐而不能拥抱你的女儿的时候，在所有你的妈妈没有买食物的时候，在所有妈妈忘记打扫房子的时候，也许，仅仅是也许，你们两人之间，在作为妈妈的凯莉和作为女儿的你，克洛伊之间，那个特殊的东西就出来了。也许感觉有点像以前克洛伊还是个小婴儿被妈妈抱着的时候。也许，就算事情变得如此艰难，你们打得这么厉害，也许你们只是很想念对方。

詹姆斯知道，他需要找到一种方法来保持住这种安全感。当她们俩走进治疗室的时候，可能都没有预期到会发生这些。他开始发挥创意：

詹姆斯：我手机里有这首歌。你们俩坐着的时候，我来放一下。

凯莉和她的女儿继续摇了 30 秒。凯莉坐起身来。

凯莉：这是一首这么老的歌。真不敢相信你手机里有这首歌。再找一首。

他们花时间聊了歌。克洛伊和凯莉继续聊了 5 分钟。克洛伊没有对詹姆斯说任何关于她妈妈凯莉有多没用的话。詹姆斯觉得今天的情感联结已经足够了。在治疗剩下的时间中，他们一直在聊天，也聊了哈利。詹姆斯被吸引着想要引入一个关于打人和伤害的主题，但他没有。他认为她们俩都会再来参加下一次治疗。

在为凯莉和克洛伊提供治疗之前，克雷格已经用"安全迹象"（Turnell & Edwards, 1999）举行了一次面谈。凯莉和克洛伊参加了。詹姆斯没能去，但他可以去参加下一次。詹姆斯相信克雷格会制订一个能够让凯莉成为克洛伊更称职的家长的计划。詹姆斯知道，DDP 是一个全面计划的一部分。经过他的治疗过程，他感觉 DDP 的"双手"是有可能实现的。他也有信心，只要凯莉继续来参加他的面谈，他就能帮助她为过去没能保护克洛伊而向克洛伊道歉。他也从过去的家庭工作中了解到，一旦孩子向父母寻求安慰时父母能够接纳孩子的愿望并做出回应，那么孩子对父母的暴力行为就会减少。

詹姆斯也开始展望克洛伊的寄养父母可能会来参加一次治疗的合适时间，思考着所有三个成年人如何照顾克洛伊的问题。他的主要动机不是把克洛伊带回家，而是让她从大人（包括她的母亲）那里得到足够的照顾，让她学会在感到受不了或不知所措的时候不要打人。克洛伊回家是他大脑深处留给未来的想法。

依恋的主要功能是产生安全感。DDP 是一种以疗愈创伤为指导、以依恋为焦点的干预措施，它可以在帮助儿童开始治愈以及信任他们的照料者的方面发挥核心作用。当亲生父母是痛苦和伤害的来源，与他们一起进行 DDP 时，依恋安全与主体间的联结随着时间的推移而不断发展，这些关系可以变得更安全，在化解创伤性体验方面，治疗尤其有效。当有儿童保护方面的关切时，就需要提供这种治疗——作为一个包含所有其他相关机构的全面计划中不可或缺的一个组成部分。

个体治疗

DDP 的目标是为有发展性创伤的儿童提供包含了儿童的依恋对象可以积极在场（active presence）的治疗，依恋对象包括寄养看护者、寄宿工作者、收养父母、亲生父母。在探索过去的创伤时，依恋对象作用于为儿童提供安抚和支持，并帮助儿童把依恋对象的关心和照顾与那些由给儿童造成创伤的原始依恋对象曾带来的体验相区分。不管怎样，依恋对象给儿童提供安全感，并以不会激活羞耻感或恐惧的方式与儿童建立联结，是非常必要的。如果孩子没有与一个愿意并且能够为孩子提供安全依恋的人住在一起，那么个体治疗就是必要的。

在以下情况中可以考虑个人治疗：

- 儿童与不愿意或没有能力用对孩子来说安全的方式参与到DDP中来的家长住在一起。治疗目标就会包括：帮助孩子将他与父母的关系和与其他成年人的关系区分开；发展一种具有没有被父母主体间性地看到的力量的自体感；发展复原力和韧性。个体治疗对于在充满挑战的环境中长大的孩子来说是有价值的，但是如果治疗师能够对家庭环境产生积极的影响，个体治疗的价值就可能会相对较小。但这种治疗绝不是儿童保护服务的替代者，如果后者被表明有必要的话。
- 独自或在支持性住所中生活的年龄较大的青少年。如显示有必要且经该年轻人同意，可以考虑与这个年轻人的社会工作者进行定期的联合治疗。
- 生活在寄养家庭中、与当前的寄养父母没有显著的依恋关系且没有动机发展依恋关系的年龄较大的青少年。
- 无家可归的年轻人。如显示有必要且经该年轻人同意，可以考虑与该年轻人的社区工作者进行定期的联合治疗。

在个体治疗背景下，DDP治疗师也仍然会聚焦于关系的安全和积极的主体间体验。DDP治疗师仍然会运用情感—反思性对话，共同调节情感，共同创造包含过去和现在事件的新故事。对创伤性事件以及对与羞耻感和恐惧相关联的当前事件的治疗性探索过程很可能会比较慢。当孩子在依恋对象在场的情况下在DDP中探索创伤时，她有能力回忆并谈论那些在家里发生的事件，她知道她将从那个人那里得到任何需要的安慰和支持。如果没有这样一个在治疗中在场的成年人，假使在两次治疗之间出现更多的回忆，那么被唤起的回忆对孩子来说可能会令其失调。因此，DDP治疗师需要以更慢的速度来处理过去的创伤性事件，以确保孩子在两次治疗的间隔中不必独自面对太多回忆。

　　因为在治疗过程中，孩子是单独与治疗师在一起的，当她哭泣或体验到强烈的恐惧或羞耻感时，不会有一个依恋对象安慰性地在场，来抚摸或拥抱她。没有孩子依恋对象的在场，来自于治疗师的这种对孩子的身体安慰，在心理上，对孩子或对治疗师来说都不太可能是安全的。治疗师当然可以用非言语表达的共情和安抚来支持孩子，但这些可能并不能给孩子提供那些由依恋对象所给予的支持。

　　如果孩子在生活中没有另外的依恋对象来提供安全，那么DDP治疗师可能会选择为这个孩子承担更多的依恋对象角色。DDP治疗师对这个孩子的优点以及对这个孩子有趣、聪明、令人愉快、可爱等特质的主体间体验，可能就承担着格外的重要性。DDP治疗师经常用卡片或礼物来庆祝孩子的生日，或者在治疗时间之外与孩子有接触（比如当孩子提出请求时，治疗师会去看孩子在学校音乐会的表演）。这些行为通常也会是有价值的，即使孩子在治疗过程中得到父母的积极支持；而对于那些没有与能提供安全感的依恋对象生活在一起的孩子来说，这些行为则特别具有意义。

　　当然，当DDP治疗师用这些方式传达他对孩子的积极体验时，治疗师需要明白在他们的关系中仍然存在着的边界。孩子必须得到帮助，让他们可以表达出自己对这段关系可能存在的任何困惑，以及对边界的任何失望或愤怒。DDP治疗师还必须对他们的治疗关系进行反思，并在必要时将这个主题带去接受督导，以确保治疗师与来访者的关系不会发展为带有朋友或亲戚关系的特征。

　　孩子在接受个体治疗过程中，DDP治疗师要记得帮助孩子与能够成为依恋对象的人发展关系的价值。治疗师可能会单独与潜在的依恋对象见面，以提高他们为孩子提供安全感的能力。他们也可能被转介给另一位治疗师。如果安全感能够得到保证，DDP治疗师可能就会保留在未来进行联合治疗的目标。如果没有这种潜在的依恋关系，DDP治疗师可能会鼓励孩子反思自己与其他成年人的关系。当孩子能够反思自己与治疗师的关系时，她可能会意识到，一个关心她的成年人很有可能想要成为她的导师、老师或一个支持她的人。当她发现自己的价值，并意识到优秀的成年人会乐于与她建立一种指导或支持性的关系时，她会变得更具有复原的能力。

艾米莉是一名 DDP 治疗师，她为一名 12 岁的寄养女孩克莉丝汀提供了7 个月的治疗，克莉丝汀过去一年住在一个团体家庭里。从 8 岁第一次被安置于寄养照料开始，克莉丝汀的愤怒和挑衅行为导致她被要求离开了 5 个寄养家庭。这是一个以行为为焦点的团体家庭，艾米莉不想让任何员工参与她的治疗，因为他们的程序设计没有选取依恋的角度，也不鼓励依恋关系（的建立和发展）。在这 7 个月的时间里，艾米莉发现了克莉丝汀的幽默感，表达了自己对此的高兴，表达了对她对哈利·波特人物广博知识的惊讶，以及享受于她在回忆任何她们聊过的事情时的非凡记忆力——且在任何不一致或前后矛盾的地方质疑艾米莉。

艾米莉在克莉丝汀 12 岁生日时给了她一张卡片。卡片上是一张太阳从海上升起的照片。在里面，艾米莉写道，周三，也就是她们每周见面的那一天，太阳更加明亮，甚至会透过云层发光，"因为你就是你。"克莉丝汀静静地坐着，盯着卡片。艾米莉接纳了她的沉默。接下来的一周，克莉丝汀告诉艾米莉她已经让社工去给自己找一个好的寄养家庭了，在随后的一个月，她的社工就找到了一个她可以住的地方。艾米莉提醒她，几个月前她曾说过，她再也不想住在寄养家庭了，艾米莉想知道有什么发生了变化。克莉丝汀回答说："我变了。因为你就是你。"

没有发展性创伤的家庭

在 DDP 作为针对呈现出发展性创伤的儿童和青少年的一种治疗模式而被

发展出来后不久，就开始被用作适用于所有有孩子遭受心理或依恋困扰的家庭的干预模式。但是运用 DDP 与家庭开展一般性的工作和运用 DDP 专门帮助儿童和青少年化解创伤，两者存在差异。

在与经历过发展性创伤的儿童所进行的 DDP 中，儿童的困难常常不是来自于当前的养育者，而是来自于过去养育者的虐待或忽视。当儿童的心理困难来源于家庭自身内部时，在 DDP 如何应用上，则存在着区别。这可能与父母有自己的心理或关系压力源有关，而这些压力源又与他们自己的原生家庭有关、或者与父母彼此之间的关系有关。或者，由于与工作、健康或家庭以外的问题相关的外部压力，父母可能无法充分地照顾到孩子的发展需要。孩子的问题可以反映出家庭内部的交流或行为模式，这些模式总会在孩子的一个或多个行为中有所表达。它们也可能与儿童单独面临的挑战有关，例如涉及学校、同龄人、学习困难，或者与外部压力和失败有关的焦虑或绝望。

当问题与父母本身无关时，父母不带防御或羞耻感地以共情和理解来支持孩子，就容易得多。而当父母意识到是他们自己的行为（愤怒、缺席家庭生活、滥用药物、产后抑郁症、他们自己之间的激烈冲突）或他们过去的经历（过去被虐待或忽视的经历；有缺席的、批判性的或冷漠父母的经历）造成了他们的孩子所面临的挑战，父母可能会在 DDP 治疗师处理这些议题时体验到羞耻感以及相关的防御或愤怒。

在处理这些议题时，治疗师可能需要单独与父母进行一定次数的会面，因为他们由于自身卷入了孩子困境的根源而感到羞耻。父母可能也需要在联合治疗之间，定期不带孩子地与治疗师见面，以便帮助父母应对抚养孩子时所面临的任何挑战。DDP 治疗师需要用 PACE 让父母参与投入进来，帮助他们体验到自己有勇气和力量面对他们自己的挑战、创伤或困难的过往经历——为了帮助自己的孩子。家长需要在治疗师身边体验到安全感。即使在过去和现在有一些行为不符合孩子的最大利益，他们也不会被认为是差劲的家长。

一旦 DDP 治疗师开始与父母和孩子一起进行联合治疗，孩子的心理安全就永远不能被忽略。如果父母能够保持开放和投入，没有防御性的羞耻感，孩子就会体验到一种安全感。儿童在帮助下，分享自己对于与父母有关的事件的体验。而父母在治疗师的帮助下，专注于对孩子巨大压力体验的理解、接纳以及共情，父母无论当初在这个事件中的动机或原因是什么。即使父母对事件有着不同的体验或记忆，孩子的体验都得到理解和重视。在表达了对孩子的体验的接纳和共情之后，父母再探索帮助孩子应对未来其他潜在压力事件的方法。父母要致力于与孩子一起行动共同处理这些情况，而不是要去找到孩子需要自己做什么来处理这种情况。

在对孩子没有经历过发展性创伤的家庭使用 DDP 的过程中，与经历过发展性创伤的孩子相比，问题可能没有那么严重。在这些情况下，对孩子的干预可能就没那么全面，那么强化。然而，对孩子来说，谈论自己对于现在的父母的愤怒和失望，可能比谈论过去的其他父母的行为要困难得多。如果父母因为孩子的抱怨、放不下、夸张或自怨自艾而变得恼怒和充满防御性，那么亲子关系和孩子整体功能的改善就会比较少。然而，如果父母不充满防御性，而是保持开放和投入的状态，且理解并为自己在孩子的痛苦中所扮演的那一部分角色而道歉，那么干预措施可能会很有帮助。而如果他们能够改变自己的行为，以表明自己有认真倾听和认真对待孩子的体验，那么干预措施则能更进一步地发挥作用。

DDP 治疗师在改变破坏孩子安全感的关系模式上扮演着积极的角色。他先单独会见家长，以评估家长对孩子的担忧，去理解家长是如何处理自己的担忧的，并告知家长联合治疗的结构、以及 PACE 和其他 DDP 治疗师会推荐的育儿干预措施。在联合治疗中，如果父母一如惯常地对孩子的行为感到愤怒，或一如惯常地发表可能会引发孩子羞耻感的评论，DDP 治疗师就会打断他们所说的话，并将其带回到情感—反思性对话的原则中来。如果父母针对孩子的想法和感受表达出负面的想法和感受，DDP 治疗师也会在对话中承担起主导作用。举两个例子：

- 妈妈吼着抱怨儿子习惯性地无视她所定的在某个时间回家的规则。DDP 治疗师匹配着这位妈妈的情绪强度，说道："简，我能看出来，他常常晚回家让你非常不高兴！你对这件事的愤怒仍然很强烈！你能让我和你的儿子一起探索一下这件事，以便了解他对此的想法吗？"

- 爸爸认为他的女儿不愿意和妹妹玩是太自私了。DDP 治疗师说："亚当，我知道这让你很困扰。你在猜测女儿不和妹妹玩的原因，我担心你的猜测会让你的女儿不太可能感觉到足够安全，她就不会告诉我们她是怎么看待这件事的，以及她身上发生了什么事。你介意我问一下她吗？只是去了解她的想法和感受，而不是去评判她的理由。"

正如对其他人群使用 DDP 一样，治疗师力求理解父母所担心的行为其背后的意义。这些意义通常涉及恐惧、羞耻，以及围绕着依恋主题的各种疑虑。父母和孩子可能感到彼此都无法信任对方。孩子可能相信父母对她感到失望，不像爱她的兄弟姐妹那样爱她，或者不关心她的幸福。父母可能认为孩子不尊重他。"尊重"这个词通常指的是他们确信孩子不重视他们的指导，不依赖他们获得安慰，感觉不亲近他们，或者不把他们看作是自己生活中重要的存在。

17 岁的斯坦和他的父亲莱因斯博士之间的冲突已经持续了好几个月。斯坦抱怨父亲不相信他的判断，而父亲会回应说，斯坦还太年轻，还不足以去做一些他想自己做的决定。而现在的一个错误可能会影响他的余生！他们愤怒或生闷气的防御模式使两个人都疲惫不堪。他们的 DDP 治疗师与莱因斯博士单独进行了几次治疗，她帮助他看到使用 PACE 与儿子建立联结的价值，而非以让儿子接受他的权威性为目的进行沟通。莱因斯担心儿子离开家后会不理会他的建议，担心他和儿子之间的关系会像他和自己父亲之间那样疏远，当他表达这些担心的时候，他变得很脆弱。

在第一次联合治疗中，斯坦对治疗师大声说，他认为父亲对他很失望，对父亲来说，无论他做什么，他永远都不够好。莱因斯博士一直听着，没有打断他。在治疗师的温和指导下，他的父亲以共情进行了回应——不是试图改变儿子的体验，而是纯粹地以共情去理解儿子所表达的痛苦。几分钟后，父子俩都泪流满面。当莱因斯博士——用类似于他儿子在表达对于自己不够好的绝望时的语气——大声说出，他也害怕自己对于儿子来说不是个好爸爸，害怕有一天他们可能就很少见到彼此了，这时斯坦拥抱了他的父亲，说这永远都不会发生。他们只和治疗师又见了几次面。他们仍然在争论斯坦在不征求父亲意见的情况下可以自己做什么决定，但是他们的争论不再具有攻击性了。他们的关系足够牢固，足以容纳下他们的分歧——这分歧现在看起来似乎小了一些，并且他们俩都有足够的信心，在很多小细节中自发地去表达他们对彼此的爱。

DDP 督导

督导包含对互动的即时分析提供反馈。建议治疗师将治疗工作过程录下来。DDP 督导会示范 DDP 的核心原则：使用 PACE 沟通，讨论对 PACE 的使用，发展互惠性互动，保持主体间性的联结，同时承认犯错并随即修复。督导师匹配情感，分享兴趣，使用讲故事的语气，使用情感—反思性对话的循环共同创造叙事。DDP 量表总结了 DDP 核心原则以及组成部分，在督导过程中可以使用这个量表。与双向发展实践所有的方面一样，督导师和被督导者之间的关系被视为愉快、有效的督导的核心，而且被督导者知道自己的背景和依恋史在督导中可能会被讨论。

下面的督导案例是对艾玛——一位在 DDP 治疗师培训实习期间的受督导者——的督导工作。艾玛在她服务的地方是临床带头人，是一位有经验的治疗师。丽贝卡是一名 DDP 顾问，艾玛的督导师。她们住的地方相距 200 多千米，通过网络屏幕共享进行督导。她们偶尔会在会议上遇到。在这个案例中，描述了几个核心主题。我们从艾玛的第二次实习回顾开始。

督导主题：对于包含治疗录像的督导的初始反应

有些开始 DDP 实习的人习惯于将治疗过程录制下来。对于其他人来说，进入实习将会是他们的治疗第一次被录下来用于督导。而有的人则可能在他们最初的治疗培训中已经经历过这些，可能是多年前，从那个时候开始，他们变得越来越有经验且自信于自己的模式。开始 DDP 督导时，你的督导师会观看你录下来的治疗过程，这常常会引发不舒服的被审查和被评估的感觉。

艾玛开始她第二次实习回顾的督导时说，这个过程让她完全回到了第一次开始专业培训时所体验到的那种困惑中。

> 艾玛：我以为我能做到。现在我感到很迷茫。我很挣扎，我不喜欢这种感觉。我就是个垃圾治疗师。我干脆现在放弃，然后去当个花匠。我可以整天和植物说话。它们不会评判我的。我看了你发给我的量表。我得到的就只是"开始去发展"，和几个"发展中的良好技能"。我原以为 DDP 不会评价人的。

丽贝卡注意到，她开始防御性地思考了。在开始对艾玛进行督导之前，丽贝卡曾开启过对话，探讨这件事可能的难度——当你已经是一位有经验的治疗师时，要学习新的工作方式，基本上不会很轻松；学习使用 PACE，聚焦于发展主体间的联结，起初可能看上去很熟悉。但随着实习的进展，这通常会变难。艾玛那时说，这让她很兴奋。她喜欢学习新事物，喜欢接受挑战。她真的很期待实习。她非常喜欢这种模式，并希望有一天能成为一名 DDP 培训师。

丽贝卡此时感到自己已经要脱口而出了："艾玛，我们开始之前就聊过这个了。记住你的兴奋感。没什么东西是能不劳而获的。记住奋斗的感觉是很好的。"她注意到自己脑中的这些话语伴随着一种说教的腔调，她不禁微微颤抖起来。这种毫无帮助的、完全不是在示范 DDP 的反应从何而来？这显然与艾玛无关。丽贝卡意识到，她又回到了过去的状态，对那些不投入工作就想获得成功的人缺乏共情。丽贝卡把这种毫无益处的反应坚定地放到了大脑的另一边。丽贝卡记起她自己刚开始的时候有多难，尽管原因与艾玛的不同。一旦她意识到自己的防御反应是关于她自己的，她放松了下来，对艾玛的共情就回来了。

> 丽贝卡：（用一种有趣的、轻快的语调，匹配着艾玛的感情）你回来是为了得到更多的东西！（带着共情，放慢速度，放低声音。）当你知道自己很擅长自己的工作，要再开始一些新的东西，一些与你已经做得非常好的事情很类似的东西，是很难的。谢谢你对量表的事这么坦诚。的确是发生了评价。（接纳）我很抱歉我没有把工作做得更好，没有提醒你（承认错误并修复）。

艾玛的肩膀放松了下来；她笑着，说很抱歉自己一开始时大声说话。丽贝卡意识到，她很想继续讨论，她需要开始回顾治疗。

> 丽贝卡：我想我们可以一整天都开心地聊这些困境。也许你心里面的某一部分希望我能稍微偏离一下正题，聊聊评估和 DDP 的事，拖延一下我们研究你的治疗然后你再度体验到那种可怕的感觉又出现的时间。
>
> 艾玛：（微笑）那样就太好了。
>
> 丽贝卡：（带着共情）如果我能让这件事变得更容易些，我会的。当你感

到失落的时候，请一定让我知道。我不确定我是否足够了解你到能直接看出这些，而且我猜想你一定很擅长隐藏你的失落。为了工作，为了管理好你的服务机构，我猜你必定是的。我能问你个问题吗？如果我认为我看到了你失落和挣扎的任何可能的迹象，我能和你确认吗？

艾玛表示同意。对于对艾玛督导工作未来的进展，丽贝卡感到充满希望。艾玛表现出来的开放、诚实和真诚是 DDP 的核心。艾玛做这些的勇气也给丽贝卡留下了深刻的印象，她已经有一份成功的工作，而且是一位能使用不同方法的受人尊敬的治疗师。

督导主题：发展被督导者对工作的反思能力

- 聚焦于探索以及深入儿童对于事件的体验，而不是索要更多的信息，或者聚焦于父母对事件的知觉。

在实习期间，培养被督导者围绕自己实践工作的反思能力是非常重要的。在学习一项新技能时，反思能力会降低。随着时间的推移，通过反复练习，对新模式的熟悉度会增加，信心也会增加。这时，督导师会注意到，当被督导者在观察他们自己时，开始会基于他们的反思带来自己的评论。

艾玛给丽贝卡发邮件说，她开始享受实习了，甚至很期待她们的督导，这是刚开始的时候她完全没想到会发生的事情。她已经开始和一个新的家庭一起工作了，她想把跟这个家庭的工作片段带来，作为下一次实习回顾的督导主题。艾玛附上了这个家庭的家庭背景摘要以及自己对工作的反思。

在督导开始时，一如往常，丽贝卡让艾玛说自己想从督导中得到什么，并询问她觉得将之前督导中的实践建议带入工作中的感觉如何。

艾玛：我真的什么事情都想要反馈。我看了整个录像，当我看着自己，
我在想我是不是说得太多而并不是在探索。我觉得我进行得太快了。

丽贝卡：在我们看你的治疗过程期间，我在想我怎样才能在这方面提供
最大的帮助。当我注意到这种情况在发生时，我可以让你把视频暂
停。（丽贝卡停顿了一下）我有个主意！与其我来说我认为什么时候
出现了这种情况，不如你来吧，当你觉得你可能说得太多了，你来
暂停你的治疗视频怎么样呢？然后我们可以看看我们是否意见一致。
在你觉得自己说得太多了的时候，可以说什么来代替，对此你可能
有你自己的想法。

丽贝卡之前已经请艾玛先看了一遍她为实习回顾带来的治疗录像，以选
择她认为最有帮助的片段来进行督导。艾玛从她预先选择的时间点开始播放
治疗录像。这是她与蒂娜和珍妮（寄养家长）以及伊娃（她们的寄养女儿）
一起工作的片段。她们正在讨论最近的一次假期。在治疗中，艾玛说，她注
意到她们聊起那些愉快和不那么愉快的时光时有多么放松。伊娃说："最好什
么都不要承认，否则你会惹上麻烦。"蒂娜气愤地说："你这是什么意思！我
从来没有因为你说实话而责备过你。"接着艾玛向蒂娜询问了更多的信息，然
后她们所有人又一起谈论了一些假期小争执的细节。3分钟后，丽贝卡成功
地克制住了让艾玛暂停录像的冲动。5分钟后，艾玛暂停了录像。

艾玛：（大喊，带着惊讶）我就是说得实在太多太多了。我就一直在索要
更多更多的信息。我本来可以就停在那的，可以慢下来的。而且我
直接去支持蒂娜和珍妮，完全忽略伊娃说了什么。

丽贝卡：（带着好奇，以关系为焦点）你自己注意到这些，而不是由我说
出来，是种什么感觉？

艾玛：太棒了。这感觉很好。这意味着，我开始明白当你说"在当下这

一刻探索体验"的时候，你是什么意思了。

丽贝卡：听上去你几乎能感觉到差异了。

艾玛说她能。丽贝卡和艾玛聊了一会儿这是一种什么样的感觉，以及，随着对技能的熟悉，当从外部审视自己进行反思变得可能时，大脑和身体是如何有不同感受的。还有，创造力是如何从安全感中流淌出来的。

丽贝卡：有任何想法吗，在这个地方，你也许还可以说些什么？

艾玛艰难地找着语言。她犹豫不决，磕磕巴巴。丽贝卡意识到，她刚刚将艾玛又置于那个不安全的地方了，在那里艾玛的大脑停止了运转。丽贝卡说出了自己的猜测，并为自己失去了自制、不假思索地匆忙行事、要求得过多过早而道歉。丽贝卡将这与艾玛同伊娃、蒂娜、珍妮一起的工作、PACE、治疗以及生活联系了起来。丽贝卡的提问，十次中可能有九次都是很合适的，但在艾玛所处的这个位置不太合适，因此需要互动修复。丽贝卡试探性地问艾玛，自己是否可以为艾玛的用语提出一些建议供她尝试，丽贝卡来扮演伊娃，艾玛把她当作伊娃来说话。艾玛同意了，感到如释重负，因为她的大脑之前突然就不转了。丽贝卡建议她说这些话：

> 丽贝卡：我刚刚注意到，我们正在谈论你不同意度假时要吃些什么，而不久之前，伊娃你刚说，最好不要承认任何事，否则你会惹上麻烦。也许，这样会让蒂娜或珍妮很难知道你什么时候遇到了困难；你在想你会惹上麻烦吗？

艾玛通过角色扮演试着说出了这些话。艾玛说她喜欢这些话；她能想象自己说出类似这样的话。她当时要是迅速思考、迅速反应就好了。丽贝卡带着共情回应，艾玛注意到，一旦对话开始流动，她就可以加入一些自己的话。艾玛继续播放治疗录像。过了4分钟，艾玛又暂停了。

> 艾玛：我明白了。我一直在这么做。有好几次我本可以去了解更多关于伊娃的体验，并向她的寄养家长展示我所说的在实践中使用PACE是什么意思，而不仅仅是在我们之后见面时谈论它，但我都错过了。这不仅仅是有关于我应该停止说得太多。这是有关于要进一步深入事情。走得更深层一些；深入到伊娃和蒂娜的体验中。不要害怕停下来，不要害怕暂停，不要害怕让事情慢下来，不要害怕疑惑，就像你所说的那样去表达试探性的漫谈式的好奇。

艾玛现在找到了自己的语言，知道自己可以跟伊娃和蒂娜说些什么了，并通过角色扮演尝试说出了这些话。她告诉丽贝卡，她认为自己可以做到。她很兴奋。

在督导前查看整段治疗录像并寻找出片段，并不是总有可能做到的。这需要时间。但艾玛发现这对她很有帮助，所以她会抽出时间在督导前浏览自己的治疗录像。有时她会抽出时间来观看录像，不管她是否要在督导中使用这些片段。她有时感到足够自信，能够在同辈督导中向同事展示自己的治疗片段。艾玛注意到，当她后来看自己的录像时，她常常觉得自己的治疗过程比她记得的版本更好。艾玛意识到自己有一种倾向，就是只记得不太好的那部分，然后责备自己不够好。她删掉了自己在治疗中做得很好的部分。

艾玛对此很感兴趣，她和丽贝卡谈了自己的想法。丽贝卡将此与DDP的原则之一联系了起来：治疗师要确保自己认可家长好的养育方式，并且要以孩子能清楚听到的方式。丽贝卡提到，有发展性创伤的儿童往往很难看到和说出家长身上积极的方面。当治疗师注意到这一点并大声说出来时，可能会让孩子能停下来，并对这一点感到有点好奇。

丽贝卡想知道，这是否与艾玛注意到的情况相类似：即她只记得工作上的负面记忆，并删除掉积极的记忆。艾玛提到了自己的父亲，他很少表扬她，而且经常批评她。她们一起聊了艾玛严厉的父亲，以及这可能给艾玛带来的影响。丽贝卡想知道，当艾玛开始实习时，她（丽贝卡）是否跟艾玛严厉的父亲有点像——艾玛一开始感觉自己在被评判。艾玛说有这种可能，她会再想一想，然后告诉丽贝卡。

督导主题：对父母的治疗

- 询问父母的依恋史、背景和关系。
- 增加信心，去更深入地探索父母的体验。

丽贝卡建议艾玛跟蒂娜和珍妮聊聊她们是怎样一起完成育儿任务的。珍妮认为将 PACE 付诸实践很容易，而蒂娜觉得难得多。于是珍妮变得越来越泄气，她要将育儿工作接手过来，常常在伊娃面前削弱蒂娜的地位，而不是支持蒂娜。在 DDP 的评估中，蒂娜谈到，在母亲去世后，父亲对她有多严厉。蒂娜清楚那对她有好处。这帮助她即使在青春期有些叛逆的时候，也仍然没有落下学业。她现在很感激父亲。丽贝卡建议艾玛在下次父母咨询时回到这个主题。对此艾玛并不太有热情。

> 艾玛：蒂娜已经很努力了。我已经问过她和她父亲的关系了。我不能再问她了。她是一位寄养人，而这其实不关我的事。

丽贝卡注意到蒂娜和艾玛的经历中有一个相似的主题——一位严厉的父亲——并将此告诉了艾玛。艾玛做了一个之前她没有做过的联系，于是，关于她对蒂娜的感受，有一些东西也开始变得有意义了。艾玛与丽贝卡分享了这些联系。

接下来，丽贝卡和艾玛聊了在不越界、不成为伴侣咨询师或个人治疗师的情况下，提供父母咨询有多么困难——对此非常有帮助的是：始终牢记，所有对话的中心内容都是帮助人们养育自己的孩子，以及，什么对孩子来说是最好的。

丽贝卡建议艾玛可以主导向蒂娜询问有关她父亲的情况。丽贝卡还建议艾玛再问一问蒂娜和珍妮，她们在成为养父母之前对于照顾一个孩子的希望和梦想是什么？她们想象中会是什么样子？她们设想过一起做某些活动吗？最初的怀疑是从什么时候开始不知不觉地发生的，开始觉得事情不会像她们想象中的那样发展？艾玛说，她会在那一周的晚些时候与蒂娜和珍妮见面进行家长咨询时，做一个深呼吸，然后尝试一下。

在这次督导后不久，艾玛与蒂娜和珍妮进行了父母咨询，随后她对自己在这次父母咨询中的体验进行了反思。以下是她的反思。这段文章的使用已经经过作者（治疗师）同意。所有有关身份识别的细节都被删除了，并为了使其与这个合成的督导案例具相关性而进行了调整。

在没有孩子的情况下和父母一起工作，是我认为比和家庭一起工作更有挑战性的。在"是一名治疗师""是一名心理教育者"和实际地提供足够好的DDP治疗，三者之间有一条清晰的界线。在我的体验中，我发现加深家长的体验对他们来说是很痛苦的，而且他们也不认为自己是为此而来的。在DDP之外，我主要与孩子们一起工作，我与父母的接触是在"父母访谈"中，我会在父母访谈中分享或收集信息。

加深与父母的关系能够打开与孩子相处过程的大门，通过督导，我觉得更有能力这样去做了。在我最近的一次督导中，我分享了一段视频，是有关一个被寄养的年轻女孩的家长，这个小女孩经历了可怕的身体虐待和忽视。她的寄养家长，蒂娜，正在努力控制自己的情绪，因为她经历了那么多才成为一个寄养家长，有了一个家庭——她希望这个家庭是完美的。她通过愤怒表现出悲伤和焦虑，这引起了专业人士的反应，并对她的养育能力产生了质疑。她想要相信其他人对她们（两个家长）的看法是消极的，因为她们都是女性，但她知道事实可能并非如此。每次她"做错了"的时候，都会加深她对于自己不够好的感觉，从而导致她"再一次做错"。她认为自己是一个无用的、易怒的女人，她可能不应该继续做一个寄养照料者了。

我的督导师丽贝卡，帮助我了解了蒂娜的苦恼和痛苦，以及，对蒂娜现在的感受抱有好奇心并进行共情是多么重要。她允许我重新回顾那些治疗过程中我可能还没有信心去再次讨论的主题。通过展示治疗过程的录像，我也有机会真正看到自己在这个过程中所扮演的角色（并对我的角色有时感觉有多么给人压迫感有了共情）。

在这次督导之后，我见了蒂娜和珍妮，我们谈了她们成为寄养父母的过程。正如丽贝卡建议的那样，我再次询问了她们在被接受成为寄养父母之前，她们对于照顾一个孩子的希望和梦想是什么。珍妮解释说，她们经历了六个体外受精的周期，每次都被告知机会很大，而却从来没有真正地发生。尽管她们曾经聊过，如果没能成功她们会有多么难过，但她们从未坐下来体验过对方的痛苦。

蒂娜认为自己很坚强，她认为自己不能展示弱点。在 11 岁时她的母亲去世了，父亲把她抚养成人，要成为坚韧的人，永远不要表达自己的感受，永远不要谈论她的母亲。然后她就直接开始聊起了她们决定要寄养一个孩子之前的那段时间。蒂娜说，她过去常常在上班的路上把车停在当地的学校附近，看妈妈们推着她们的小宝宝们，带着她们的小孩子们去上学。然后她回到自己的办公室，关上门，为那些她没能拥有的宝宝们而哭泣。

她的伴侣珍妮，在我们的这次治疗之前对此一无所知。我能帮助她看到蒂娜给她们的家庭带来的品质、爱、关心、保护等等，还有很多。我还帮助蒂娜认识到，在她看来是弱点的东西，对珍妮来说却是力量。我感觉很有信心去替蒂娜说话，同样，我也会替孩子这样做，不知为何，我最近的督导让我觉得我可以这么做。

正是通过与丽贝卡的关系，我才有勇气重新审视这些主题。丽贝卡善于反思，给了我学习的空间。这是一次真正情绪性的治疗。这对家长给我发了电子邮件，说她们整晚都坐在那里，聊着她们失去的孩子，以及她们有了现在的养女是多么幸运。

她们说过会更加意识到给对方带来的情绪影响——我相信这将会受到考验，但这对这两位家长来说，已经是另一种不同层面上的思考。蒂娜觉得自己不那么没用了，珍妮向蒂娜保证，会停止通过削弱蒂娜的权威来让自己看起来像那个更好的妈妈。她会更多地支持蒂娜。

我可以继续谈论督导的好处——语言使用上的帮助，认识并体验到关系的深化，我的角色，以及每次我开始治疗时有督导师的经验和支持的重要性。

艾玛在接下来的 6 个月内完成了她的实习。她还是那个服务机构的领导。她确保自己在工作中有时间去练习 DDP，这现在是她更喜欢用的治疗方法。她还继续定期与丽贝卡进行督导。有时，丽贝卡会（在征得同意的情况下）把她与艾玛的督导过程进行录音。丽贝卡会把这些录音用于她自己的督导小组，并与艾玛分享她收到的反馈。

艾玛同意丽贝卡这样做的这份勇气，给丽贝卡督导小组的同僚们留下了深刻的印象。考虑到艾玛最初在使用视频录制的督导中有被审查以及被评判的感受，丽贝卡也对艾玛的勇气深感佩服。

双向发展心理治疗关注的是每时每刻的主体间体验。有效的督导需要能够直接地看到这些。仅仅是将这些描述给督导师，永远无法完全地捕捉到当下所发生的事情。正如治疗师要求家长和孩子遵从他们对治疗过程会被录像所给予的准许一样，治疗师自己也要学会信任他们的督导师会带着尊重的态度对他们的工作进行督导，并始终抱有 PACE 的态度。

结　　语

　　本章探讨了 DDP 干预措施经过调整之后，在各种不同情境下帮助孩子和家庭的方法。DDP 的重点是帮助孩子建立信任和安全的依恋关系，同时疗愈发展性创伤，并帮助家庭和学校环境为受创伤的儿童和青少年提供其发展所需的安全感和机会。最后，DDP 指导下的督导，为治疗师提供安全的关系互动和发现，而这正与治疗师努力为她自己试图帮助的孩子所要提供的东西是相同的。

第十一章

DDP 研究、
证据库及结果

我们的学科正处于为支持作为治疗和实践模型的双向发展心理治疗（DDP）的有效性而构建坚实的经验证据和实验研究证据基础的早期阶段。由于 DDP 模型的性质和复杂性以及其在实践中的应用方式，这是一项复杂的创举。这一章将描述建立证据库面临的问题和挑战，介绍当前的研究成果，并讨论未来研究的问题和争论。

为 DDP 建立证据库：迄今为止的旅程

为模型建立证据库是一个漫长的过程。这个过程需要包括下列几点：

1. 一个清晰表述的模型和一系列基于该模型的干预措施。

2. 该模型应建立在解释这些干预措施的理论基础之上。

3. 干预措施的预期结果必须是明确的、可以量化的。

4. 需要培养一支能够熟练提供干预措施的专业化人员的队伍。其中应该包括经过适当培训和督导的治疗师和其他从业者，能够以一致的方式提供干预，并忠实于模式。

5. 满足了上述条件，就可以针对清晰表述的问题进行一系列量性和质性研究。

随机对照试验（randomized control trial, RCT）通常被人们视为研究方法学的黄金标准（例如，见 Akobeng, 2005，引自 Stock, Spielhofer, & Gieve, 2016），这需要一系列探索性和试验性研究提供支持，来进一步发展模型并澄清主要的研究问题。

双向发展心理治疗与实践是一个复杂的模型，通过一系列适应每个儿童和家庭独特需求的干预措施，这个模式有着多样的应用。尽管如本书所描写的，这些干预措施的标准已经有明确表述，但随着客户群体的不同需求得到理解，以及各种支持被提供给儿童、家长和围绕着他们的专业支持体系，该标准也会有很多变体。这使得收集 RCT 证据更具挑战性和复杂性，正如特纳·霍利迪（Turner Halliday）及其同事（2014）所讨论的那样。

丹尼尔·休斯领导的 DDP 社团已经做了很多工作，来推动我们建立证据库的过程。

- 我们有一个清晰表述的干预模型和范围。其中包括治疗和一系列针对父母、学校工作人员以及围绕儿童和家庭的专业支持体系中其他成员的支持措施。这些已在一系列书籍和论文中发表，也包括在这本书中（如，Casswell et al., 2014; Hughes, 2007, 2009, 2011; Hughes, Golding, & Hudson, 2015）。

- DDP 的理论基础来自对依恋理论、发展性创伤、神经科学研究和理论的细致研究。在同事的支持下，丹尼尔·休斯利用这一理解建立了一个以理论为基础的模型，使干预措施可以在该理论基础上构建。（例如，连同本书，参见 Baylin & Hughes, 2016; Hughes, 2017; Hughes & Baylin, 2012）此外，这一干预模型已经被证据证明是什么在治疗关系中起作用。例如，丹尼尔·休斯（2014）表明，DDP 与美国心理学会第二工作组在针对循证治疗关系上的研究发现——如在诺克罗斯和瓦姆波尔德（Norcross & Wampold，2011）的研究中所描述的——相一致。

- 我们对基于理论理解的预期结果有清晰的认识。例如，孩子对父母的信任感和安全感要从发展性创伤所带来的不信任感和不安全感中发展出来。对此，以廉价和容易进行测量的形式来进行的实验操作，其实是更困难的。DDP 网站为研究人员提供了建议和指导（Gurney-Smith & Phillips, 2017）。

- 双向发展心理治疗学院（Dyadic Developmental Psychotherapy Institute, DDPI）多年来一直在致力于支持能够熟练使用以 DDP 为指导的干预措施的专业化人员队伍的发展。我们有一个培训项目，由高度有经验的 DDP 培训师提供。这个项目以技能训练为基础，包括 I 级和 II 级水平的培训。这个项目得到越来越多 DDP 咨询师的支持，提供督导下的实践，进而获得 DDP 治疗师或 DDP 执业者资格认证。评定量表已经建立，用以支持认证过程。它们可以在相关 DDP 网站上找到。我们鼓励治疗师和其他执业者接受连续的督导，以获得每四年的再认证。此外，我们还成立了一个专业标准委员会，负责处理与 DDP 实践有关的问题。

- 格拉斯哥大学（University of Glasgow）的海伦·明尼斯（Helen Minnis）教授一直在领导实施一项朝 RCT 试验方向进展的工作。这项工作由一系列针对 DDP 指导下的干预措施进行的质性和量性研究所支持。本章稍后会更全面详细地描述这个研究项目。

显然，我们还有很多工作要做，但我们已经在相对较短的时间内为研究的持续发展打下了坚实的基础。

挑战并不是不存在的。为 DDP 建立证据库意味着要考虑一系列的干预措施。DDP 模型一开始是作为一种心理治疗模式，但现在已经扩展为一种能够用于指导养育、教育和社会关怀的实践模式。研究必须要设法解决这种复杂性。我们不仅需要知道，所有这些单独的成分是有效的，还需要知道组合的效力。例如，当父母参与一个发展 DDP 指导下的治疗性养育方式的项目时，有父母支持的儿童治疗的有效性是否得到了提高？当孩子接受治疗时，对父母依恋史的探索会带来什么影响？当支持家庭的社工也接受 DDP 指导时，DDP 指导下的治疗性养育方式是否更有效？当孩子进入由 DDP 指导的学校时，有效性是否会增加？

养育环境是另一个复杂体。DDP 要帮助的孩子可能和原生家庭住在一起，可能生活在寄养看护或亲属看护下，可能是被收养的，或者是住在寄宿看护项目中。治疗师也在探索 DDP 在以下两种情境中的应用：住在原生家庭中的儿童（见第十章），以及有神经发育和感官障碍的儿童（见第九章）。

此外，当我们考虑干预措施的标准化时，复杂性还会增加。我们鼓励治疗师和其他执业者去理解和探索 DDP 的一系列原则（见第四章）。他们将会把这些原则运用到与他们一起工作的孩子和家庭中，但始终将关系作为焦点放在 DDP 的核心之上。这些原则的使用，将由他们所面对的儿童和家庭的独特需要所引导。诺克罗斯和瓦姆波尔德（2011）注意到了一个经常被引述的、对一种标准化的"食谱"方法的需要，以使数据库的建立能够更容易，但这又与根据客户的个体需求来修改干预措施的必要性是相互矛盾的。没有为 DDP 制定的食谱；治疗师必须具有灵活性和创造性。手册可以提供指导，但无法列出治疗师在干预中要做什么的清单，因为家庭和家庭之间是不一样的。

最后，我们也鼓励治疗师在他们的干预方法中具有整合性。诺克罗斯和瓦姆波尔德（2011）指出，干预措施需要具有包容性和灵活性，以帮助解决普遍和复杂的困难。这对有发展性创伤的儿童非常适用。一种方法并不适用于所有的情况，而且有一系列的干预措施都可以为这些儿童的家庭提供重要的帮助。通常情况下，将 DDP 与其他模式或其他模式中的核心技术进行整合是必需的。这使得研究更为复杂。DDP 可以提供包罗一切的保护伞，提供一个以理论为基础的干预模型，但这并不排除其他干预方法。因此，治疗师正在探索 DDP 与 Theraplay（见第九章）、眼动脱敏与再加工（EMDR）、感觉统合、非暴力抵抗（nonviolent resistance）以及辩证行为治疗（DBT）干预的结合，这有可能提升以 DDP 为指导的干预措施的效果。随着时间的推移，所有这些方法的组合也需要被研究。这方面的前期工作已经开始（例如，Andrew, Williams, & Waters，2014）。

DDP：目标适合性

在本节中，我们将 DDP 视为一个可研究的模型。我们遵循英国教育部委托编写的用以支持实施"收养支持基金（Adoption Support Fund）"的关于干预措施的评估报告（Stock et al.，2016）中规定的标准。这是一个很有帮助的指南，其表明 DDP 符合"定义明确的模型"的标准，符合"可研究"的前提条件。

DDP 的起源

双向发展心理治疗是由作者之一（丹尼尔·休斯）于 20 世纪 90 年代末在美国发展起来的。从那时起，丹尼尔在同事的帮助下持续发展干预措施。这种心理治疗模式进一步发展成为一种补充性的实践模式，特别是通过在英国的工作，在那里，社会关怀机构已经将 DDP 认定为一种适用的实践模式（见第八章和附录）。此外，DDP 还指导了为教育工作者的应用而进行的改编（Bomber & Hughes, 2013；参见附录）。此外，还开展了旨在发展 DDP 指导下的养育方式的工作，这又促成了团体工作项目的发展（Golding, 2014a, 2017；参见第七章）。

DDP 的适用人群

该模式是围绕着经历过发展性创伤的儿童的需要而开发的。它最常被用于被收养的儿童和生活在家庭外看护服务中的儿童。最近的发展正在探索这

种模式在以下几类情况中的使用：与原生家庭一起生活的儿童、看护脱离者 *
以及有学习障碍的成年人。

培训和认证

DDPI 是监督培训和认证的机构；在英国，由一个团体利益公司——DDP
联结英国（DDP Connects UK）支持。认证取决于个人是否接受过相关的专业
培训且受官方机构领导。个人还必须完成由一位受到认证的 DDP 培训师提供
的 DDP 一级和二级培训，以及由一位认证的 DDP 顾问提供督导的实习。有
一本推荐教材支持这一培训（Hughes, 2011）。

干预流程

提供干预前，这里没有特定的评估方法。按照任何心理健康干预方法的
准备工作的标准流程，治疗师是应该进行评估的，以理解儿童和家庭的需要，
并识别任何可能的混杂困难，比如神经发育困难。此外，通常治疗师也应该
在孩子进入治疗之前，先与父母工作。这会包括对依恋史的一些探索和对
"被阻断的关爱"是否存在的评估。好的实践方法认为，应该在给孩子进行治
疗以前或与之同时，通过团体或个体支持的方式，帮助父母学会采用 DDP 指
导下的治疗性养育方式。治疗可能会是长期的，通常在 9 个月到 2 年不等。

目标群体的需求

孩子们所呈现出来的困难，是经历过发展性创伤的孩子们通常典型所具
有的。发展性创伤所带来的这些影响在一份白皮书（Cook et al., 2005）中得
到了很好的总结，其中识别了七个困难领域：

---

* 英文原文为 care leavers，指任何曾接受过看护服务的成年人。——译者注

1. 依恋

2. 生物学

3. 情感调节

4. 解离

5. 行为控制

6. 认知

7. 自我概念

库克（Cook）和他的同事（2005）建议，干预措施的最佳实践要集中在以下六个方面，它们可以处理以上七个困难领域。这六个方面是：

1. 安全

2. 自我调节

3. 自我反思

4. 创伤性体验的整合

5. 关系性的参与

6. 积极情感的增强

DDP 模式在其干预措施中处理了所有这些困难领域。

"变化"的理论

双向发展心理治疗是一种以依恋理论以及我们对主体间性的理解为指导的模式。当孩子们能够克服对依恋关系的恐惧并在提供情感联结和依恋安全的互惠关系中发现安全感时，他们情绪上的健康和幸福感就会增加。有了依恋对象和治疗师提供的安全感，孩子调节与过去创伤相关的情感、并为这些事件创造新意义的能力就会增加。这种模式是以关系和调节为基础的，而不是以行为为基础。这表明，当父母关注孩子的关系和调节需求时，行为支持将发挥出最佳效果。

研究设计

我们目前支持小规模研究、试点工作，以及前测和后测设计，这使我们能够解决斯托克（Stock）和同事（2016）提出的研究设计上的问题。其中包括确定预期的效应量、招募足够数量参与者的可能性，以及找到合适且可靠的结果测量指标。可行性研究已经帮助我们做了一些初步的工作（Boyer et al., 2014; McAleese, 2015, Turner-Halliday et al., 2014）。小规模的研究和试点工作帮助我们确定了潜在的结果测量指标（参见 Gurney-Smith & Phillips, 2017）。

研究伦理问题或障碍

家庭中的高度需求和高压力会影响在研究中使用实验控制组的伦理。干预中的延迟可能会导致安置失败。这意味着要考虑不同的研究设计，其中包括使用替代治疗或常规治疗方法的对照组。

当前的证据库

在本节中，将综述迄今为止所进行的研究。其中一些已经在同行评审的期刊上发表，一些已经在专业的时事通讯或论坛上发表。在编写本书时，一些工作仍在出版准备中。

我们再次借鉴了斯托克（Stock）和同事（2016）的工作，极有帮助地为我们组织这次综述提供了大量的证据。

良好的实践

在本小节中，我们提供了轶事证据和质性证据，表明参与者喜欢 DDP 模式，并认为它产生了积极的影响。这些证据显示，DDP 提供的干预措施是良好的实践。包括针对由丹尼尔·休斯（2011）所发展的 DDP，以及从原始模型发展而来的实践模型（Casswell et al., 2014）。这包括 DDP 指导下的养育项目（Golding, 2014a, 2017）。

双向发展心理治疗

- 服务用户的反馈通过匿名的"家庭故事"的形式收集，真实且经过验证。这些故事可以在 DDP 支持体系的网站上阅读。这些故事都是自发地分享给我们的，有些是由儿童和青少年分享给我们的，他们想要把自己的故事讲出来。这些都支持 DDP 具有积极影响。

此外，一些小规模的质性研究也探索了将 DDP 作为疗法的使用情况。

- 一项单一案例研究设计探讨了在长期寄养安置中 DDP 对照顾者与儿童之间依恋关系的影响（McGoldrick, 2016）。与寄养人的访谈揭示了寄养人逐渐建立起对孩子的理解和共情，增加了对孩子情感上的温暖和接纳。孩子对看护者产生了信任。此外，看护者还报告，在治疗期间，孩子负面依恋行为的强度和影响降低了。这反过来又对孩子的自尊、人际关系以及安置的稳定性带来了积极的影响。麦戈德瑞克（McGoldrick）认为，正如看护者反映的那样，孩子依恋安全感增加，使得孩子能够开始整合过去的创伤体验，并开始理解自己的生活体验。这是在治疗师的帮助下同时为看护者和孩子建立起安全感并与他们都保持调谐而实现的。
- 一项质性研究探索了在 DDP 中支持自己孩子的养父母的体验（Wingfield, 2017; Wingfield, 已递交）。一个半结构化的访谈清单在解释性现象学分析

（interpretative phenomenological analysis, IPA）的指导下建立。12 名养父母（7 名母亲和 5 名父亲）在治疗一结束后就接受了访谈。使用 IPA 分析，揭示了四个大主题和十个子主题。专栏 11.1 详细探讨了这些内容，也表达出了家长参与 DDP 的体验。

专栏 11.1　养父母对 DDP 的体验（Megan Wingfield）

本研究探讨了参与孩子 DDP 治疗的养父母的体验。对 12 名家长进行了半结构式访谈，采用解释性现象学分析方法对这些访谈进行了分析（Smith, Flowers, & Larkin, 2009）。分析结果揭示出四个大主题，分别是增加理解、一个不同的养育方式、DDP 之旅和一种共同分享的体验。

增加理解

"是那种反思的能力，那种停下来的能力，那种'不'的能力，不去假设'其实凯蒂这样做是存心刁难'，'实际上她没法控制自己'，你知道，这是注定的，这是关于她自己，她自己的早期创伤，还有早期创伤现在给她带来的影响"（Ben，527-531）。除了一位家长以外，其他所有家长都表示，他们对自己的孩子有了更好的了解，也对孩子的心理有了更多的好奇。这种新鲜的领悟为父母在支持孩子的策略、技巧和技术上提供了一种新的工作方法。"你可以瞥进他的思想"，这句话捕捉到了父母所说的那种对孩子越来越了解的感觉，而这使父母对于孩子的行为在表达什么产生了更多的好奇。在很多情况下，孩子过去经历的重要性在 DDP 期间被揭露出来。对许多父母来说，接纳并了解孩子的经历，能够帮助他们了解孩子是如何看待自己的。探索孩子过去的关系也有助于父母理解孩子现在的关系。许多父母也了解了孩子在早期生活中错过了什么，以及在治疗中尝试努力解决这个问题的重要性。随着父母对孩子的理解增加，新的帮助方式出现了。家长们谈到他们最初使用过不合适的技术和方法。越来越多的理解似乎让父母有了新的回应方式。这包括停止的能力、反思的能力，和试图去理解行为的努力。

"这是一种与一般的养育方式不同的方法"

"凯蒂能够更好地处理日常生活，她更开放了，她……嗯……她更明白自己是谁，更了解自己的身份认同和自己行事的方式。其实她知道，在某些情况下自己会僵住，但其实没关系，这些是她可以使用的策略，让她能够走出来继续前进。"（Ben，590-594）。这个主题包含了父母对 DDP 的不同描述。每个家长都说自己感觉 DDP 适合他或她的情况。这与 DDP 被描述为与更加传统的方法相比不同且独特有关。

接纳是 DDP 区别于其他方法的一个关键因素。包括接纳困难情绪，而不是像父母以前可能会做的那样试图去修复它们。有些家长描述说，一开始，不能直接安慰孩子让他们感觉不舒服，也担心孩子会产生令他们自己感觉更糟糕的体验。

DDP 之旅

"所以，这不只是发生在那个房间里的治疗，治疗发生了，不是持续的……我不太会说，你知道我的意思［笑］……但是它更普遍地贯穿在我们的生活里"（Laura，53-55）。大多数父母说自己经历了一段"旅程"，一开始几乎不了解 DDP，质疑其有效性。但当父母看到进步的证据时，他们似乎就变得坚定了，尽管仍有困难。除了一位家长之外，所有的家长都觉得，经过一段时间之后，证据变得越来越清晰——他的或她的孩子开始去感受和揣摩他或她或其他人了，孩子说出自己的情绪和调节情绪的能力改善了，共情的能力、开放度和安全感也提高了。这些变化带来了更切实的进展，比如睡眠的改善、行为问题的减少、安置的稳定性以及更好的同伴关系。进展使得部分家长得到了这样的结论：DDP 最终将家人们维系在一起。投身于这段旅程涵盖着这样的信念：治疗是难的，但在大多数情况下，是值得的。困难，包括为治疗腾出时间的实践可行性。而在情感上，DDP 对于父母和孩子来说也都是困难的，无论是在治疗中还是在治疗后。有些人还描述了承认自己的依恋史以及对自己作为家长进行重新评价有多么困难。尽管有这些困难，除了一位家长之外，所有家长都表示或间接提到 DDP 是很值得的。对于那些对应对治疗后的生活感到恐惧或对治疗结束感到悲伤的家长来说，治疗结束的意义是很重要的。

"这是一种共同的经历，你们一起经历，一起走出来。"

"我希望他们认识到，他们已经被听到了，因为我刚刚已经这么做了，而且我刚跟贝拉明确表达过，我完全明白她刚才的感受，明白她跟我说的是什么，但我没有去修复它，这意味着她感觉到她跟我是一致的，所以她是和我在一起的"（Chloe，875-878）。父母的参与显得对所有人来说都很重要，主要因为这能够加强亲子间的联结，并使父母能够支持孩子进行自我调节。不过，治疗师也被认为是这一过程和关系的重要组成部分。信任和安全被认为是改善亲子关系的关键。情绪调节被认为是治疗过程和结果的核心部分。它被描述为父母和孩子之间共享的东西。此外，家长们还描述他们更加理解了自己的情绪反应，以及这如何影响着他们的孩子。

每一位家长都提到治疗师的立场对治疗的有效性至关重要。家长们称治疗师创造了一个安全的环境，接纳了孩子带来的任何东西。PACE 被描述为治疗师立场的一部分。家长们还说治疗师是他们的重要支持，拥有着另一个独立的心智来帮助他们思考。

总的来说，参与研究的父母对他们和孩子一起参与 DDP 的体验，评价是积极的。虽然在父母身上及在 DDP 中存在差异，但他们所描述的体验是相对一致的，且父母对 DDP 的描述普遍地与 DDP 方法本身一致。除了一位家长外，所有家长都解释了 DDP 如何帮助他们更好地理解了自己的孩子。家长对

DDP 的体验与以往曾经尝试过的方法都不同。家长们特别谈到了接纳孩子的痛苦，而不是试图"修理它"。

DDP 之旅被描述为从最初的"呼救"开始。养父母感觉自己快被压倒了，所以他们愿意尝试 DDP，尽管 DDP 还不为人所知。鉴于 DDP 仍然缺乏证据库，父母最初可能感到不确定，这是合理的。随着时间的推移，除了一位家长外，所有人都觉得 DDP 适合他或她的情况，并带来了积极的变化。另一种情况是，有一位家长觉得她没有看到自己所希望的进步。家长们还提到，DDP 在情感上是具有挑战性的，但很值得。家长们也谈到了对于结束治疗有很强的感受。然而，除了对于结束感到困难外，大多数父母也表示觉得已经做好了继续前进的准备。最后，家长们谈到了治疗师创造安全感、示范 PACE，以及当家长们不知所措时治疗师作为一个独立心智的重要性。作者的结论是，这些发现支持了"针对依恋困难，需要一个不同的、更具关系性的方法"的建议。

双向发展实践：
以疗愈创伤为指导、以依恋为焦点的收养支持模型

不同研究所报告的收养中断率之间差异很大，这只是家庭状况好坏的一个粗略指标。更复杂的指标包括：儿童健康幸福状况、人际关系的质量，以及使家庭能够在困难时期有效管理和应对人际关系的因素。拉什顿（Rushton, 2004）在对 108 名较晚被收养的 5—11 岁儿童的研究中发现，约有 50% 的儿童定居下来，25% 的儿童遇到了困难，25% 的儿童收养中断。与中断相关的四个因素是：年龄较大、从兄弟姐妹中被单独挑选出来、受看护的时间、严重的行为问题。塞尔温（Selwyn, 2014）发现，青春期中期是一个关键时期，家庭破裂（收养中断）在这个期间发生得更多。

DDP 指导下的收养支持模型是由本书作者之一（朱莉·赫德森）所发展

的。在专栏 11.2 中有更详细的描述。2002 年，英国国家卫生署（UK National Health Service）儿童和青少年精神健康服务（child and adolescent mental health services, CAMHS）部门和地方政府联合创立了一项全面的以创伤疗愈为指导和以依恋为焦点的收养支持服务。该模型是在 DDP 指导下，建立在国家卫生署、针对被照顾的儿童和青少年的精神健康服务部门和当地儿童社会服务团队之间业已存在的密切的工作关系的基础之上。从 2002 年到 2010 年，125 名被收养的儿童从这种模式中得到了一定程度的服务。这被证明是非常成功的，在 8 年的时间里，接受完整服务模式的家庭，没有发生收养中断的情况（Hudson, 2006）。最初两年的定期咨询以及每 6 个月一次的随访预约，使干预措施能够具有周密的针对性，只有 18% 的家庭需要强化的干预，包括治疗（DDP）。父母的反馈证实，知道在需要的时候能够获得支持，这增加了父母应对困难时的信心。

专栏 11.2　以疗愈创伤为指导、以依恋为焦点的收养支持模型的结果汇总：从配对到青少年后期，2002—2010 年（由赫德森首次于 2006 年发表，更新收录了 2007—2010 年间的数据）

33 名儿童从配对开始接受了全面的收养支持，他们没有出现家庭破裂的情况。这些儿童中只有 18%（33 个中的 6 个）接受了强化支持（DDP 指导下的家长咨询和支持体系咨询以及对家长和儿童的治疗）。

养父母的看法：是什么产生了积极影响？

- 讨论从一开始生活就具有高度结构化和常规化的重要性，被清楚地告知如何做到这一点，外加在孩子搬进来之前做好计划。
- "接纳过去"的真正含义，并将接纳他们的孩子时所遇到的困难与他们作为一个成年人自己的个人议题联系起来。

- 有机会并被鼓励去思考他们自己的个人议题，比如，作为成年人，在照顾他们的孩子时重新体验到自己做孩子时被欺负的感觉。
- 学习以疗愈依恋创伤为指导的养育策略，这帮助他们理解孩子的行为，作为提供纪律和设立限制的一部分。
- 学习保持冷静的方法，而不是长时间生气。
- 就自己的特殊需要，在地方政府和战略规划层面上向教育服务机构录入信息，包括有基础情绪问题的儿童所需要的额外资源。

需引起成年人高度关注、触发更多专业投入要求的（行为或体验）模式

- 孩子感到有持续控制的需要，识别出这种持续控制对父母及对儿童情绪发展的影响。
- 对家长的语言和肢体攻击性增加，通常针对一位家长的多于对另一位的通常这位是主要家长。
- 孩子提供有关过去的新信息，比如曾经遭受过性侵犯。
- 在学校的麻烦：孩子有学业能力，但存在情绪困难，如果没有一个对他们来说安全的成年人在身边帮助他们理解这个世界，他们没有准备好去应对学校环境的复杂性。
- 把家长分成一个好的和一个坏的。
- 父母感觉自己没有能力喜欢一个孩子并为此感到担忧。

强调"最佳做法"，最大化为收养儿童所带来的积极效果

成人的认知和行为随时间而变化，强调"最佳做法"就涉及对于其中关键过程的识别、正常化以及评估。这些关键过程包括：

- 整合对永远不会再实现的事情的丧失感和哀伤、期待（收养前）、兴奋和恐惧（匹配和收养初期）。

- 使用已知的应对策略或发展一个新的策略来应对现实，比如父母的耗竭（前 3—9 个月）以及"这是工作，不是家庭"的感觉（可能出现"被阻断的关心"）。

- 确认爱上孩子的过程。如果这种情况没有发生，理解感受并将其正常化。

- 像任何其他父母和家庭一样被认可，感觉与任何其他父母和家庭一样，同时也被视为收养父母和收养家庭。

总结经验教训

当从收养过程的最初阶段就把提供 DDP 指导下的支持服务常规化，使寻求帮助的需要正常化，而不是等到问题发生的时候再提供支持服务，收养中断率就会降低。DDP 指导下的支持服务包括如下重要组成部分：

- 良好的开端被视为未来有效工作的基础。在进行匹配时以及完成收养安置后的最初几个月里进行的早期咨询，为后期的实践提供了指导信息。

- 在孩子搬进来的第一年里，与所有的家长和孩子会面，以进行常规的"登记"（check-in）。这并非是基于问题，而是旨在预防。

- 父母咨询、支持体系咨询、治疗、培训和团体工作的灵活结合。

- 将困难正常化是至关重要的，这与在提供帮助之前"等待和观望"问题是否出现正相反。

- 长期随访，直到被收养的孩子年满 18 岁，再加上在需要时能够很容易就获取帮助，比如，父母知道他们能够在任何时候随时拿起电话联系一个能叫出名字、且最好已经认识的专业人士。

- 青春期被视为一个关键的发展时期，可以主动地重返早期的主题并加以（修复和）巩固，而不是让其成为焦虑感更高的时期。

培养依恋团体

"培养依恋（Nurturing Attachments）"是一个为期 18 次的团体工作计划，以由本书作者之一（金·戈尔丁）发展起来的养育的房屋模型为基础。该模型反映了 DDP 模式。对于在团体参与者中发展治疗性养育来说，PACE 态度是核心。"培养依恋"是从最初的"促进依恋（Fostering Attachments）"项目中发展而来的。在早期研究的基础上对原有项目进行了更新。

已经有一系列研究（Golding, 2014a）对 DDP 指导下的针对寄养看护者和收养父母的"培养依恋"团体的有效性进行了评估。量性评估会在下文进行讨论。质性分析表明，参与者对干预的满意程度非常高，对于参与该团体有一系列的积极评价（Green, 2011; Gurney-Smith et al., 2010; Laybourne, Andersen, & Sands, 2008; McAleese, 2015; Golding & Picken, 2004; Wassall, 2011）。另外，23 名寄宿工作人员（其中包括 10 名管理人员）对进行了超过 10 次的"培养依恋"项目完成了在职评估。参与者报告认为，培训非常有价值，有助于他们发展知识和技能。该项目帮助他们更好地履行自己的职责，增加了对年轻人各种表现的理解，一些参与者还报告自己的胜任感增强了（Bailey, 2017）。

此外，作为对跨越四个地理区域进行的针对收养父母的"培养依恋"团体项目评估的一部分，8 位家长被随机挑选出来，参与对他们的体验进行的定性分析（见 Golding & Alper, 2016; Hewitt, Gurney-Smith, & Golding, 2018）。本研究结果见专栏 11.3。他们强调，该团体在实施和便利化方面得到了所有被采访者的积极评价。

依恋基石

"依恋基石（The Foundation for Attachment）"项目是由本书作者之一（金·戈尔丁）发展起来的，旨在提供一个能够补充"培养依恋"项目的比较短程的项目（Golding, 2017）。这是一个为期 6 次或 3 天的项目，向团体成员介绍养育经历过发展性创伤的儿童会面临的四个重大挑战。接下来，团体成员会在帮助下探索 DDP 指导下的治疗性养育方式，这种方法聚焦于 PACE 的运用、自我理解和自我关怀的重要性。这个项目可以独立进行，也可以给更为强化的"培养依恋"项目提供基石。

"依恋基石"项目已经在英国的 7 个场所开展了试点工作，包括约 100 名寄养看护者、收养者和寄宿机构工作人员参与。试点工作的满意度评价非常高，且通过一个简短的测验，团体成员的知识水平显示出统计学意义上的显著增长。此外，在幸福感、效能感和反思功能方面也记录了虽小但统计学意义上显著的积极变化。看护人员的问卷调查也展示出统计学意义上显著的积极变化。

将父母的评价结果与寄宿工作人员的相比较，揭示出了不同之处。家长似乎在改善幸福感和效能感方面从这个团体中获得了更多的好处，这可能是因为他们最初的分数低于寄宿机构工作人员的。同样，父母的反思功能也得到了改善。在知识测验中，寄宿机构工作人员的知识在统计学意义上显著增加，而家长则没有，这可能反映了寄宿机构工作人员在参加团体之前知识水平较低。家长和寄宿机构工作人员在看护人员问卷上都报告了积极且统计学意义上显著的变化。

有前景的方法

双向发展心理治疗在教育部（Department for Education, DfE）评审报告中被列为一种有前景的方法（Stock et al., 2016）。该报告指出，"最近在英国进行了一项研究，该研究探索了实施 DDP 随机对照实验的可行性（Turner-Halliday et al., 2014），这表明了为这项干预措施提供更坚实证据的强烈渴望和意愿（p.33）。"

此外，在英国国家临床医学研究所（National Institute for Clinical Excellence, NICE，2015）关于儿童依恋的指导中，DDP 被提及为一种应该得到研究项目支持的有前景的方法。

基于研究的方法

在本小节中，我们将回顾对以 DDP 为指导的"培养依恋"团体进行过探索的实验研究（Golding, 2014a）。这代表着，越来越多的研究不仅使用治疗前量表与治疗后量表，同时也以候补名单作为对照组开展探索性随机实验。正是这些研究，使得该项目在 DfE 评审报告中被归类为以研究为基础的方法（Stock et al., 2016）。此外，来自于一个教育项目的早期研究结果也将被分享（S. Phillips, 2017，个人交流）。

培养依恋团体

对"促进依恋"进行了五个在职评估。这些评估使用了前后测量量表。其中的四个研究是在 5~13 名参与者之间的小样本量（Golding & Picken, 2004; Green et al., 2011; Gurney-Smith et al., 2010; Laybourne et al., 2008），另一个研究的样本大小为 25 人（Wassall, 2011）。所有这些研究都包括了寄养看护者，其中三个研究也有收养者参与。所有的研究都显示出了积极的变化，但是正如对小样本的预期一样，并不是所有的变化都达到统计学意义。在看护者调查问卷中，看护者报告了增加的理解、提升的自信，以及与孩子间改善的关系。在两个研究中，父母的压力有统计学意义上的显著降低，在第三个研究中没有变化。有两项研究探索了家长理解心智（mind-mindedness）的能力，发现在与孩子的关系破裂之时，这个能力没有变化或没有统计学意义上的显著增加。虽然参与者报告了孩子行为上的变化，但这并不总是得到优势与困难问卷（SDQ）的数据支持。在使用了此测量的一个研究中，胜任感显示出了统计学上显著的改善。有两个研究包括了追踪实验。格尼 – 史密斯（Gurney-Smith）和他的同事（2010）在 3 个月后的追踪研究中发现了持续的改善。瓦塞尔（Wassall, 2011）在 8 个月的后续研究调查中发现了胜任感的持续改善，以及在效能感上有一个潜在的统计学意义显著的改善。有两个研究包括了一些比较。最初的试点研究将 SDQ 分数与接受常规服务的非随机儿童组进行了比较。SDQ 的变化仅在治疗组有统计学意义。瓦塞尔（Wassall, 2011）的对比是包括一个候补名单对照组。在等待治疗期间，治疗组中的改善没有在对照组中发现。

这项研究为"促进依恋"团体的进一步发展提供了指导信息，并促成了"培养依恋"项目的公布。"培养依恋"项目遵循了相同的模式和形式，但是把更多的焦点放在鼓励反思上，并且更加关注对 PACE 养育态度的示范和讨论。到目前为止，已有两项研究对"培养依恋"项目进行了评估。第一项研究是在北爱尔兰与寄养看护者一起进行的可行性研究（McAleese, 2015）。这项研究探索了招募和保留、可接受性、最初的结果，以及对手册的忠诚度。作者总结道，干预是可行的，并对看护系统的许多层面都带来了积极的影响。

最近，收养加（Adoptionplus）进行了一个量性和质性研究，有 29 名养父母参与，如专栏 11.3 所述（Golding & Alper, 2016）。这个研究证明了该项目在增加对养父母的支持方面的有效性。参与者报告了（项目给自己带来的）好处，显著的改善也被证明。虽然需要一个控制组或对照组来确认变化是干预产生的结果，但研究的参与者非常积极，并报告说，参加这个团体帮助他们实现了在项目开始时想要达成的目标。

专栏 11.3 对跨越四个地理场所的"培养依恋"团体工作项目的量性及质性评估（Golding & Alper, 2016）

一项针对收养父母的"培养依恋"团体工作项目的评估由收养加（Adoptionplus）牵头，并得到了 DfE 的资助。评估包括两个部分：一个是由布里斯托尔大学哈德利收养和寄养看护研究中心的朱莉·塞尔温（Julie Selwyn）教授领导的量性评估，另一个是由牛津临床心理学训练研究所的本·格尼－史密斯（Ben Gurney-Smith）博士领导、奥利维亚·休伊特（Olivia Hewitt）博士支持的质性研究。

量性研究

48 位家长（41 个家庭）在四个不同地理场所完成了团体工作项目。其中，34 个家庭同意参与这项研究，当中的 29 个家庭完成了项目前后的问卷调查。因此，完成该项目的 71% 的家庭对问卷的完成做出了贡献。

朱莉·塞尔温教授收集并分析了项目前及项目后的测量数据。家长报告认为团体环境对他们来说非常有帮助，是支持性的和非评判性的。一期一期逐次针对目标的评分显示，目标在团体项目过程中得到了实现。有迹象表明，在项目结束时，家长们感到不再那么不知所措和难以承受，感到更有自信，一部分（但非全部）家长的幸福感得到了提升，尽管孩子们带给父母的挑战其实仍然很严峻。这带来了统计学意义上自我效能感的显著增加和反思功能的显著改善。SDQ 的评分显示，情绪困扰和朋辈关系方面的困难增加了，但行为问题减少了。据推测，参加团体活动后，家长更能意识到孩子行为背后的情感需求，因此情绪困扰的评分变高了。7—8 个月后进行了后续随访，18 名（62%）父母在这次第三个时间点完成了相关指标的测量。干预前最困难的家庭倾向于将调查问卷交回，而干预前最少困难的家庭倾向于不交回调查问卷。总的来说，后续调查表明，大多数家庭（12 个）在干预结束后的 7—8 个月内继续从该团体养育干预项目中受益，这些家庭取得的进展得以保持，或持续得到了改善。在干预结束和随访之间，所报告的改善均没有达到统计学意义上的显著标准，但这并不令人惊讶，因为样本数目很小，而且还出现了一个六个家庭的亚团体，这些家庭的受益并没有维持下来。本次后续调查突显出：干预对大多数家长来说都是有价值且有帮助的，但对于一些体验到巨大困难的家长来说，团体养育干预是不够的。这些家庭可能需要更强化的单独支持或治疗。团体养育干预也许会是一个有益的起点，但还需要通过研究来证实这一建议。

另外，还随机选择了 8 位家长参与到对体验的质性分析中。与团体干预不相关的研究人员针对家长参与团体的体验进行一次电话采访，这些采访被抄录后由奥利维亚·休伊特博士使用 IPA 方法独立进行分析。

识别出五大主题：

- "一个支持性的团体。"参与者所报告的支持感源自在与这一知识有关的策略上获得了更多的理解和信心。参与者感激有一个安全的地方可以来，可以令他们的体验正常化，减少了他们的孤立感。参与者对团体的助导师（facilitators）有非常积极的评价：有丰富的技能和知识。
- "视角的转变。"参与者反映说，他们注意到自己反思能力的变化，这改变了他们与孩子以及与其他人的关系。他们表示希望这些变化能够继续发展。
- "创伤转化为安全的依恋。"参与者描述，他们感觉自己与孩子更协调一致了。这有助于自我调节，也有助于他们帮助孩子进行调节。
- "我做得对吗？"养父母表达了他们与需要更多支持有关的焦虑。家长需要团体的支持来减少痛苦，来避免收养安置的破裂。参与者认为支持的时机很重要，尤其是在准备阶段以及在参与者收养之旅的早期。用以减少孤立的支持也很重要。
- "继续收养旅程。"参与者觉得自己有了新的手段和技能来帮助自己继续前行；这给未来带来了希望。

总体而言，参与者报告，参加该团体是一段很积极的体验，体验到了安全、支持性的环境——提供了同伴支持以及专业从业人员的支持。这些帮助他们将自己的体验正常化。在团体项目的最后，家长的希望感增加，感到不再那么手足无措。参与者认识到，所拥有的新的理解，引导产生了新的养育方式，他们期待这些新的方法在团体活动结束之后能够继续发展和成长。孩子们继续带来挑战，但家长现在能够更好地反思其深层的情感体验，这有助于他们保持可调节的状态，从而帮助孩子进行调节。独立采访者只收到很少的负面评价，但有一些参与者希望更早获得这些支持。寻求帮助曾经是很困难的，因为害怕被别人评判为失败的家长。对于一些家长来说，参加这个团体是一次改变人生的经历。

依恋原则指导下的教育项目以及安全感的建立

希安·菲利普斯博士（2017年，个人交流）支持了一个名为"归属"（Belong）的教育项目的发展，为那些经历过虐待和忽视、在学校里艰难挣扎的孩子提供帮助。该项目旨在满足孩子们的需求，提高孩子的学业成就和社交成就。工作人员被训练使用 DDP 的内容，尤其是 PACE，将其作为创造安全感以及建立更健康的关系的手段。

孩子们加入这个项目之时、加入项目一年之时、他们参与"归属"项目结束之时，以及回到家庭学校 6 个月之时，都填写了调查问卷，对调查问卷的分析始终显示出令人兴奋的证据，好像表明孩子们有了更好的神经组织。在第一年的最后，正如学校工作人员测量的那样，行为调节和执行功能都有统计学意义上的显著改变（由执行功能行为评定量表 BRIEF 测量），以及行为与情绪评价量表（BERS）中的内在力量和情感力量分量表的分值也有统计学意义上的显著提高。同样明显的是，参加该项目的学生在旷课率上有统计学意义上的显著下降。出勤率有了戏剧性的改善，尤其是那两个在参加"归属"项目之前两个月没有去过学校的孩子。据说，家长们说起，他们的孩子第一次喜欢上学，学生们还会因为周末和假期的到来而抗议。

观察到孩子们读写能力的提升。提高理解力一直是设定的目标，并且成功实现了。目前正在对这些数据进行分析。

研究正在进行中，要整合父母对行为的评分，并将这个样本与一个同龄儿童对照组进行比较，后者参加的是一个以行为原则来组织的课堂。根据假设，在情绪安全和关系被视为首要促变因素的小组中，学生会受到更大的影响并且呈现出更持久的变化。

以证据为基础的方法

为了使一项干预能够被视为是以证据为基础的，就需要进行严格的评估，以证明该干预措施带来的好处是持续的。大规模的队列研究和随机对照实验（RCTs）被认为是研究设计的黄金标准。目前有一个正在进行的研究项目能够提供这种评估，并且已经开展了一些试点和可行性研究工作（Turner-Halliday et al., 2014）。我们希望未来的资金筹措投标能够成功，以便在双向发展心理治疗的随机对照实验（RCT）方面取得进展。研究团队已找到了一些可能的研究场所，并正在开发结果测量指标来支持这项研究。正在考虑采用一个控制组，但要找到用作比较的相似时长的干预措施是有困难的，因此常规治疗可能会是最好的选择。

未来的发展

以 DDP 模式为基础的多样化服务和项目，正在世界各地发展着。附录中对这些服务和项目进行了总结。它们处在不同的评估阶段，我们期待着持续的评估和研究，这将有助于 DDP 证据库的发展。

结　语

为 DDP 开发证据库是一场令人兴奋且充满挑战的冒险。DDP 不是一项单一的干预措施，DDP 包括了一种治疗方法和一种实践模式，其中每一个都能够灵活调整以适应孩子个体及其家庭独特的需求和境遇。此外，DDP 还应用于支持学校里的教职人员以及围绕家庭的专业社会关怀和健康支持体系中。为给双向发展性心理治疗、实践和养育方式的有效性建立一个证据库，需要通过用一系列研究设计来提供广泛的证据。这包括个案研究、基于实践和研究的证据以及轶事证据和质性证据。DDP 已经建立了表面效度，因为它是以依恋理论、创伤、儿童发展和神经科学的研究为依据发展而来的。在双向发展心理治疗研究所（DDPI）和"DDP 联结英国"这两个姊妹组织的指导下，对治疗师和执业者的培训、认证和监督工作已经取得了稳健的进展，并且已经有能够指导 DDP 实践的出版著作和 DDP（ddpnetwork）网站。令人鼓舞的是，针对 DDP 作为治疗模式以及将 DDP 应用于教育情境及指导养育的早期质性和量性研究取得了积极的成果，这是确立 DDP 模式有效性的开始。随着发展中的证据库不断壮大，我们对未来充满期待。

双向发展实践案例

双向发展心理治疗（DDP）的应用有许多令人兴奋的发展，无论是作为研究项目的一部分，还是在以服务为主导的发展中。我们已经开始对它们进行评估，并且期望随着时间的推移，这些评估会为DDP的进一步发展做出贡献。在本附录中，将简要概述其中的一些发展情况。

双向发展实践在学校中的应用案例

2013年，希安·菲利普斯博士，一名加拿大培训师、咨询师和DDP执业者，提出了一个名为"归属（Belong）"的教育项目，其设计旨在满足孩子们的需求以及提高学业和社交方面的成就。本项目以依恋原则为依据，其核心是建立安全感。学校工作人员通过学习认识到情绪上的和身体上的安全感对帮助孩子们平息镇静他们紧张的神经系统是至关重要的；通过建立安全的关系，催产素的分泌将会增加；而多巴胺的产生会让人从人际关系和学习中体验到快乐和奖励。他们学习到，正是通过安全的人际关系，孩子们才开始对学习变得开放。员工通过培训学会使用DDP原则，尤其是PACE，并将其作为创造安全感和建立更健康关系的一种方法。

对结果的测量持续显示出令人兴奋的证据，正如所认为的那样，孩子们拥有了更好的神经元组织。关于正在进展中的成果，更多信息包含在第十一章中。鉴于"归属"项目的成功，位于加拿大安大略省金斯顿的莱蒙斯东教育局（the Limestone District School Board）启动了一项计划，对服务于有复杂需求的儿童和家庭的三所小学的全体教职员工进行培训。内容是所有教职工参加为期两天的培训，学习如何使用有趣、接纳、好奇和共情（PACE）作为课堂管理的替代方法。此外，会在整个学年间为教职工提供定期的咨询，以确保能够支持并鼓励教职工实现这一教育理念的转变。

据称，教师们表示，他们成功地使用 PACE 帮助学生建立了更好的人际关系，逐步缓解了问题行为。教师和管理人员都表示，他们更加了解创伤是如何影响大脑发育的，以及，了解了这一点是如何帮助他们记住，学生们需要他们的帮助来调节自己，不能因为无法自我调节而受到惩罚。

第二个例子是最近对英国诺丁汉一所学校的干预，由米肯达·普兰特（Mikenda Plant），DDP 咨询师和执业者，以及她的一个同事莎拉·斯托克利（Sarah Stockley）来执行。米肯达也接受过 Theraplay 的培训。本项目名为"联结和构建大脑项目：启动连接，为学习做好准备"，将于 2017 年 10 月作为试点项目开始运行，为受一当地收养机构支持的家庭中的儿童提供帮助，并考虑向其他学校扩展。这个项目支持那些在适应学校以及建立信任关系方面有困难的收养儿童。它帮助学校通过非常实用的方法帮助教职工，这些方法源自于 DDP、感觉统合理论以及以 Theraplay 为指导的实践。该项目基于这样一个原则：当教师在支持下很肯定地与收养儿童建立联结时，这样的联结才能使学习成为可能，也才能够促进学习。该项目还涉及参与项目的孩子的家长，通过他们在家中的养育去强化学校的教职工正在学习的方式和方法。旨在加强家－校关系。10 周为一个周期，共提供 8 次课程，包括为教师提供的理论和实践，外加一次孩子作为教学助理参与和其他儿童一起的团体活动。该项目为所有参与的教职工提供后续的团体督导。

双向发展实践作为组织所提供的
核心服务模式的案例

英国南部的地方政府

一个地方政府使临床心理学家、受政府看护的儿童、社会工作者和寄养支持社工能够共同为寄养人和他们的寄养儿童提供以关系为基础的干预。与DDP执业者进行咨询的同时，定期进行团队会议，这种结合的重要性得到了认可。每周一次的结构化的团体会议，聚焦于将DDP的原则落实到与儿童和家庭的工作当中去，这被视为实施本模式的关键。

团体会议和咨询中可能讨论的主题举例如下：

- 在暴力事件风险高的情况下，如何进行安全干预。

- 对那些通过尽力恐吓社工来应对自己的恐惧的父母，使用PACE与其建立关系。

- 在何处对工作人员所受到的威胁性攻击设定阈值，以及如何在保持一定投入度的同时做到这一点。

- 帮助父母照顾孩子，以及帮助父母在他们感到被自己孩子恐吓时设定限制。

- 管理复杂的伴侣动力，社会工作者为家长双方提供父母咨询增加了母亲的安全感，这位母亲自己有相当程度被虐待的经历，以至于她对自己早期经历的讲述，反过来唤起了她对依赖社工的恐惧。与此同时，她的伴侣要求社工停止和她讨论她的童年，因为这正在把他的生活变得如同地狱。

收养加

收养加（Adoptionplus）是位于英国米尔顿·凯恩斯的一家收养机构，该机构在政府拨款的资助下，在伦敦成立了一个运用 DDP 模式的社会工作服务机构。

收养加的服务主管乔安娜·阿尔帕（Joanne Alper）为本书描述了这一创新的服务。

在收养加，我们相信 DDP 有潜力增进社会工作者在支持家庭养育经历过发展性和关系性创伤的儿童方面做出更多贡献。我们认为早期干预和预防的方法至关重要，并认为在英国，社会工作的作用有可能成为这方面的关键。通常情况下，作为第一个停靠的港口，经过正规培训和有支持的社会工作者，有潜力为那些养育有创伤史的儿童的家庭带来重要影响。在大多数英国地方政府的儿童服务机构中，社工是最大最宝贵的资源，因此确保尽可能有效地使用这一资源显然是非常明智的。我们相信 DDP 可以在这方面提供帮助，所以当新的政府创新资金可以获得时，我们申请了政府资助，在伦敦建立一个新的开创性的 DDP 社会工作服务机构。

在建立这个新的服务机构的过程中，我们使用 PACE 来帮助我们挑选社会工作者，而我们现在正在支持我们所有的社会工作者获得 DDP 认证。我们的服务提供 DDP 指导下的家庭工作、"生命故事（life-story work）"工作、养育支持，以及为被收养的青少年提供治疗性团体服务。与此同时，我们正在与东安格利亚大学的同事合作，他们正在对 DDP 社会工作方法的有效性进行评估，我们非常渴望分享我们的研究结果。

玩转肯尼亚：双向发展实践在非洲的应用案例

安妮－玛丽·蒂珀（Anne-Marie Tipper）是英国的一名 DDP 执业者，她创办了一家名为"玩转肯尼亚（Play Kenya）"（见"玩转肯尼亚"网站）的注册慈善机构，这个机构最初在肯尼亚内罗毕附近为遭受过性侵的女孩建立安全之家。玩转肯尼亚仍在发展中，现在他们提供的是一个以社区为基础、以疗愈创伤为指导、以依恋为焦点的实践模式。最近的一项发展使内罗毕无家可归的男孩（不限年龄）都能有一个固定的家，以代替他们的街头生活。现在，很多男孩都感到足够被接纳和足够安全，可以去选择与其他男孩和照顾他们的成年人一起生活在当地的家庭里。安妮－玛丽为本书写了这样一段话，这段话能够最好地描述和介绍玩转肯尼亚：

将DDP带到肯尼亚的整个概念是令人惊叹的。我的感觉是必须孤注一掷，"要么不做，要做就全部都做"，我还意识到，我们聘用的员工可能有许多经历都与他们养育的孩子的经历类似。随着时间的推移，在督导下，慢慢引入模式中卓有成效的成分就变得更加容易了。

在肯尼亚，无论是过去还是现在，在"玩转肯尼亚"之外，使用治疗性养育方式都是一个陌生的概念。在文化上，儿童是不被认可的；体罚是一种常态，直到最近，学校里仍然允许体罚。孩子们经常挨打，他们也很少得到发声的机会和空间。我们所有员工都在自己童年时期经历过暴力，并且相信暴力是能够被接受的规范和常态。最受创伤的儿童常常依靠激烈的暴力和辱骂作为自己的首选应对策略，而通过使用治疗性的养育方式、向我们的44位员工传授PACE，以及让他们深入了解创伤和依恋，我们见证了这些儿童发展出了在曾经会令他们情绪爆发的情境中停下来、反思并进行共情的能力。

67个孩子住在我们的四所房子里，他们还没有机会得到个人的DDP治疗，因为我们的工作人员还在开发这个模型，但是与孩子之间的大部分对话和互动都是以DDP为动力的。孩子这种被听见、被认可和被理解的经历，以远超我们所能想象到的方式产生着影响。我们的孩子正在发展对彼此和对工作人员共情的能力：如果你记得，我们的孩子是在街头恶劣生活中存活下来的，有时最暴力的攻击来自于警察，你也许就可以想象，为什么权威形象唤起恐惧和暴力。同样是这些男孩，得益于治疗性的养育方式，他们现在已经能够真正站在别人的立场上想象他人的感受了。

生活仍然很紧张，但是看到当出现问题的时候，我们的工作人员和孩子一起修复，然后看到孩子们对彼此做着同样的事情，给了我们极大的希望，让我们相信这些受过伤害、但其实很美好的孩子们会成为他们应该成为的伴侣、父母和成年人，真正打破他们曾经历过的虐待循环。

我们的房子里养育着 67 个基本上非常冷静和善于反思的儿童和青少年，他们能够以许多成年人也无法做到的方式进行辩论和讨论。这些儿童曾经使用并经历过很多同龄人不曾经受过的暴力，他们身体上的疤痕往往是唯一能让他们回忆起过去的东西。DDP 正在帮助他们从内而外地获得疗愈。

玩转肯尼亚是一个很好的工作实例，呈现了包括 PACE 在内的 DDP 原则如何能够被应用于为最脆弱的儿童提供安全的家园。考虑到看护者的多重角色，这里存在着不同系统不同角色之间灵活的切换：依恋和看护者的双向社会系统；包括合作、遵守规则和尊重在内的社会等级系统；包括共同游戏在内的陪伴系统——所有这些都以保持联结为焦点（Hughes & Baylin，个人交流）。

组织认证的案例

2017 年，"始终以儿童为先（Children Always First）"成为英国第一个获得 DDP 认证的组织。"始终以儿童为先"是由朱莉·埃利奥特（Julie Elliott）和简·布拉扎克（Jan Blazak）成立的寄养机构，位于英国伍斯特郡。"始终以儿童为先"坚定承诺，要为生活在寄养照料机构的孩子带来真正和持久的改变，并确保孩子能够被治疗性地养育。从一开始，该机构就采用了 DDP 模式。朱莉、简和团队致力于确保 DDP 模式指导着机构设置和运行中的每一个流程和程序。DDP 被应用于方方面面，从在英国教育、儿童服务与技能标准局（Ofsted）的注册，到政策、网站的开发，工作人员与寄养照料者的招募，以及寄养照料者培训项目的开发、儿童与看护者支持体系的发展。他们描述了一条"DDP 黄金线（DDP golden thread）"，以此来指导组织的持续发展以及对工作人员和寄养照料者的培训。

参考文献

Akobeng, A.K. (2005) Understanding randomised controlled trials, *Archives of Disease in Childhood, 90,* 840-844.

Andrew, E., Williams, J., & Waters, C. (2014). Dialectical behavior therapy and attachment: Vehicles for the development of resilience in young people leaving the care system. *Clinical Child Psychology and Psychiatry, 19*(4), 503- 515.

Bailey, E. K. (2017). Attachment focused caregiving training in residential children's homes: A pilot study. *Clinical Psychology Forum, 292,* 47-51.

Baumrind, D. (1978). Parental disciplinary patterns and social competence in children. *Youth and Society, 9,* 238-276.

Baylin, J., & Hughes, D. A. (2016). *The neurobiology of attachment-focused therapy: Enhancing connection & trust in the treatment of children & adolescents* (Norton Series on Interpersonal Neurobiology). New York, NY: Norton.

Bohlin, G., Eninger, L., Brocki, K. C., & Thorell, L. B. (2012). Disorganized attachment and inhibitory capacity: Predicting externalizing problem behaviors. *Journal of Abnormal Child Psychology, 40,* 449-458.

Bombèr, L. M. (2007). *Inside I'm hurting. Practical strategies for supporting children with attachment difficulties in schools.* London, UK: Worth Publishing.

Bombèr, L. M. (2010). *What about me? Inclusive strategies to support pupils with attachment difficulties make it through the school day.* London, UK: Worth Publishing.

Bombèr, L. M., & Hughes, D. A. (2013). *Settling to learn. Settling troubled pupils to learn: Why relationships matter in school.* London, UK: Worth Publishing.

Booth, P. B., & Jernberg, A. M. (2009). *Theraplay. Helping parents and children build better relationships through attachment-based play*(3rd ed.). Hoboken,NJ: Jossey-Bass.

Boyer, N. R. S., Boyd, K. A., Turner-Halliday, F., Watson, N., & Minnis, H. (2014). Examining the feasibility of an economic analysis of dyadic developmental psychotherapy for children with maltreatment associated psychiatric problems in the United Kingdom. *BMC Psychiatry, 14,* 346.

Bunn, A. (2013). *Signs of safety in England* (NSPCC commissioned report on the Signs of Safety model in child protection). London, UK: NSPCC.

Cassidy, J. (2016). The nature of the child's ties. In J. Cassidy & P. R. Shaver (Eds.), *Handbook of attachment* (3rd ed., pp. 3-24). New York, NY: Guilford.

Cassidy, J., & Shaver, P. R. (2016). *Handbook of attachment* (3rd ed.). New York, NY: Guilford.

Casswell, G., Golding, K. S., Grant, E., Hudson, J., & Tower, P. (2014). Dyadic developmental practice (DDP): A framework for therapeutic intervention and parenting. *Child & Family Clinical Psychology Review,* (2), (Summer) 19-27.

Coan, J. A. (2016). Toward a neuroscience of attachment. In J. Cassidy & P. R. Shaver (Eds.), *Handbook of attachment* (3rd ed., pp. 242-269). New York, NY: Guilford.

Cook, A., Spinazzola, J., Ford, J., Lanktree, C., Blaustein, M., Cloitre, M.,... van der Kolk, B. (2005). Complex trauma in children and adolescents. *Psychiatric Annals, 35*(5), 390-398.

Cottis, T. (2009). *Intellectual disability, trauma and psychotherapy.* New York, NY: Routledge.

Cozolino, L. (2017). *The neuroscience of psychotherapy: Healing the social brain* (3rd. ed.). New York, NY: Norton.

Davis, E. P., & Sandman, C. A. (2010). The timing of prenatal exposure to maternal cortisol and psychosocial stress is associated with human infant cognitive development. *Child Development, 81*(1), 131-148.

DeKlyen, M., & Greenberg, M. T. (2016). Attachment and psychopathology in childhood. In J. Cassidy & P. R. Shaver (Eds.), *Handbook of attachment* (3rd ed, pp. 639-666). New York, NY: Guilford.

Dozier, M. (2003). Attachment-based treatment for vulnerable children. *Attachment and Human Development, 5*(3), 253-257.

Dozier, M, & Rutter, M. (2008). Challenges to the development of attachment relationships faced by young children in foster and adoptive care. In J. Cassidy & P. R. Shaver (Eds.), *Handbook of attachment: Theory, research and clinical applications* (2nd ed, pp. 698-

717). New York, NY: Guilford.

Fonagy, P, Gergely, G, Jurist, E. L, & Target, M. (2002). *Affect regulation, mentalization, and the development of the self.* New York, NY: Other Press.

Fonagy, P, Luyten, P, Allison, E, & Campbell, C. (2016). Reconciling psychoanalytic ideas with attachment theory. In J. Cassidy & P. R. Shaver (Eds.), *Handbook of attachment* (3rd ed, pp. 780-804). New York, NY: Guilford.

Golding, K. S. (2014a). *Nurturing attachments training resource. Running groups for adoptive parents and carers of children who have experienced early trauma and attachment difficulties.* London, UK: Jessica Kingsley Publishers.

Golding, K. S. (2014b). *Using stories to build bridges with traumatized children. Creative ideas for therapy, life story work, direct work and parenting.* London, UK: Jessica Kingsley Publishers.

Golding K. S. (2017). *Foundations for Attachment training resource. The six-session programme for parents of traumatized children.* London, UK: Jessica Kingsley Publishers.

Golding, K. S., & Alper, J. (2016). *A quantitative and qualitative evaluation of the Nurturing Attachments group work programme across four geographical sites* (Summary report). Retrieved from http://tiny.cc/mywafy

Golding, K. S., & Hughes, D. A. (2012). *Creating loving attachments to nurture confidence and security in the troubled child.* London, UK: Jessica Kingsley Publishers.

Golding, K., & Picken, W. (2004). Group work for foster carers caring for children with complex problems. *Adoption & Fostering, 28*(1), 25-37.

Green, H. (2011). *Fostering Attachments: Improving placement stability in a local authority.* Retrieved from http://www.c4eo.org.uk/themes/general/vlp-details.aspx?lpeid=393

Green, J., Stanley, C., & Peters, S. (2007). Disorganized attachment representation and atypical parenting in young school age children with externalizing disorder. *Attachment and Human Development, 9,*207-222.

Gurney-Smith, B., & Phillips, S. (2017). *Measurement in DDP. Guidance for practitioners and services.* Retrieved from https://ddpnetwork.org/library/ measurement-in- ddp/

Gurney-Smith, B., Granger, C., Randle, A, & Fletcher, J. (2010). In time and in tune. The Fostering Attachments group. Capturing sustained change in both caregiver and child. *Adoption & Fostering, 34*(4), 50-60.

Haughton, C. (2014). *Oh No, George!* London, UK: Walker Books.

Hewitt, O., Gurney-Smith, B. & Golding, K. S. (2018). A qualitative exploration of the experiences of adoptive parents attending 'Nurturing Attachments', a Dyadic Developmental Psychotherapy informed group. *Clinical Child Psychology & Psychiatry, 23*(3)*,* 471-482 (first published January 22, 2018, https://doi.org/10.1177/1359104517753511).

Hodges, J., Steele, M., Hillman, S., Henderson, K., & Kanuik, J. (2003). Changes in attachment representations over the first year of adoptive placement: Narratives of maltreated children. *Clinical Child Psychology and Psychiatry, 8*(3), 347-363.

Hudson, J. (2006). Being adopted. Psychological services for adopting families. In K. S. Golding, H. R. Dent, R. Nissim, & E. Stott (Eds.), *Thinking psychologically about children who are looked after and adopted. Space for reflection* (pp. 222-254). Chichester, UK: John Wiley & Sons.

Hughes, D. A. (2007). *Attachment-focused family therapy.* New York, NY: Norton.

Hughes, D. A. (2009). *Attachment-focused parenting.* New York, NY: Norton.

Hughes, D. A. (2011). *Attachment-focused family therapy: The workbook.* New York, NY: Norton.

Hughes, D. (2014). Dyadic developmental psychotherapy. Toward a comprehensive, trauma-informed treatment for developmental trauma disorder. *The Child & Family Review, DCP, British Psychological Society, 2*(Summer), 13-18.

Hughes, D. A. (2017). *Building the bonds of attachment, awakening love in deeply troubled children* (3rd. eel.). Lanham, MD: Jason Aronson.

Hughes, D., & Baylin, J. (2012). *Brain-based parenting: The neuroscience of caregiving for healthy attachment.* New York, NY: Norton.

Hughes, D., Golding, K. S., & Hudson, J. (2015). Dyadic developmental psychotherapy (DDP): The development of the theory, practice and research base. *Adoption & Fostering, 39,* 356-365.

Kabat-Zinn, J. (2004). *Wherever you go, there you are: Mindfulness meditation for everyday life.* London: Piatkus.

Laybourne, G., Andersen, J., & Sands, J. (2008). Fostering attachments in looked after children. Further insight into the group-based programme for foster carers. *Adoption & Fostering, 32*(4), 64-76.

Malloch, S., & Trevarthen, C. (2009). Musicality; Communicating the vitality and interests of life. In S. Malloch & C. Trevarthen (Eds.), *Communicative musicality*. New York, NY: Oxford University Press.

McAleese, A. (2015). *Nurturing attachments in looked after children: A feasibility study of a group-based programme for carers*. Belfast, UK: Queen's University Belfast.

McGoldrick, S. (2016). *The impact of using dyadic developmental psychotherapy to encourage the growth of the attachment relationship between a foster child and their foster carer in a long-term foster placement, and integration of the child's past trauma* (MA in Social Work dissertation). University of Central Lancashire, Preston, UK.

Meins, E., Ferneyhough, C., Wainwright, R., Das Gupta, M., Fradley, E., & Tuckey, M. (2002). Maternal mind-mindedness and attachment security as predictors of theory of mind understanding. *Child Development, 73*(6), 1715-1726.

NICE (2015). Children's attachment: Attachment in children and young people who are adopted from care, in care or at high risk of going into care (Guideline NG26).

Norcross, J. C., & Wampold, B. E. (2011). Evidence-based therapy relationships: Research conclusions and clinical practices. *Psychotherapy, 48,* 98-102.

Perry, B. D., & Szalavitz, M. (2006). *The boy who was raised as a dog and other stories from a child psychiatrist's notebook. What traumatized children can teach us about loss, love and healing*. New York, NY: Basic Books.

Porges, S. W. (2011). *The polyvagal theory: Neurophysiological foundations of emotions, attachment, communication, and self-regulation*. New York, NY: Norton.

Porges, S. W. (2017). *The pocket guide to the polyvagal theory: The transformative power of feeling safe*. New York, NY: Norton.

Rahilly, T., & Hendry, E. (2014). Introduction. In T. Rahilly & E. Hendry (Eds.), *Promoting the wellbeing of children in care. Messages from research*. London, UK: NSPCC, pp. 11-22.

Ross, E. J., Graham, D. L., Money, K. M., & Stanwood, G. D. (2015). Developmental consequences of fetal alcohol exposure to drugs. What we know and what we still must learn. *Neuropsychopharmacology, 40*(1), 61-87.

Rushton, A. (2004). A scoping and scanning review of research on the adoption of children placed from public care. *Clinical Child Psychology and Psychiatry, 9*(1), 89-106.

Schore, A. N. (2012). *The science and art of psychotherapy*. New York, NY: Norton.

Schore, J. R., & Schore, A. N. (2014). Regulation theory and affect regulation psychotherapy: A clinical primer. *Smith College Studies in Social Work, 84*(2-3), 178-195.

Selwyn, J., Wijedasa, D., & Meakings, S. (2014). *Beyond the adoption order. Challenges, interventions and adoption disruption* (Research brief). London, UK: Department for Education.

Siegel, D. J. (2010). *The mindful therapist. A Clinician's guide to mindsight and neural integration.* New York, NY: Norton.

Siegel, D. (2012). *The developing mind* (2nd ed.). New York, NY: Norton.

Smith, J.A., Flowers, P. & Larkin, M. (2009). Interpretative phenomenological analysis: Theory, research, practice. London: Sage.

Solomon, M., & Siegel, D. J. (Eds.). (2017). *How people change: Relationships and neuroplasticity in psychotherapy.* New York, NY: Norton.

Sroufe, L. A. (2016). The place of attachment in development. In J. Cassidy & P. R. Shaver (Eds.), *Handbook of attachment* (3rd ed., pp. 997-1011). New York, NY: Guilford.

Steele, M., Hodges, J., Kanuik, J., Hillman, S., & Henderson, K. (2003). Attachment representations and adoption: Associations between maternal states of mind and emotion narratives in previously maltreated children. *Journal of Child Psychotherapy, 29*(2), 187-205.

Stern, D. (2000). *The interpersonal world of the infant.* New York, NY: Basic Books.

Stock, L., Spielhofer, T., & Gieve, M. (2016). *Independent evidence review of post-adoption support interventions* (Research report). London, UK: Department for Education.

Tarren-Sweeney, M., & Vetere, A. (2014). Establishing the need for mental health services for children and young people in care, and those who are subsequently adopted. In M. Tarren-Sweeney & A. Vetere (Eds.), *Mental health services for vulnerable children and young people. Supporting children who are, or have been, in foster care* (pp. 3-20). New York, NY: Routledge.

Thompson, R. A. (2016). Early attachment and later development: Reframing the questions. In J. Cassidy & P. R. Shaver (Eds.), *Handbook of attachment* (3rd ed, pp. 330-348). New York, NY: Guilford.

Thorell, L. B, Rydell, A., & Bohlin, G. (2012). Parent-child attachment and executive functioning in relation to ADHD symptoms in middle childhood. *Attachment and Human Development, 14*(5), 517-532.

Trevarthen, C. (2016). From the intrinsic motive pulse of infant activity to the life time of cultural meanings. In B. Molder, V. Aristila, & P. Ohrstrom (Eds.), *Philosophy and psychology of time.* Switzerland: Springer International Publishing (pp. 225-266).

Troy, M., & Sroufe, L. A. (1987). Victimization among preschoolers: The role of attachment relationship history. *Journal of the American Academy of Child and Adolescent Psychiatry, 26,*166-172.

Turnell, A., & Edwards, S. (1999). *Signs of safety: A safety and solution orientated approach to child protection casework.* New York, NY: Norton.

Turner-Halliday, F., Watson, N., Boyer, N. R. S., Boyd, K. A., & Minnis, H. (2014). The feasibility of a randomised controlled trial of dyadic developmental psychotherapy. *BMC Psychiatry, 14,* 347.

Wade, J. (2014). The mental health and wellbeing of young people leaving care. In T. Rahilly & E. Hendry (Eds.), *Promoting the wellbeing of children in care. Messages from research.* London, UK: NSPCC. 241-259.

Wassall, S. (2011). *Evaluation of an attachment theory based parenting programme for adoptive parents and foster carers* (Clin.Psy.D. thesis). University of Birmingham, Edgbaston, UK.

Wingfield, M. (Submitted). Adoptive parents' experiences of dyadic developmental psychotherapy. *Clinical Child Psychology and Psychiatry.*

Wingfield, M. (2017). Adoptive families: working with parent and child (PhD thesis). University of Oxford.